The Concise Book of Neuromuscular Therapy
a trigger point manual

ガイアブックスは
地球(ガイア)の自然環境を守ると同時に
心と身体の自然を保つべく
"ナチュラルライフを提唱していきます。

Copyright © 2008 by John Sharkey. All rights reserved. No portion of this book, except for brief review, may be reproduced, stored in a retrieval system, or transmitted in any form or by any means – electronic, mechanical, photocopying, recording, or otherwise – without the written permission of the publisher. For information, contact Lotus Publishing or North Atlantic Books.

First published in 2008 by **Lotus Publishing**

Illustrations Amanda Williams
Text Design Chris Fulcher
Cover Design Jim Wilkie

The Concise Book of Neuromuscular Therapy is sponsored by the Society for the Study of Native Arts and Sciences, a nonprofit educational corporation whose goals are to develop an educational and cross-cultural perspective linking various scientific, social, and artistic fields; to nurture a holistic view of arts, sciences, humanities, and healing; and to publish and distribute literature on the relationship of mind, body, and nature.

神経筋療法
トリガーポイントマニュアル

丸山 仁司 監修

ジョン・シャーキー 著

薮 盛子 翻訳

本書を推せんします

　ジョン・シャーキーをはじめとする筋骨格の疼痛や機能障害の治療分野の先駆者が、膨大な時間とエネルギーを費やして豊かな経験や専門知識を、この分野に足を踏み入れようとしている人たちやさらに先に進みたいと願っている人たちに伝えてくれることは非常に幸運なことである。

　筋骨格の疼痛と機能障害というよくみられる厄介な病気は、現代社会において多くの面で軽視されており、多くの医師にとって今なお謎の多い病気である。私は本書の著者ジョン・シャーキーをかなり以前から知っているが、この病気に対する評価と理解を促進しようとする彼の熱意と努力に心より感心している。多くの医療専門家たちがこの本に書かれていることを見過ごしているために、大勢の人たちが不必要に苦しんでおり、ジョンはそういった人たちのために自分にできることは全てしようと献身している。この本は、これまでのジョンのキャリアの集大成と言える。

　神経筋療法への彼の集中的な取り組みから、筋と脳脊髄幹との間に密接な相互作用があることが分かっている。神経筋療法では個々の部位を詳細に調べる一方で、その人の全体をみるよう心がけている。現在は、より細部をより詳細に調べるという顕微鏡的な見方が優勢だが、ジョンはこの傾向を回避しようとしている。顕微鏡的な見方をすると、木々に目を奪われるあまり自分が今いる森が見えなくなってしまう。ジョンはこの落とし穴をうまくかわしている。

　私は35年間、筋筋膜トリガーポイントに重点的に取り組み、保健医療の専門家の皆さんに、臨床判断や実践にこのトリガーポイントを組み込むように奨励してきた。その一方でこの専門化した知識を大きな絵の中にはめ込むことの重要性を常に思い知らされている。個々の筋に関する章は、初心者に適している。個々の筋についての説明が理路整然と述べられ臨床で必要な情報が得られる一方、患者の全身とも関連づけられている。

　それぞれの筋の章でまず解剖学的構造にふれ、そのあとで疼痛パターンに言及するのが良いと考えられる。疼痛パターンは重要だが、診断プロセスの一部にすぎない。筋の構造と機能を理解することは、筋の疼痛と機能障害を効率よく特定し治療する上で不可欠である。

　著者は、本書の中でこの重要な情報に特に重点を置いている。本書はトリガーポイントの話のまだ半分にすぎないという事実から、次に私たちが調べる必要がある事柄が浮かび上がってくる。これは根本的に重要な事柄である。現在のマニュアルは、活動性のトリガーポイントの活性化によって引き起こされる痛み、感覚神経系への影響に重点を置いている。

　トリガーポイントは運動神経系に強力な効果と障害を同様に生じることが現在わかってきており、同じあるいは異なる筋の筋抑制に起因する脱力や協調運動障害、時に他の筋の反射性痙縮も引き起こす。これらの遠隔作用は、関連痛のパターンと同じようにトリガーポイントの特定の位置ごとにほぼ一致しており、それぞれ変動性があるが、関連痛とはまた別物で、大部分が未研究の分野である。定義上、臨床的な筋筋膜痛は活動性のトリガーポイントから起こるとされている。運動障害は、通常対応する疼痛症状がなく、痛みの症状のない潜在的トリガーポイントから生じる可能性が高いが、潜在的MTrPは最近まで治療上の注意を他にそらすものだと考えられていた。

　皆さんが、このとてもやりがいのある分野で成功することを心から願っている。

ディビット・ジー・シモンズ（David G. Simons）
医学博士

日本語版出版に寄せて

　神経筋療法　トリガーポイントマニュアルと題した書籍であるが、単なるトリガーポイントの書籍ではない。前半では、解剖学、生理学をはじめとして運動学などについて、後半は各筋のトリガーポイントとその治療法について詳細に述べられている。

　トリガーポイントとは、関連痛ともいい、ある筋が緊張することにより（肩こりなども）筋を包んでいる筋膜を通して、痛みが関連したところに形成される。このポイントが原因となり様々な疼痛や筋緊張（コリ）などのつらい症状を引き起こす。

　このトリガーポイントはその筋に存在するのではなく離れた位置に存在することが多い。対象疾患も、全ての慢性痛（腰痛、肩こり、関節痛〈膝・股関節など〉、腱鞘炎、捻挫など）、可動域の低下、歩行障害などの運動器疾患、神経痛、自律神経失調症、頭痛、顔面神経麻痺などの神経系疾患、胃炎、食欲不振、便秘、下痢、肝および腎機能障害、泌尿器疾患といった内科疾患などと多い。

　生体におけるトリガーポイント、ストレッチなど、徒手療法などの治療を考慮していることが最大の特徴である。また、触診の仕方についても、非常に詳細に記述されていることから、手順を踏んで行えば、触診および、疼痛、筋緊張などの評価が適切に可能となる。専門的な臨床経験のある治療者が執筆していることから、臨床的に非常に有意義である。

　本書の主たる目的は、各筋のトリガーポイントとその治療法の紹介であり、これらの多くの患者の治療経験から、体系的に整理されている。しかし、その基礎となるメカニズムについても詳細に述べられ、学術的に有用な書籍である。臨床上、実際の患者を治療する上で大変参考になる最高なるテキストである。よって、病院、クリニック、治療院などに1冊は必ず必要とされる書籍である。

　最後に、この書籍の出版にご協力いただきました関係者各位に感謝いたします。

国際医療福祉大学　丸山仁司

目次

本書を推せんします 4
日本語版出版に寄せて 5
この本について 9
ヨーロッパにおける
神経筋療法の歴史、影響、起源 10
　神経筋療法とトリガーポイント 11
　鶏が先か卵が先かというジレンマ 11
　運動療法との併用 12

第1章
統合機能解剖学：構成要素　13

神経筋の統合的展望 14
解剖学を理解する 15
解剖学における位置の表し方 16
一般的な解剖学の用語とその他の用語 16
人体各部位の名称 19
細胞：人体の構成 21
骨格系の概要 24
重要な骨標識 31
神経系の概要 36
心血管系の概要 39

第2章
筋、筋膜、運動連鎖　43

筋膜について 44
　最大の器官系 45
　運動の基本面 47
　運動連鎖 49
　骨格筋の分類と筋力学 49
　運動生理学：理論と証明 65
タイチンと滑走フィラメント説 66
筋の解剖学：人体の筋は1つだけ 67

第3章
トリガーポイント：評価と治療　75
- トリガーポイント（TrP）について　76
- トリガーポイント形成理論　77
- 肩の解剖学、関節運動学、TrP 考察点　81
- 固有受容性感覚とは何か？　88
- 学習段階　92

第4章
運動連鎖、解剖学、患者評価　95
- 主動作筋、安定筋、運動連鎖　96
- 運動連鎖の解剖学　97
- 筋の機能を調べる　101
- 患者評価　104
- トレーニングの原則　106
- ヨーロッパ神経筋療法の法則　111
- 神経筋テクニック　113
- 筋エネルギーテクニック　114

第5章
主な骨格筋の概要　129
- 顔面、頭部、頸部の筋　130
- 体幹の筋　147
- 肩、腕、手の筋　163
- 臀部と大腿の筋　198
- 脚と足の筋　216

参考文献　225
索　引　226
筋名索引　230

この本について

　神経筋療法（NMT）は理学療法（徒手療法）で、軟組織の痛みや損傷（感覚の変化を含む）の治療が専門だが、**運動療法**は機能的能力を回復し損傷発症のリスクを軽減するために特異的な運動学習の順序で等級化した身体活動を提供することを目的としている。NMT は、オステオパシー、カイロプラクティック、自然療法、トリガーポイント療法などのさまざまな専門職の先駆者によって開発された軟組織の手技から最良の組み合わせ選んでいるという意味で革新的である。この本は**神経筋療法**と**運動療法**の両方の根底にある原則と考え方を記述することを目的としており、資格のある指導員のための教材、あるいは学生のための学習参考書だと考えほしい。

　この本は、多くの手技や身体活動と関連の基礎科学や仮説を十分に理解するのに必要な解剖学や生理学に重点を置いている。さまざまな手技の適用を推奨し、限られた数のバリエーションについて説明している。患者が痛みなしに運動できるように回復するために、情報を得た上で選択できるフレームワークを提供することを目的とし、神経筋療法や運動療法の介入の適切な順序に関する原理を概説している。NMT は資格を持った療法士の手によって、筋筋膜、筋、骨の急性または慢性の疼痛や不快感の原因を取り除く。手技を適用することで、神経、骨、および軟組織系間でホメオスタシスが回復する。

　神経筋療法は関節機能、筋、身体の総合的な関節運動を高め、全運動連鎖にわたって適切なコア（腰椎-骨盤-股関節）筋機能の回復を促進することによって治癒を改善することができる。トリガーポイント、局所的虚血、神経干渉、体位性および生体力学的機能障害、栄養学的因子、情緒面の健康の治療に特に重点を置いている。

　ただし、本書は理学療法の全てのバリエーションを読者に提供するために書かれたものではないことをお断りしておく。身体部位、筋、筋群に特有な療法士のポジショニングや手の置き方について説明が得られるわけではなく、この本を読んだだけで、神経筋療法を適切に適用するのに必要な触診技術や知識が得られるとは考えないでいただきたい。そういった技術や知識を得るには、資格のある指導員の監督のもとで認定された研修コースに参加する必要があることはご承知の通りである。

ヨーロッパにおける神経筋療法の歴史、影響、起源

　神経筋テクニックが最初に開発されたのは1930年代であった。スタンリー・リーフ（Stanley Lief）は、1890年代初頭にラトビアのリュッツェンで生まれ、神経筋テクニックの開発者だと考えられている。ジョセフ・ピラティス（Joseph Pilates）などの理学療法や運動療法の先駆者たちと同じように、リーフは子供の頃から健康上の問題を抱えながら育ち、父親の店にある健康＆フィットネスの雑誌に目をとめた。この一冊の雑誌が彼の人生の岐路となった。*Physical Culture*誌に触発されてアメリカに向い、米国の健康＆フィットネスの父、ベルナール・マクファデン（Bernarr MacFadde）とともに学んだ。リーフとその従兄のボリス・チャイトー（Boris Chaitow）は、カイロプラクティック、オステオパシー、自然療法の資格を取得し、NMTをさらに発展させた。1925年、ライフは英国自然療法学校（British College of Naturopathy）を創設した。レオン・チャイトー（Leon Chaitow）の今日の出版物はこの伝統を継承し、現在の補完医療の流れの中で重要な理学療法として神経筋療法を確立するのに大きく貢献した。

　神経筋テクニックは、療法士に、組織の緊張、線維性、浮腫および過敏症、感覚の変化、疼痛などの軟部組織に変化のある部位に関する情報を提供する。神経筋療法では、適切だと考えられれば、検査モードから治療モードに瞬時に痛みを伴わずに移ることができる。1940年代に医療マッサージを実施したロシアの医師、A・マナコフ（A. Manakov）などの先駆者たちは、**ストレッチマッサージ（SM）**として知られるシステムを提案した。SMは神経筋の構成要素に治療効果をおよぼすことに重点を置いていた。それより前の1926年に、フランスの医師、J.デジェリーヌ（J. Dejerine）は、骨盤と下肢の分節性神経支配の解剖学と神経生理学を立証した。この研究が、1944年のインマン（Inman）医師とソーンダース（Saunders）医師による硬節のコンセプトの確立につながった。

　ドイツの医師兼療法士 E.ディッキー（E. Dickie）は、W.コールラウシュ（W. Kohlrausch）教授や N. ベイユ（N. Veil）教授と協力して、別の形態の医療マッサージ、**結合組織マッサージ**を確立した。ドイツの医師、ウォルター・ハネカー（Walter Huneke）とフェルディナンド（Ferdinand）・ハネカー兄弟の業績も言及に値する。彼らは『*Unbekannte Fernwirkungen der Lokalan Sthesie*（局所麻酔薬の間接的効果）』という表題の論文を発表した。最初は**治療的麻酔**と呼ばれたが、後に**分節療法**と呼ばれるようになり、中国の鍼と共通点があると報告された。呼び名は異なるが、ハネカー兄弟の治療とトリガーポイント治療のドライニードリング（訳注：薬剤を注入しないで針だけを用いる方法）が類似していることは明らかである。

　1940年に、アメリカの整形外科医スタインドラー（Steindler）は、「トリガーポイント」と名付けた腰部と殿部の筋のポイントに「ノヴァカイン（訳注：局部麻酔薬）」を注入することで坐骨神経痛の症状を軽減する方法を開始した。その後1950年代に、ジャネット・トラベル（Janet Travell）がこの用語を拡大して筋筋膜を含め、この用語は国際的に採用され、現在の**筋筋膜トリガーポイント**に至った。

　知覚過敏帯や**セグメンタルレフレックスマッサージ**などの他の多くの重要な成果も全てその影響を受けたものである。

神経筋療法とトリガーポイント

　神経筋療法は、**筋膜**および**トリガーポイント**として広く知られているはやり病に取り組んでいる。とりわけジャネット・トラベルとデイビッド・サイモンズ（David Simons）の二人の医師が、トリガーポイントとの理解と治療を促進している。サイモンズ（Lewit & Simons, 1984）は、トリガーポイントの進化を以下のように記述している。

> 「トリガーの中心には、何らかの理由で障害が生じた筋紡錘がある。毛編みのセーターの毛糸のような紡錘糸を思い浮かべ…代謝危機が起こり、トリガーポイントの温度が局所的に上がり、(セーターのほつれのように) 筋の微細部 (筋節) が短くなり、トリガーポイントへの酸素と栄養分の供給が減少する。障害が生じると、カルシウムが流入し、筋紡錘は十分なエネルギーがないため、カルシウムを細胞の外にくみ出すことができない。このように悪循環が持続し、筋紡錘は緩むことができず、罹患した筋は弛緩できない」

　サイモンズ医師は自分の考えを試験し、周囲の筋組織と比較してトリガーポイントの中心には酸素が欠乏していることを発見した。トラベルは、栄養欠乏 (特に、ビタミン C、ビタミン B 群、鉄)、ホルモン不均衡 (例、甲状腺機能低下、閉経、月経前)、感染症 (細菌、ウイルス、酵母菌)、アレルギー (特に小麦と乳製品)、組織の低酸素化 (緊張、ストレス、不活動性、呼吸障害によって悪化) というすべての因子がトリガーポイント活動の持続と増強を促進していることを確証した (Travell & Simons, 1992)。

　NMT の重点は、筋筋膜トリガーポイントの形成、原因、治療を理解することである。持続的な影響など関連痛の源の位置を突き止め、問題を生じる姿勢パターンの矯正に注意しながら、その影響を取り除くことに特に取り組んでいる。この重点項目を促進するために、第 5 章では、それぞれの筋と関連のあるトリガーポイントの投射パターンや運動連鎖の関与に関する独自の解説とともに、筋の起点、付着点、主な動きについて説明している。不適切な動きやその結果生じる不適切な機能的適応が、トリガーポイント発生の主要な要因として挙げられている。

鶏が先か卵が先かというジレンマ

　筋筋膜トリガーポイントが原因だとされている疼痛や感覚変化の一部あるいは全ては、末梢神経起源の続発性痛覚過敏の結果であることに注意すべきである。トリガーポイントは神経痛から頭痛まであらゆる痛みと似ているため、話がややこしくなる。トリガーポイントは、隣接する痛覚過敏の神経幹およびその原因の中や周囲に位置している。中指伸筋、橈側手根伸筋、回外筋のトリガーポイントが原因だとされる孤立性の上肢痛症候群は、橈骨神経幹や後骨間神経幹の神経生成痛の結果、あるいはトリガーポイントに起因する圧迫の直接的な結果としての続発作用だと考えることができる。円回内筋に位置するトリガーポイントは、正中神経と一致する。正中神経は母指球筋に痛みを投射し、母指球筋は前腕の正中神経のコースを辿る。手に痛みを投射する短指屈筋のトリガーポイントは、近位前腕の正中神経の圧迫を示していると考えることができる。肩帯の筋筋膜痛は、肩甲上神経、長胸神経、腋窩神経、肩甲背神経の絞扼を示していると思われる。これらのトリガーポイントの疼痛放散ゾーンがこれらの神経のコースを辿るため、考察に値する。下肢の筋筋膜痛は、坐骨神経、頚骨神経、表在神経、深腓骨神経の近くのトリガーポイントに起因すると考えられている。

　療法士は、局所痛の専門家と密接な連携をとってこの種の神経病変に取り組み、原因と結果の明確な図を確立しなければならない。だが、適切なスクリーニングによって、理学療法士は正しい行動方針について情報を得た上で決断を下すことができる。

　NMT が手っ取り早い解決策となることはまれである。最初の数回は、主として患者から情報を得ることについやし、患者を観察し (視覚情報)、耳を傾け、手、指、肘などを使って情報を得る。時間をかけて筋膜を評価し、考えられる変化や移行を考察することで、疼痛のタイプや投射パターンがわかり、傷害の真の源を見つけ治療するのに役立つ。使用するテクニックが、疼痛、感覚、運動の質や範囲に直接効果をもたらすことがある。こういった結果はほとんどの場合今後の治療の基盤となり、ホメオスタシスへの持続的な回復が確実になる。

適切な継時的変化や促進を見るために、(治療の初期段階では)1回の治療で行うNMTの量を制限するように推奨されている。中枢神経系の改善(変化)を促進するため、時間がかかる(患者が変化を受け入れ統合するのにエネルギーを要する)。変化が多く生じると、患者は後戻りし、悪化することがある。反対に、適切な介入を行わなければ、患者の症状が悪化し、特にトリガーポイントが関わっている場合問題となる。

運動療法との併用

運動療法では、健康と関連のある機能的フィットネスとリハビリ後の運動に重点が置かれ、以下の項目が含まれる。

1. 評価(機能的能力);

2. 脊髄の安定化(コア効率—運動連鎖);

3. 矯正運動(水を使ったトレーニングを行うこともある);

4. 関節可動域トレーニング(柔軟性トレーニング);

5. 心肺トレーニング(心臓/肺機能);

6. 機能調整(仕事やスポーツに特異的な機能);

7. 筋力トレーニング(フォーム中心);

8. 専門家(高血圧、糖尿病、関節炎、慢性疲労症候群など)。

運動療法は、週2～3回、厳格な監督のもとで実施するのが最も良い。身体活動は言うまでもなく一生を通じて行うものであり、リハビリの期間後も活動するように患者に勧めなくてはならない。資格を有するプロの運動療法専門家が常に運動を監督しなければならない。

運動療法は、特別な集団の患者あるいはリハビリ後のニーズのある患者のための身体活動プログラムの開発と実施が関係しているが、医学的診断や医学的治療を提供する専門家は関わっていない。それぞれの患者は、医師(一般医)や神経筋療法士(あるいは他の理学療法士)、整骨医、指圧師、整形専門家からの紹介が必要である。

神経筋療法と運動療法の併用は、機能的運動に基づいて神経筋の再教育を強調し、神経学的共働的に適切な順番で全身の筋収縮を促進する。

ジョセフ・ピラティス、モーシェ・フェルデンクライス(Moshe Feldenkrais)、アイダ・ロルフ(Ida Rolf)や他の多くの先駆者たちの治療は、運動によって理想的な姿勢アライメントを達成することに重点が置かれていた。痙縮やトリガーポイントに起因する筋の平衡異常が存在しないならば、これで問題ない。神経活動と(筋節レベルでの)筋の化学的状態を正常化するための介入がまず必要である。この治療成果が達成されれば、神経筋の再教育に重点を置いた運動課題に進むことができる。ミッシングリンクは、神経筋療法と運動療法の併用だと思われる。

機能解剖学の統合：構成要素

1

神経筋の統合的展望

解剖学を理解する

解剖学における位置の表し方

一般的な解剖学の用語とその他の用語

人体各部位の名称

細胞：人体の構成

骨格系の概要

重要な骨標識

神経系の概要

心血管系の概要

神経筋の統合的展望

　解剖学を学んでいると、本来「全身的」なあるいは「総体的」な生体を還元主義的に見るようになる。歴史的には、解剖学研究は専門分野に集中しており、特異的なプロセスやアプリケーションに重点が置かれてきた。解剖学者らは、自分たちの研究を、構造の形態、顕微鏡的構成、構造が発達するプロセスなどの身体構造を調べる科学分野だと見ていた。構造と機能の関係は必ずしも理解されていない。読者の皆さんが、ヒトの解剖学、生理学、(運動療法を介した)運動科学、神経筋(ヨーロッパ)療法に関する必要なコンセプトを統合的な視点から学ぶ手助けとなるようにこの本を書いた。

　皆さんが選んだ分野がオステオパシー、医学、神経筋療法、物理療法、理学療法、カイロプラクティック、マッサージのどれであろうと、多くの人が筋や運動をいろいろな見方でみてくれるようになればと願っている。単一の筋の孤立した収縮から、多くの筋の共働的な運動連鎖へと見方が変わることを願っている。単一の音ではなく、音が組み合わさることでメロディーが生まれ、シンフォニーとなるように、運動のシンフォニーが生まれる。これがヨーロッパの神経筋の捉え方である。

　この本に書いてある解剖学や神経生理学を読み終えたら、以下のモデルに基づいて、神経筋療法の治療の順序と運動療法の段階的な導入について考えてもらいたい。

1. 損傷や傷害によって保護的攣縮が生じ、逆制止を引き起こす(長さ・張力曲線の変化)

2. 共同筋支配(偶力関係の変化)

3. 関節運動機能障害(関節運動の変化)

4. 神経筋の非効率化

5. 筋疲労(筋膜移動)

6. 累積的な損傷サイクル

　姿勢の変化と反復的な動きが相まって、筋筋膜と筋骨格系の機能障害およびトリガーポイントを形成する基盤となる。神経筋療法のアプローチは、長さ・張力関係、偶力関係、正しい関節運動力学を回復することで神経筋の最適な効率を達成することである。姿勢アライメントが正しくないと、体は組織を通して生じた力が効率的に対応したり、処理したりすることができない。

　こういった力が効率的に放散されずに筋筋膜や骨格筋系の全体にわたって継続的な外傷を与え、その結果運動パターンに問題が生じるだけでなく、組織の過剰な分解や過産生が生じることになる。その結果疼痛や感覚の変化(しびれ、かゆみ、うずき、灼熱感)が生じる。

　この本を読むと、特定の筋にストレスが加わるとその筋が収縮し、その結果他の筋のスイッチがオフになることがわかる。これにより筋の不均衡が生じるため、身体活動を通して筋に挑戦するように患者に勧める前にまず筋の不均衡を特定し治療しなければならない。NMTの素晴らしい技術を利用するには、解剖学を専門的に理解することが必要であるため、まずここから始めることにする。

解剖学を理解する

　解剖学と生理学の学習はエキサイティングな挑戦である。まだ若い学生の頃（勉強は生涯続くものなので、私は自分を未だに学生だと思っている）、解剖学を学ぶという思いに私は恐れをいだいた。体の働きについて学習しなければならないというだけでなく、新しい言葉、解剖学の言葉を学ばなければならないという思いに不安を抱いていた。

　私が見つけた最大の友は解剖学用語であった。新しい語句の意味を調べ、単語をいくつかに分解することで、恐れが消えていった。私は、解剖学用語がより深く理解できた。

　解剖という語は、切開して分析すること（dissect）、すなわち生体を構成していると思われる**各部位**の決定を意味している。anatomy（解剖）はラテン語の *anatomia* に、dissection（解剖）はギリシャ語の *anatome* に由来しており、*ana* は「アップ」、*temenos* は「切開」を意味している。解剖学者たちは何百年にもわたって、切開することで体を研究してきた。*muscle*（筋）は *muscularis* から来ており、この言葉は「ハツカネズミ」を意味している（皮下の筋の動きがシートの下で動くハツカネズミに似ていた）。

　解剖学用語には素晴らしい歴史がある。医学の父ヒポクラテス（Hippocrates、460-377BC）やアリストテレス（Aristotle、384-322BC）をはじめとする早期の解剖学者たちは、身体の各部位、突出した構造、筋などを記述するのにラテン語やギリシャ語を用いた。ヒポクラテスは偉大な外科医であり、アリストテレスは動物の成体や胎仔を正確に観察した。もちろんギリシャ語やラテン語以外にも解剖学で使われている用語がある。当時、アレキサンドリアやエジプトの医学校は、人体の内部構造を明らかにするために人体を公開解剖していた。何世紀も前に最初の解剖学の記述がエジプトのパピルスに記録されており、特に紀元前3000〜2500年に書かれた**エーベルスパピルス**が有名である（Persand, 1984）。

　16世紀にヴェサリウス（Versalius）はその名著『*On the Fabric of the Human Body*（ファブリカ）』とともに解剖学を復活させた。ヴェサリウスを筆頭とするルネッサンスの解剖学者たちは命名法を取り入れたが、筋に特定の名前をつける代わりに、研究の手段として番号を付けた。筋に番号をつける方法を導入したのは、古代の偉大な医者兼解剖学者のガレノス（Galen、130-200AD）で、この方法は17世紀後半まで変わることなく用いられ、18世紀初めに特異的な筋学用語が用いられるようになった。英国の解剖学者ウィリアム・クーパー（William Cowper）とスコットランドの解剖学者ジェームズ・ダグラス（James Douglas）は筋の命名において多大な貢献をした。

　解剖学は、中世にヨーロッパ全域、特にイタリアのサレルノ、パドヴァ、ボローニャの大学や医科大学の医学生や教師によって発展し、その頃レオナルド・ダビンチ（Leonardo da Vinci）の手で誕生した。

　解剖学の歴史は古く素晴らしい。筋に名前がついていなければ、「上肢上部の2つの腱のある筋」と表現することになる。歴史はこの筋に詩的な響きさえ感じさせる上腕二頭筋という名前を与えている。解剖学ではしばしば接頭辞や接尾辞を加えることで単語を修飾する。例えば、接尾辞の"itis"は炎症を意味している。したがって、tendonitis（腱炎）は腱の腫脹や炎症をさしている。単語を分解することで、解剖学用語の意味を探り当てることができ、やってみるとなかなかおもしろい。

解剖学における位置の表し方

解剖学的位置を示すのに用いられている用語は、トカゲのように直線型の中枢神経系（脳と脊髄）を持つ動物を思い浮かべると非常にうまく理解できる。トカゲの場合、鼻側、尾側、腹側、背側はそれぞれ鼻の方に、尾の方に、腹部の方に、背部の方にという意味である。ヒトや他の霊長類では、中枢神経系（CNS）の軸が曲がっており、鼻は体軸の一端ではもはやない。したがって、脳の場合尾側は後頭部に向かってという意味で、腹側は体に向かって、背側は頭頂部に向かってという意味である。

解剖学の研究では、通常 CNS の複雑な 3 次元の組織を断片化して研究する。定位的（stereotactic）アプローチと呼ばれる手法である（stereo は solid object（個体）に由来し tactic は tactus（触覚）に由来する）。スライスの最も一般的な方向は、横断、すなわち水平面、前頭面、すなわち両耳が見える垂直面、傍矢状面、すなわち鼻から後頭部までが見える垂直面である。矢状面は、頭部を左側と右側に均等に分けるスライスである。傍矢状面は、矢状面と平行な全てのスライスをさす。

一般的な解剖学の用語とその他の用語

ヒトの動きは全て、**解剖学的肢位**と呼ばれる国際的に認められた基準点を起点として言及される。解剖学的肢位は、立位で顔を前に向け、両腕を体側にたらし、指を伸ばし、てのひらを前に向ける。足の裏全体を床につけ、やや外側に向ける。解剖学的肢位では、関節は**基本肢位**にある。

一般的に用いられている解剖学とその他の用記を以下に列記する。

外転　正中線から離れてゆく（または内転から戻る）動き。
寛骨臼　寛骨の外部表面の杯状のくぼみ。
急性　ごく最近（数時間、数日、2, 3 週間内）の発症。
内転　正中線に向かう（または外転から戻る）動き。
癒着　裂傷、すなわち外傷、固定化、外科的治療の結果によって生じるコラーゲン線維の破壊によって引き起こされる線維芽細胞形成、
求心　中枢に向かって液体や神経インパルスを伝達すること（遠心の反対）。
類似性　機能や外見は似ているが、起源や構造が異なるもの（相同性と比較）。
解剖学的肢位　体を直立させ、腕と手は前に向ける。
異形　珍しいあるいは異常な構造。
前側　体の前面の方へ（後側の反対）。
前傾　前傾によって骨盤の頭側部分が前方向に揺れ、腰椎前彎が増大する。
腱膜　筋とその付属物の結合装置としての役割を果たすコラーゲン線維束の線維シート。
関節　2 本以上の骨の結合。

尾側　尾に向かって；下位の。
慢性　持続性（2 週間以上）。
対側の　反対側
前頭面　体を前方部分と後方部分に分ける矢状面に対して直角の垂直面。
頭側　頭蓋の、頭方の
深在性　表面から離れて（表在性の反対）。
皮膚分節　単一の脊髄神経に支配される皮膚領域。

一般的な解剖学の用語とその他の用語　17

遠位　構造の起点から離れている（近位の反対）。
背側　背面の、後方部分の（腹側の反対）。

遠心　中心器官から末梢へ液体または神経インパルスを伝達すること（求心の反対）。
膨出　突出すること、嚢状突出、嚢や管の形成
伸展　関節の運動によって2つの腹側表面が離れること（屈曲の反対）。

筋膜　皮膚の下にある結合組織で、筋群を包み、さまざまな器官を覆っている
屈曲　関節の運動によって、2つの腹側表面が近づくこと（伸展の反対）。
孔　　主に骨で見つかる自然の穴。
窩　　穴または凹部。
摩擦　組織で熱を生じる前後の動き（指などを使う）。
前額面　前頭面と同じ。

神経節　脳または脊髄の外側に位置する神経細胞体の集まり。
大転子　大腿骨外側の最上部の広く平らな突出。

水平面　体の長軸に対して直角の横断面。

下位の　下の、あるいは頭部から最も離れた
付着点　骨に筋、腱、腱膜が付着する部分
中間の　2つの構造の間
同側の　同じ側で。

関節　2本以上の骨の合流点

外側　正中線から離れた位置にある（内側の反対）。
靭帯　2本以上の骨を接合している線維性結合組織の帯。
内腔　管状器官または血管内の空間。

道　　骨内の管のような通路。
内側　体または器官の正中線の近く、または正中線に位置している（外側の反対）。
正中　中央に位置している、体の中央にある。
運動性　中枢神経系から筋や腺までインパルスを伝え運動や分泌を生じさせる軸索をさす（感覚性の反対）。

掌側　手の前面。
触診　押したり、触ったりして調べること。
開存性　開放性、あるいは露出性
足底　足の裏
叢　　神経または血管のネットワーク。
後側　体の背面または背側（前側の反対）。
節後　神経節より遠位に位置している
節前　神経節より前に、あるいは近位に位置している
脊椎前　脊柱または椎骨の前に
突起　筋が付着する骨標識部位から突出している顕著な隆起

腹臥位（伏臥位） 腹側表面が下に向いている体の位置（背臥位の反対）。
近位 体の中心または四肢の付着部位に近い

回旋 固定された軸の周りを移動する

矢状面 体を右側と左側に分ける前後方向に伸びる垂直面。
感覚性 末梢から中枢神経系に情報を伝える軸索（運動性の反対）。
隔壁 2つの腔または軟組織の塊を分ける仕切り。
表在性 表面または表面の近くに（深在性の反対）。
上位の 上に、または頭部の近くに
背臥位（仰臥位） 腹側表面が上に向いている体の位置（腹臥位の反対）。

腱 筋を骨に付着させる平行結合組織の線維帯。
横断面 水平面と同じ。
結節 骨上の小さな円い隆起。
粗面 骨表面の比較的大きい隆起。

外反位 上下肢セグメントのアライメント。遠位骨が近位骨に対して外転している体位。
内反位 上下肢セグメントのアライメント。遠位骨が近位骨に対して内転している体位。
腹側 体の前部（背側の反対）。

人体各部位の名称

人体は2つの特異的な領域、**軸**と**付属物**に分けられる。軸部は、頭部、頸部、体幹で構成されている。付属部は四肢で構成され、四肢は体軸に付着している。**軸**は運動の中心となるポイントである。図1.1aとbは、特定の体領域をさす用語を示している。

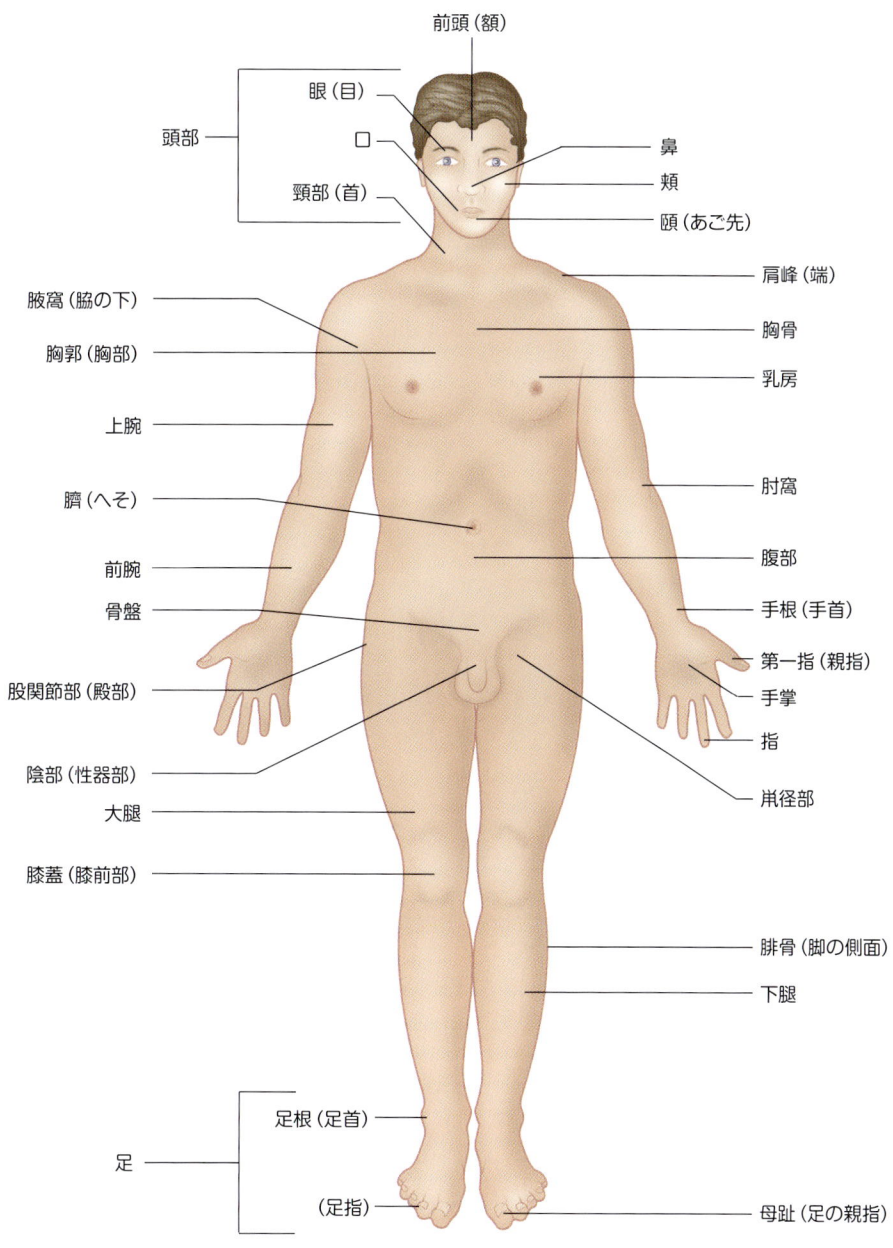

図1.1a　特定の体領域を示す用語、前面像

20　機能解剖学の統合：構成要素

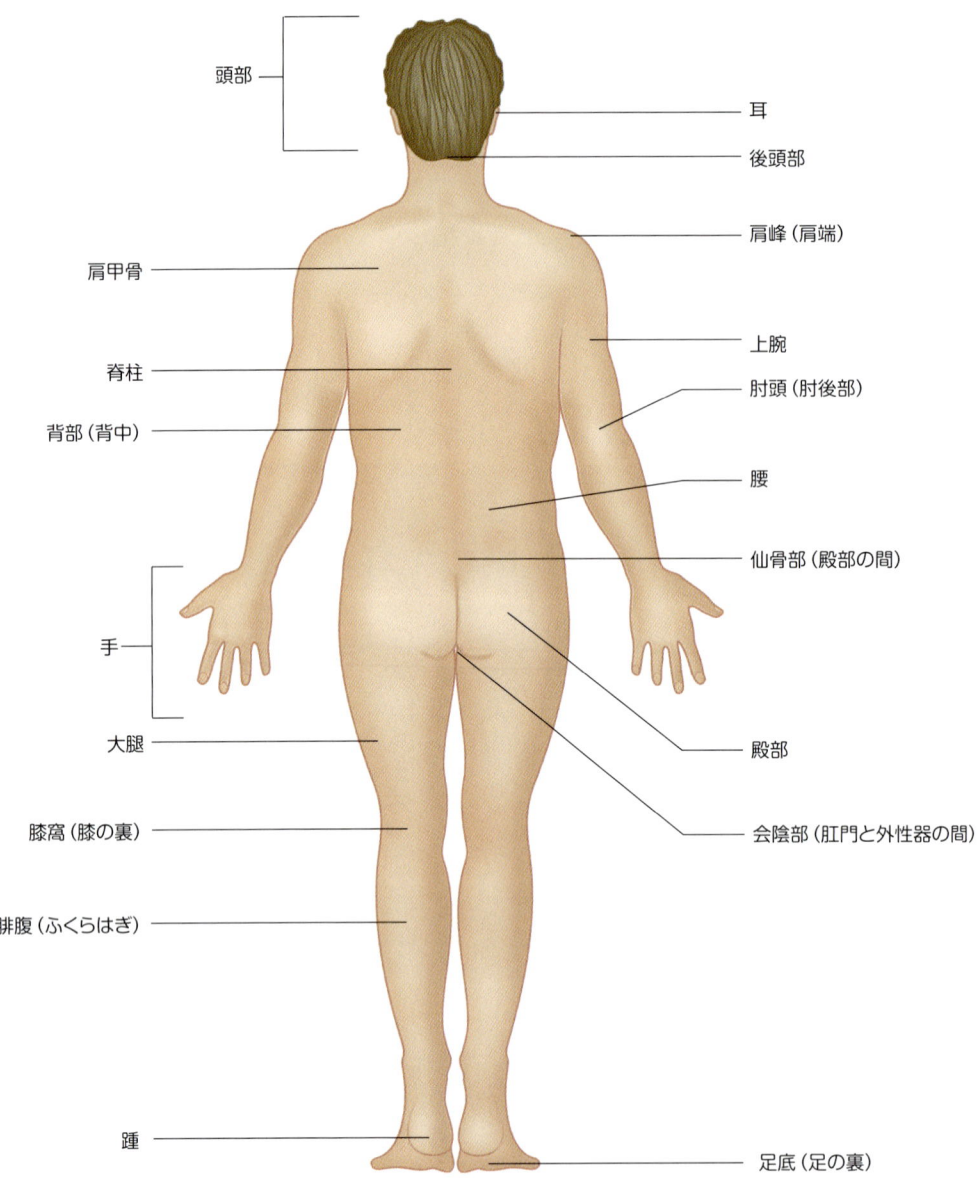

図 1.1b　特定の体領域を示す用語、後面像

細胞：人体の構成

　最も単純な形態の動物は、**細胞**と呼ばれる単一ユニットで構成されている。細胞（cell：小室）という名前がついたのは、これらのユニットを顕微鏡で見ると小さな室のように見えると生物学者が考えたからである。筋細胞や神経細胞などの特殊化した細胞は分裂することができず、従って取り換えがきかない。結合組織は分裂に時間がかかるが、必要があれば急速な増殖を促進することができる。細胞は細胞小器官、インテグリン、細胞間マトリクスが詰まっており、液体のスペースはほとんどない。動物の細胞にはいくつか重要な特徴がある。

呼　吸
　全ての細胞は食物を燃焼して活動エネルギーを供給しており、そのために酸素を必要としている。燃焼によってエネルギーが生成されると、次は二酸化炭素、熱、水を細胞周囲の液体中に放出する。

排　泄
　代謝中に副産物や老廃物が作られる。排泄とは、これらの産物を細胞から除去することである。

成　長
　細胞は、細胞構成要素をさらに生成することで、あるいは細胞小器官のサイズを大きくすることでそのサイズを増大させることができる。

運　動
　動物細胞は動くことができる

興　奮　性
　細胞は外部刺激に反応して興奮する

生　殖
　細胞は複製可能（従ってヒトも複製可能）、すなわち新しい細胞を生成することができる。細胞はグループにまとめられ、組織を形成する。組織はグループにまとめられ器官を形成する。器官はグループにまとめられ器官系を形成する。細胞学では、心臓、肺、消化器系を別々の主体として話をすることがあるが、どれも単独で機能することはできない。全ての系列をつなぐ相互リンクがあり、互いに影響し合っている。

真　核　細　胞
　ヒトの細胞は全て**真核細胞**である。つまり**核**があるということで、**細胞膜**と呼ばれる膜が核を取り囲んでいる。細胞膜によって保護されているため、細胞内の環境は、周囲や外部の環境から適度に独立している。膜によって、細胞の外部と内部が仕切られている。細胞には**細胞小器官**と呼ばれる多くのユニットがあり、ある酵素プロセスの副産物が供給するエネルギーが、他の酵素プロセスの燃料となっている。これらの膜内のサイクルが突然の化学変化に対して構造的完全性を維持し、細胞活動に必要な化学エネルギー源を供給している。細胞活動は、栄養分を必要とする。エネルギーを供給するためにこれらの栄養物を分解すると老廃物が産生され、その老廃物を細胞から除去しなければならない。

　ミトコンドリアの活動が重視されるのは、アデノシン三リン酸（ATP）の生成にミトコンドリアが重要なためである。ヒトの体内には20種類の異なる細胞がある。多くの解剖学の教科書には一般化した細胞の図（図1.2を参照）が載せられているが、実際にはそんな細胞はない。全ての細胞に類似した基本的な構造はあるが、形や内容物は細胞の働きによってそれぞれ独特である。

　例えば、全ての細胞は収縮することができるが、筋細胞は他の細胞よりも収縮に優れている。全ての細胞が神経シグナルを促進することができるが、神経細胞は他の細胞よりもうまくできる。

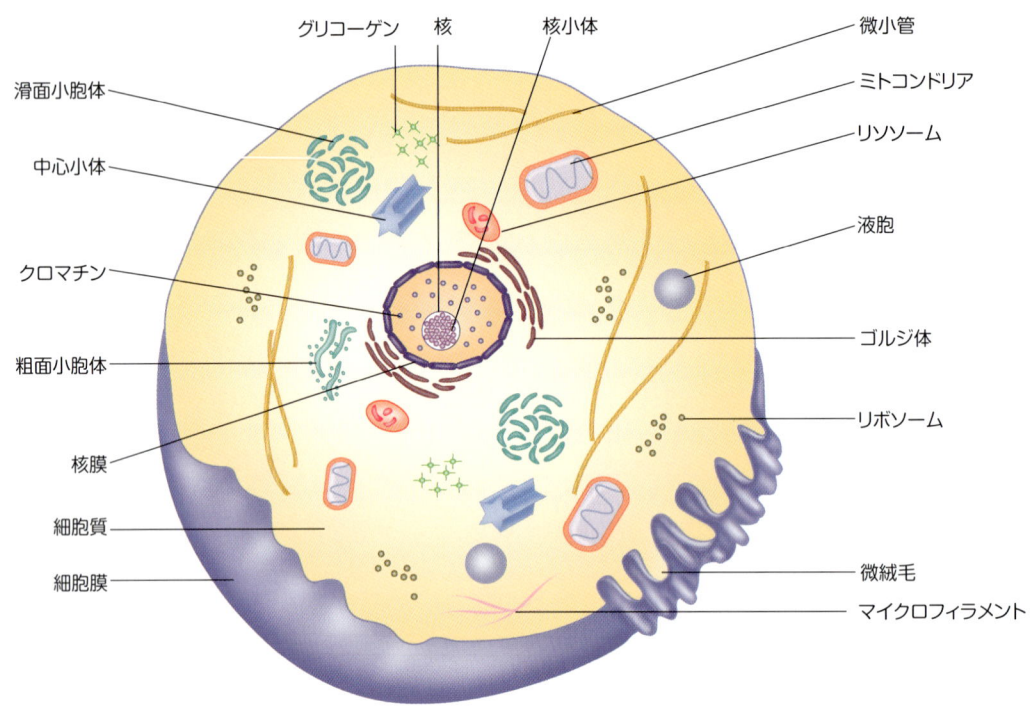

図1.2　一般化細胞

細 胞 代 謝

　全ての細胞は活動のためにエネルギーを必要とする。何かを食べると、例えば、セロリ、牛乳、チョコレート、肉、パンを食べると、まずこれらの食物を、脂肪、炭水化物、タンパク質に分解しなければならない。これらの食物は体内で建設材料として利用される。つまるところ、人は食べたものでできている。だが、細胞がこれらの食物を使ってエネルギーを供給するには、食物を化学物質レベルで分解してATPを産生しなければならない。ATPは細胞限定のエネルギー源で、走ったり、考えたり、食物を消化したり、眠ったり、修復したり、再構築したりするのに必要なエネルギーを供給する。

　細胞は、一連の反応を経て、反応から得られる少量のエネルギーを使いながら段階的にグルコースを分解してATPを産生する。これらの反応から放出されたエネルギーは、特に、能動輸送、合成、筋収縮に用いることができる。細胞は大量のATPを必要とし、絶えずATPを消費しているため、継続的な供給を確保しなくてはならない。もちろん、ATPを産生するにもエネルギーが必要である。グルコースを分解して得られたエネルギーがATPの産生にどのように使われるかを見ていくことにしよう。

酸化

　水素転移は、**酸化**と呼ばれるプロセスの一環としてエネルギー産生の主要な源である。**水素転移反応**と呼ばれる反応を使って、水素分子がある物質から他の物質に転移され、その結果エネルギーが放出される。細胞内では、水素転移反応はミトコンドリア内で起こる。水素分子がある物質から他の物質に渡され、これらの物質は水素担体と呼ばれている。水素転移反応によって放出されたエネルギーによって、ADP（アデノシン二リン酸）から ATP が産生される。既存の2つのリン酸塩に3つめのリン酸塩を加えることで ATP の産生が可能になる。このプロセスは**酸化的リン酸化**（OP）と呼ばれ、大量の ATP を提供するが、**解糖**と**クレブス回路**と呼ばれる2つの系から水素を必要とする。

解糖

　血液から細胞に供給されたグルコースは、**解糖**と呼ばれるプロセスでエネルギーの産生に用いられる。グリコーゲン生成とグリコーゲン分解の2つのシステムによって、血糖値が維持されている。グリコーゲン生成はグルコースからグリコーゲンを生成することである。血糖値が高くなりすぎると、骨格筋と肝臓でグリコーゲン生成が行われる。グリコーゲン分解はグリコーゲン生成の反対の作用である。言うまでもなく、血糖値が低くなると行われる。コインの表と裏のように協調的に作用することで、常に適切な血糖値が保たれる。

酸化的脱炭酸反応

　エネルギー産生の次の段階は、**酸化的脱炭酸反応**と呼ばれている。これは、大量の酸素を必要としない嫌気性プロセスである。運悪く酸素が不足すると、エネルギー産生によって**ピルビン酸**と呼ばれる副産物が生じる。こういった状況では、ピルビン酸は乳酸に変換される。乳酸は筋阻害物質で、乳酸が産生されなければ、いつスピードを落とし、いつストップしなければならないのかわからないだろう。乳酸の産生は、過度の努力、ひいては心臓発作から私たちを保護するフィードバック機構としてみることができる。

電子伝達系

　最後に、十分な酸素が利用できるならば、燃料は電子伝達系と呼ばれる一連の反応を経て、**クレブス回路**（クエン酸回路とも言う）に至る。このプロセスでは、燃料は、エネルギー産生の最終副産物として熱、二酸化炭素、水に完全に分解される。脂肪、タンパク質、炭水化物はどれも燃料として使用して ATP を供給することが可能だが、酸素供給が十分な場合に限られている。酸素供給量が細胞の現在の生理的必要量を満たさない場合、ATP は嫌気性手段によって産生される。酸素が不足すると、使用可能な燃料源は一つ、グルコースだけとなる。このシナリオでは、**グリコーゲン**と呼ばれる貯蔵されたグルコースのみが分解されて少量の ATP が産生される。ミトコンドリアが関わっているのは、酸素が十分に供給されている場合のみである。

　非常に幼い幼児は免疫系が発達過程にあるということは注目に値する。これらの幼児には酸素欠乏状態で効率的に働く能力がない。これは、十分な量の乳酸を産生することができないということを意味しており、乳酸は身体が過度に努力しないように止める重要な負のフィードバックである。小児は生理学的に小さな成人だと勘違いしている人がいるが、これは完全な間違いである。

ホメオスタシス

　健康なヒトは、その瞬間瞬間で、外的環境の変化に反応して内部環境を常に調整しなければならない。ホメオスタシス（homeostasis：homoio=same, stasis=standing）は、特定の生理的限界内で一定の内部環境を維持するための機構をさしてる。ホメオスタシスは、損傷、トリガーポイント、病気、運動、情動状態、疾患などのストレスによって損なわれる。ホメオスタシスを確保するために調節機構が必要であり、固有受容器などのフィードバックシステムが関わっている。液体濃度、温度、ガス、血糖などのホメオスタシスは、良好な健康状態と、疼痛のない筋、骨、筋膜、関節にとって不可欠である。

骨格系の概要

機 能

骨格の主な機能は機械的な支持、運動、脂肪の貯蔵、カルシウム代謝（貯蔵を含む）、骨髄での造血である。これらの機能にさまざまな障害が起こることがあり、総括的に代謝性骨疾患と呼ばれる病状が引き起こされる。骨は人体の中で最も固い組織で、20%の水と30%の有機物、それに50%の無機物で構成されている。骨粗鬆症は最も一般的な代謝性骨疾患である。骨は極めて密度の高い結合組織で、形状や大きさはさまざまで、脳や内臓などの軟部組織を保護している。

骨

骨細胞は**骨小腔**と呼ばれる腔に含まれている。骨細胞をコラーゲンとカルシウム塩を含む骨基質が輪状に取り囲んでいる。健康な骨にはコラーゲンとカルシウム塩が必要である。

骨格系は、頭蓋骨、背椎、胸骨、肋骨などの**骨格**と肩甲帯、上腕、前腕、下肢帯、下肢などの**四肢骨**に分けられる。

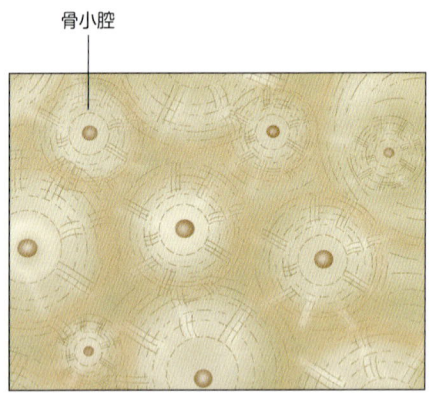

図1.3　骨の構造

軟 骨

軟骨は骨の一種である。体内には3種類の主要な軟骨がある。

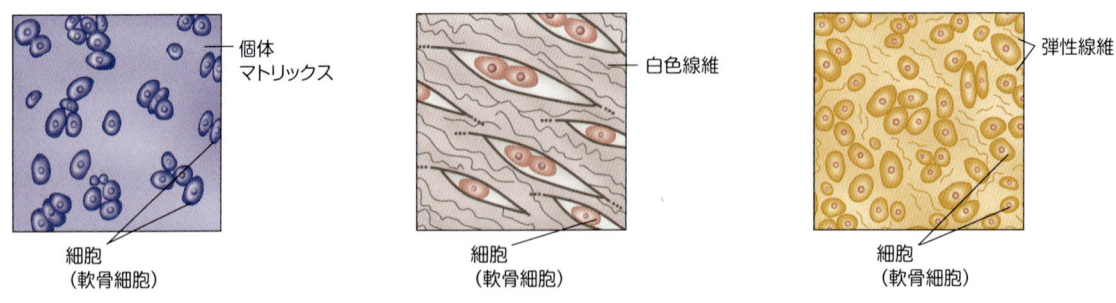

図1.4　軟骨の構造；a)硝子軟骨、b)白色線維軟骨、c)黄色弾性軟骨

骨格系の概要 25

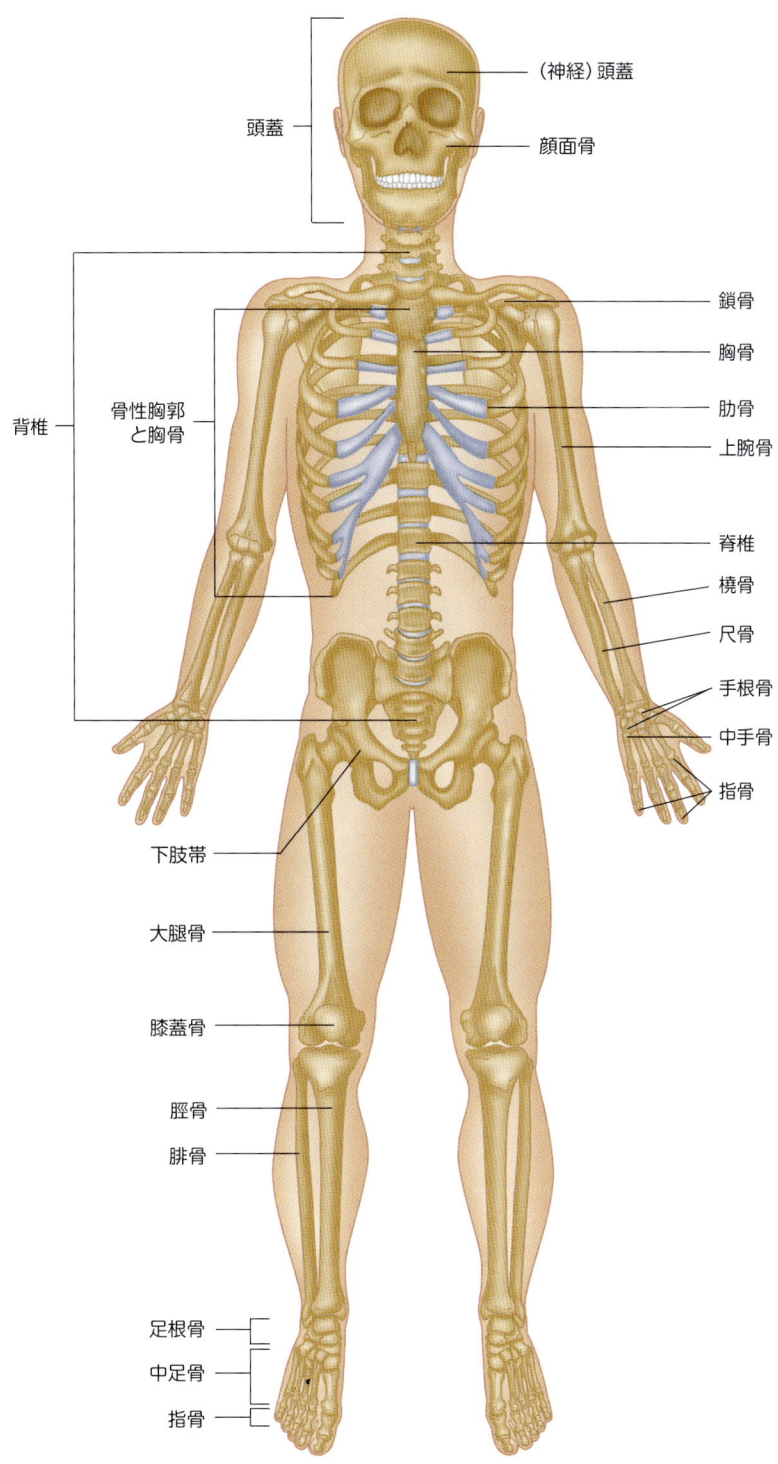

図 1.5　骨格と四肢骨

骨の分類
骨の形状や大きさはさまざまで、例えば、不規則骨、扁平骨、短骨、長骨に分けられる。

不規則骨
不規則骨は複雑な形状をしており、主に緻密骨の薄層に囲まれた海綿骨で構成されている。例としては、頭蓋骨の一部、脊椎、寛骨。

扁平骨
扁平骨は、薄く平らな骨で、しばしば湾曲している。2層の薄い緻密骨層に挟まれた海綿骨層からなる。例としては、頭蓋骨の大部分、肋骨、胸骨。

短骨
短骨は通常立方体形で、ほとんどが海綿骨でできている。例としては、手の手根骨、足首の足根骨。

種子骨は、腱内で形成されて包埋される特殊なタイプの短骨である。例としては、膝蓋骨と手関節の尺側掌側にある豆状骨。

長骨
幅よりも縦が長い骨。骨幹の両端に骨頭があり、ほとんどが緻密骨でできている。例としては、四肢の骨、ただし手首、手、足首、足は除く(手指や足指は小型の長骨である)。

骨格系の概要 27

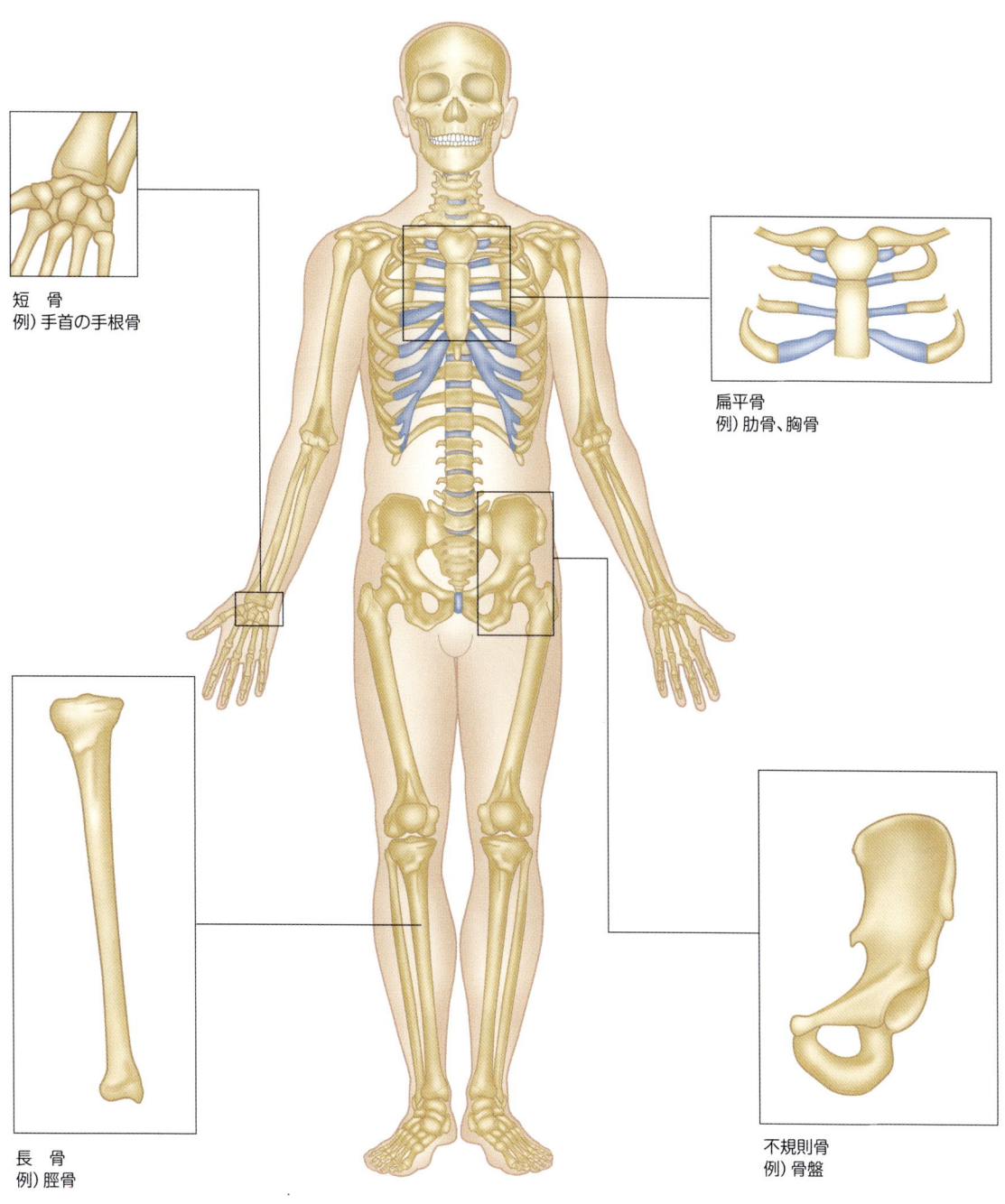

短 骨
例）手首の手根骨

扁平骨
例）肋骨、胸骨

長 骨
例）脛骨

不規則骨
例）骨盤

図1.6　骨格

関節の分類（SAD）

関節は、関節の解剖学とともに関節で可能性により、全く動かない関節、少し動く関節、かなり動く関節に分類される。

動かない関節とは、動きはあるが、その動きを肉眼で見ることができないことを意味する。これらの関節は不動関節（Synarthrotic joint）に分類される。主に軸骨格で見られ、内臓を保護するために関節の安定性と堅固さが求められる。頭蓋の関節や縫合がその良い例である。

次に分類される関節は、半関節（Amphiarthrotic joint）と呼ばれている。これらの関節は、関節を構成する骨と骨の間の線維層や軟骨組織によって**わずかに動く**。恥骨結合や胸肋関節が例として挙げられる。

最後に分類される関節は、可動関節（Diathrotic joint）である。これらの関節は、**自由に動きうる関節**や**滑膜性関節**とも呼ばれる。滑膜性関節は個別に血液や神経が供給され、関節包（靱帯）と滑膜があり、関節軟骨や半月組織を伴う。例として、球関節（例、肩［肩甲上腕］）関節や蝶番関節（例、膝関節）が挙げられる。

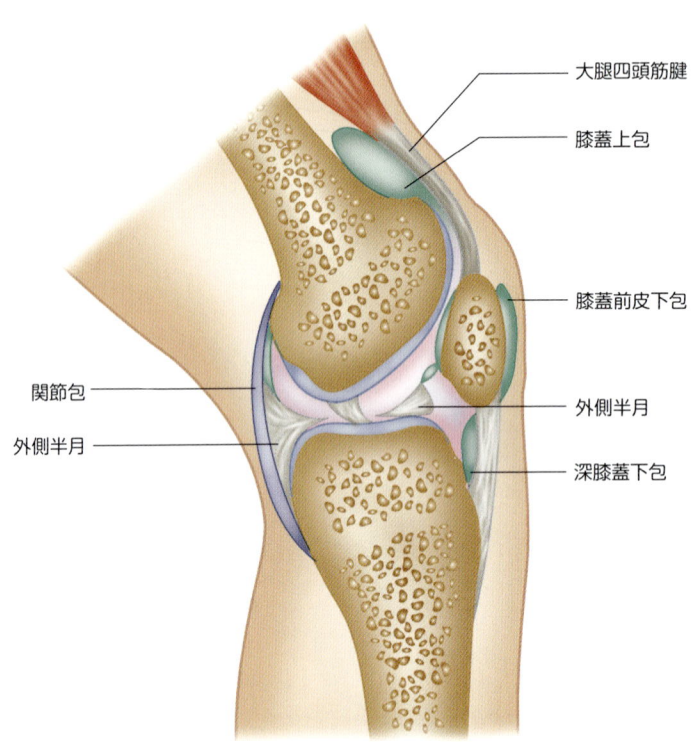

図1.7a　滑膜性関節の衝撃を吸収し摩擦を軽減する構造

滑膜性関節の7つのタイプ

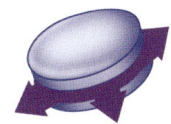
平面または滑走
通常平坦なあるいはわずかに曲がった2つの面どうしが滑るときに生じる動き。
例：肩鎖関節、仙腸関節。

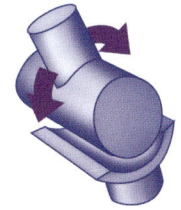
蝶　番
1つだけの軸まわりに生じる、箱の蓋の蝶番のような横方向の動き。
一方の骨の突出部がもう一方の凹状または円柱状の関節面にはまり、
屈曲や伸展が可能になる。例：指骨間関節、肘関節、膝関節。

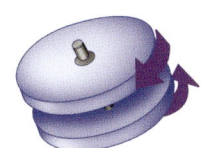
車　軸
門のヒンジのように、垂直軸まわりに生じる動き。
骨または靱帯によって形成された環に、ほぼ円柱状の関節骨面が突出し、
その中で回旋する。例：肘の橈骨と尺骨の間の関節。

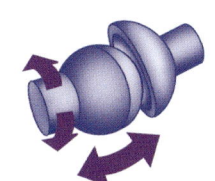
球関節
一方の骨の球状または半球状の骨頭によってできた「ボール」が、
もう一方の骨の凹状「ソケット」の中で回旋し、屈曲、伸展、内転、外転、分回し運動、
回旋が可能になる。したがって、多軸関節で、全ての関節の中で最も可動域が大きい。
例：肩関節と股関節。

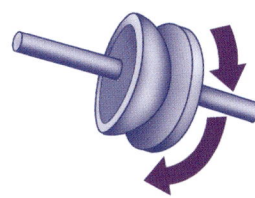
顆　状
球状の関節面が適合する凹面にはまる。
屈曲、伸展、内転、外転、分回し運動が可能になる。
例：指の中手指節関節（ただし親指は除く）。

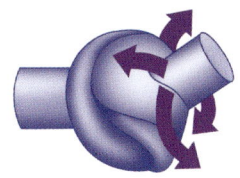
鞍
関節形成面に凸面および凹面があり、
凸面を相手の凹面に互いにはめ込むことで結合する2つの「鞍」に似ている。
顆状関節よりもより大きな動きが可能になる。
例えば、親指と指を「向き合わせる」ことができる。例：親指の手根中手関節。

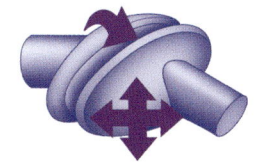
楕　円
楕円関節は球窩関節と事実上類似しているが、
関節面は球状ではなく楕円状で、屈曲、伸展、内転、外転、分回し運動が可能になる。
例：橈骨手根関節。

図 1.7a　滑膜性関節の7つのタイプ

30　機能解剖学の統合：構成要素

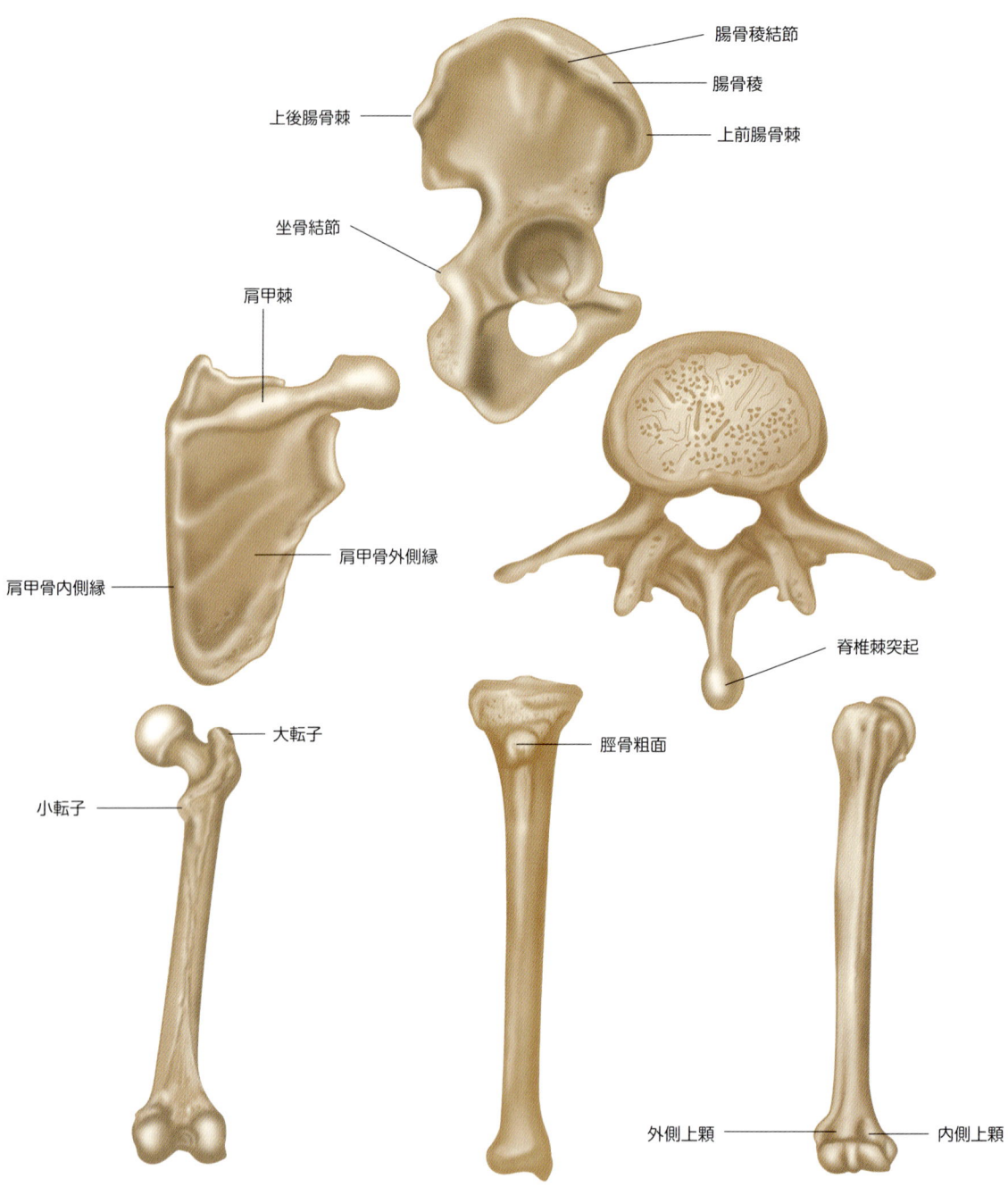

図 1.8　筋と靭帯の付着する骨突起部

重要な骨標識

筋は骨膜によって骨と続いており、骨の成長によって生じる引張力や筋や靭帯の引張力と収縮力が原因で、隆起やこぶや突出ができる。これらの部分には解剖学上、特別な名前がつけられている。筋や靭帯の起点や付着点を確定する上でこれらの言葉が役立つ。
例えば：

縁　骨の狭い隆線。
関節丘　関節を形成している丸い突起。
烏口突起　カラスのくちばしに似た骨の突起。
稜　線上隆起によって生じる縁や隆線
上顆　顆の上位の突起。
孔　骨（または他の組織）の穴や開口部
窩　骨の浅い陥凹。
乳様突起　乳房様または乳頭様突起。
切痕　骨の切れ込み。
突起　骨の突出部。
枝　長い枝のような骨。
棘突起　尖ったわずかな突起。
茎状突起　骨の尖った突起。
転子　大腿骨上の大きな突起。
結節　丸くて平坦な不規則突起。
粗面　大きくて起伏のある丸い突起。

骨は人体の中で最も固い構造であるが、その構造や組成によってある程度の弾性を維持している。骨は通常、関節軟骨で覆われた関節部を除いて、**骨膜**と呼ばれる線維性で密度が高く血管を含む膜に覆われている。骨膜は、線維性外膜と骨芽細胞（造骨細胞）を含む内側の弾性層の2層から成る。骨折すると、骨芽細胞が急速に増殖する。長骨の内側には円柱状の腔（**骨髄腔**）があり、骨髄で満たされ、**骨内膜**と呼ばれる血管の多い組織から成る膜で内側を覆われている。これらの層の間に、緻密骨やカルシウム層がある。長骨の両端は**骨端**と呼ばれ、赤色骨髄や黄色骨髄に満たされている。

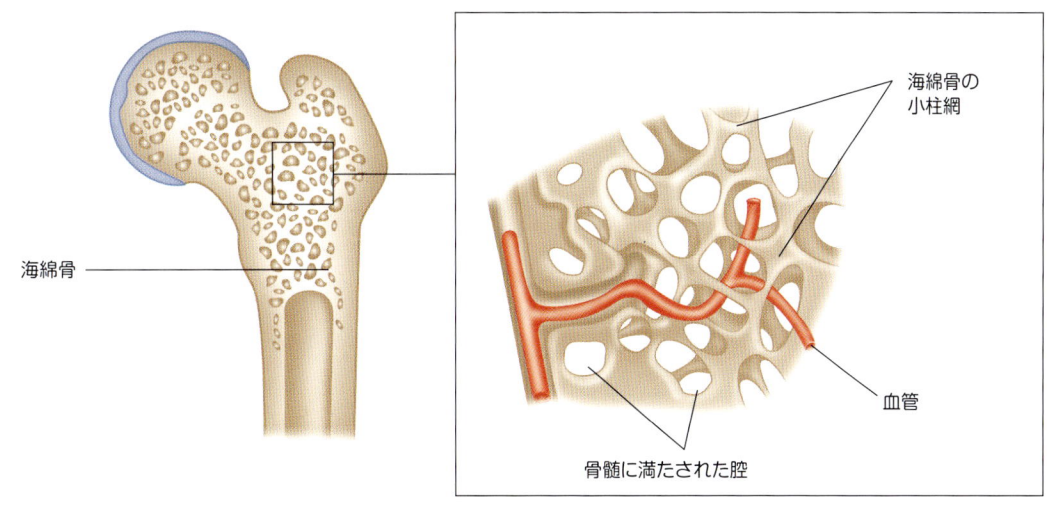

図 1.9　海綿骨の構造

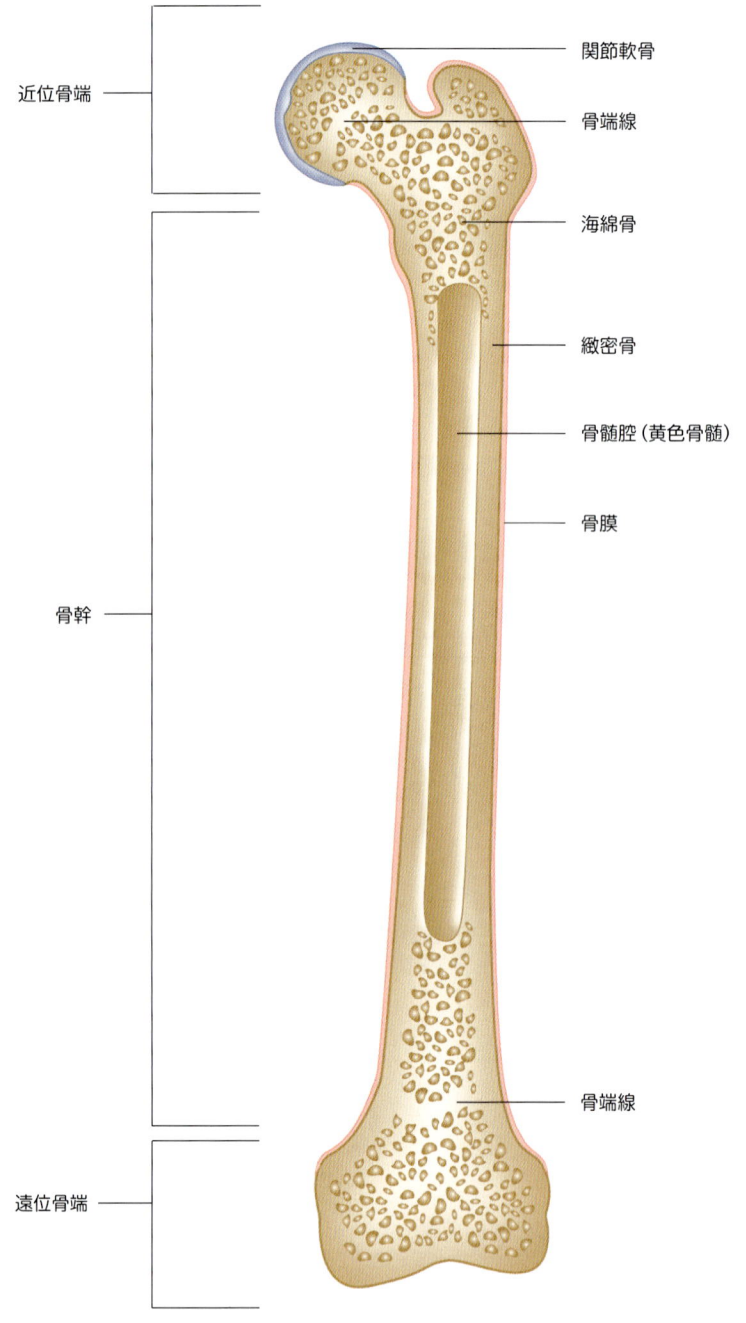

図 1.10　長骨の組成

通常、骨は血液を十分に供給されている。血液は、**骨膜血管**によって供給される。これらの血管は関節面近くに入り、栄養動脈を含んでいる。**貫通管**または**フォルクマン管**と呼ばれる管が、骨の長軸に対して 90°の角度で走っており、血管の通路となっている。これらの血管系管は、骨組織で終了する。

骨の各部への動脈供給がなければ、骨組織が死に、通常**虚血性壊死**または**骨壊死**と呼ばれている。体内の多くの骨はこの合併症が生じやすく、通常大腿骨骨頭、手首の舟状骨、足の舟状骨、脛骨プラトーなどの損傷後に生じる。舟状骨への栄養動脈は遠位端では太く数も多いが、近位端に近づくにつれてまばらになり、細くなる。舟状骨の骨折は、特に中央部や近位端が骨折すると、血液が十分に供給されず、虚血性壊死が起こり、その後続発性変形性関節症になる。足の場合、舟状骨は最後に骨化する足根骨で、その骨化中心は、単一の栄養動脈に依存していると思われる。圧縮力が、骨化中心の虚血性壊死の原因だと考えられている。トリガーポイントも、原因因子として考察するに値すると思われる。

運動選手は骨密度が高い傾向がるが、この効果はしばしば部位特異的である。例えば、テニスの選手は利き腕の骨密度が高く、重量挙げの選手は他の運動選手よりも大腿骨の骨密度が高い。これは骨に対する運動の局所効果と一致している。とはいえ、運動選手や重量挙げの選手になる必要はない。軽度の運動で多くの健康上の利点を得ることができる。

無月経で総体脂肪が17％未満の女性は、医師の診察を受け、最良の治療を受け、SHBG（性ホルモン結合グロブリ）のリスクがないようにしなければならない。SHBGが産生されると、骨の健康障害のリスクが高くなり、若い人でも骨粗鬆症のリスクにさらされることになる。

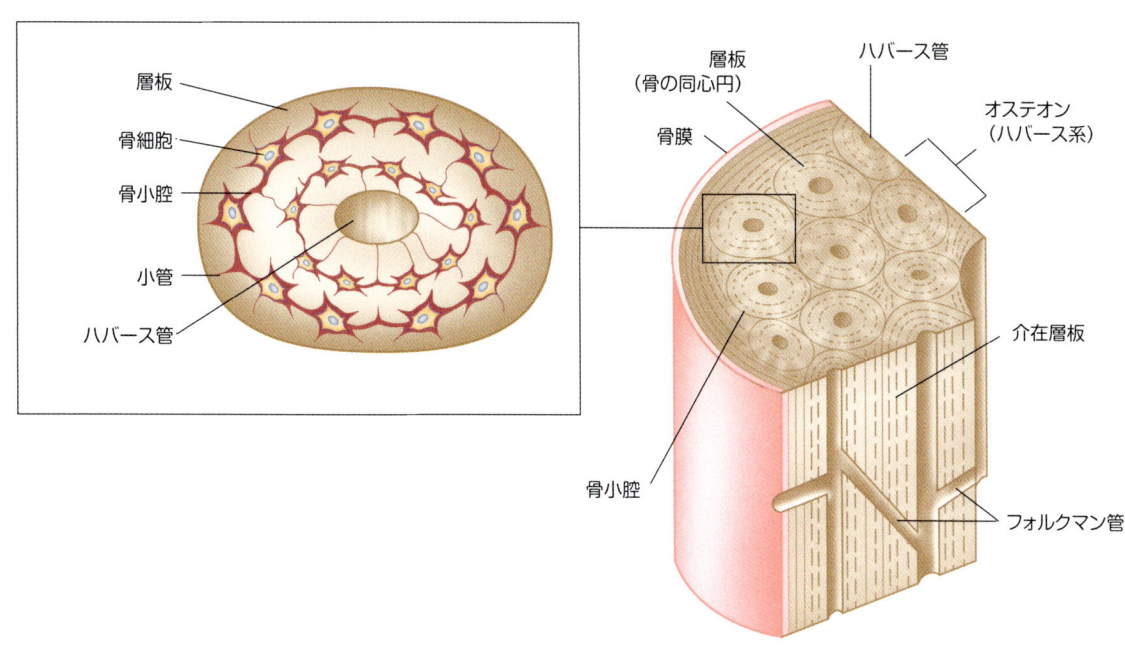

図 1.11　緻密骨の構造

骨の健康に対する食事の影響

体内のカルシウムの大半は骨格内に貯蔵されるが、食事でカルシウム摂取の役割をめぐって、病因論と骨粗鬆症の予防の面から論争がある。発表されデータは、成人のピーク骨密度を達成する上で、食事でのカルシウム摂取の役割を支持している。骨の健康状態が悪いと筋系に影響し、トリガーポイント形成の原因になると思われる。数多くの食事因子が骨格のホメオスタシスに関与している。ナトリウム摂取は骨とカルシウム代謝に重要な影響を及ぼしていると思われる。ナトリウム負荷によって、腎臓のカルシウム排泄が増加する。ここから、ナトリウムの食事摂取を減らすことで、年齢と関連のある骨量減少を軽減できると提案されている。

タンパク質やカフェインの過剰摂取は骨量減少と関連がある。喫煙も骨の健康に悪い影響を与える。乳製品を摂取しないことで生じるカルシウム食事摂取の減少、あるいは全般的に質の悪い食事によって、栄養不良が生じる。魚、野菜、水などの低脂肪、あるいは無脂肪製品が推奨されている。常に資格を有する栄養士に、専門的なアドバイスを求める必要がある。

結合組織について

全ての結合組織は、細胞と**細胞外マトリックス**（ECM）で構成されている。hECM には不溶性原線維タンパク質と、水と結合するタンパク質分子と連結した炭水化物ポリマーで構成される可溶性錯体が含まれている。力学的観点から言うと、ECM によって力と重力の応力が分配され、身体のさまざまな構成要素の形の完全性が保たれる。細胞は主に線維芽細胞で、ECM を産生する。

結合組織には**マクロファージ**と**組織球**が含まれている。結合組織の ECM は 3 種類の線維と基質で構成されている。線維の種類は、コラーゲン、エラスチン、レチクリンである。基質はゲル様物質で、不溶性原線維タンパク質と水と結合するタンパク質分子と連結した炭水化物ポリマーから成る可溶性錯体を含んでいる（何らかのストレス、使い過ぎのための障害、損傷によって）基質が乾燥すると、コラーゲン線維間の距離やスペースに障害が生じ、付着が起こってその結果運動が制限される。この距離は、「重要な線維距離」として知られている。当然ながら、脱水によって細胞の圧電活性が低下する。細胞が提供するあらゆる機能（収縮、神経インパルス、生殖、消化、分泌など）に障害が生じる。

圧電活性

筋筋膜系は、分子レベルでは有機結晶構造とし配列される。したがって、電場を生成して伝導する能力がある。組織を適切に水和すると、組織は、イオン結合、栄養物や老廃物の伝達、神経伝達などの電気的な役割をより効率的に実行することができる。

例えば NMT で組織を圧迫した場合のように、ECM のゲル様物質に流体が引き込まれると、細胞ができるだけ効率よく電気的な役割を実行できるように促進される。重要な線維との距離が維持され、可動域は制限されない。使いすぎによるストレスなどによる小さい、あるいは微小な損傷が、累積的な損傷サイクルを開始し、弾力性のない線維性癒着が発現し、円滑な力学や組織の伸展性に悪い影響を与える。筋の観点からみると、結合組織は筋組織と収縮線維を包んでいる。**白色線維組織**と**黄色線維組織**と呼ばれる 2 つの主要なタンパク線維があり、**コラーゲン結合組織（白色）**は強力な非弾性化合物で、かなりの力を提供し、硬直も弾性もない。次の**エラスチン（黄色）**は、弾性結合組織である。これらの高度に特殊化した組織は、かなりの変化が可能であるが、もとの形に戻ることができる。

結合組織の機能

結合組織には主要な5つの機能がある。

1. ヒトの体内の全ての内部臓器や組織の構造フレームであり、足場である。エンドレス・ウェブ（果てしなクモの巣）として記述されており、生物体の端から端まで張り巡らされ、弾性の強固な構造を身体に与えている。

2. 代謝。栄養物は毛細血管から結合組織を通って細胞に入り、一方エネルギー生成の副産物は毛細血管やリンパ系に出ていく。

3. 感染症との戦い。結合組織によって、死細胞と異種タンパクの除去が促進される。

4. 組織の修復。結合組織は組織修復において重要な役割を果たしている。線維芽細胞の活性によって、損傷を負った組織にコラーゲン線維が沈着し、瘢痕を形成する。

5. 栄養物の貯蔵。過剰な水、食事タンパク質、炭水化物、脂質は全て結合組織に貯蔵される。脂肪が結合組織に貯蔵されるため、正常な生理的活動のための断熱が得られる。

骨格系の結合組織には、骨組織、軟骨、骨膜、靭帯、骨髄がある。

神経系の概要

神経系は2つの主要な部分で構成されている。

1. 中枢神経は脳と脊髄で構成される。

2. 末梢神経系は、脊髄外の全ての神経組織で構成される。

神経系によってさまざまな刺激に反応することができる。

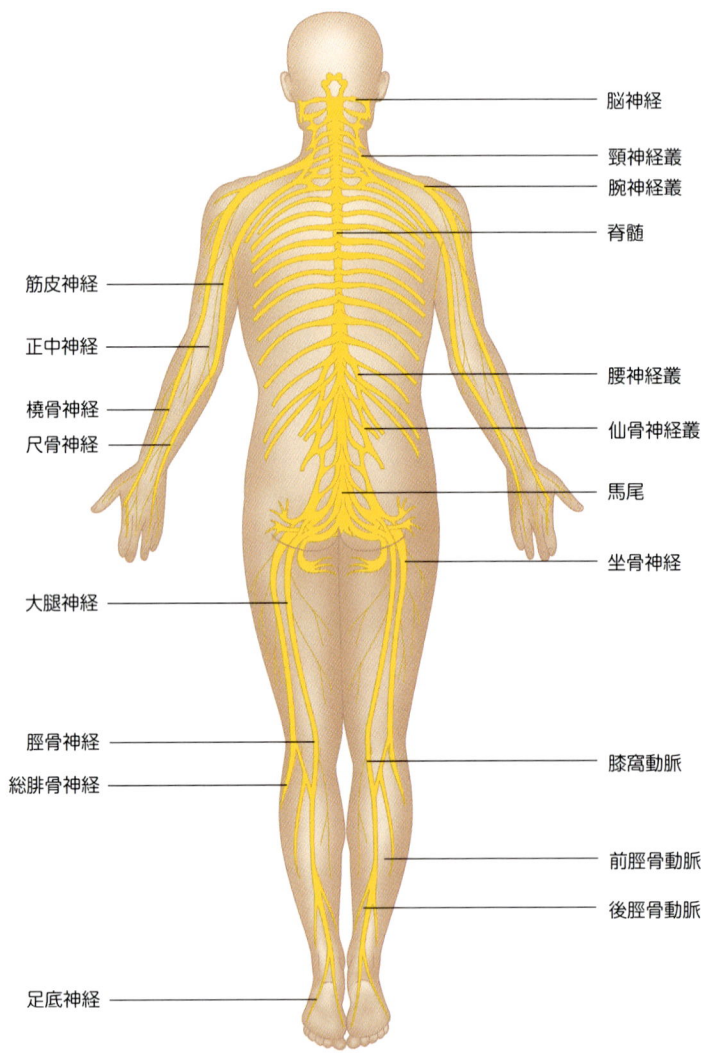

図1.12 主要な末梢神経

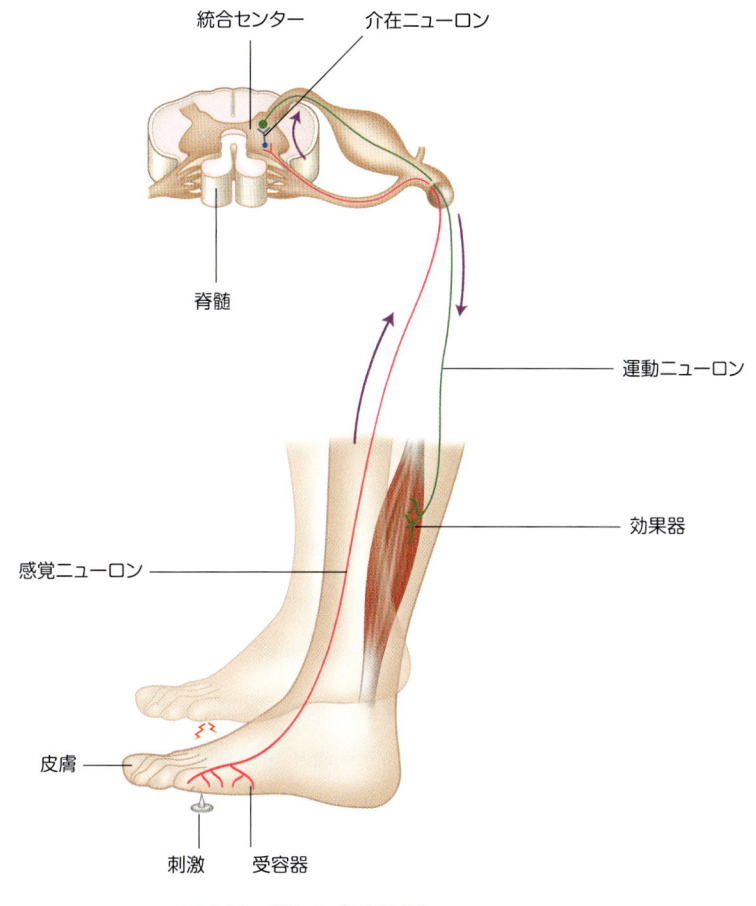

図 1.13 単シナプス反射弓

　細胞表面に刺激が加わると、刺激源から離れるあるいは刺激源に向かう動きが生じる。**感覚（求心性）細胞と運動（遠心性）細胞**と呼ばれる特殊化した細胞が協力し合って私たちの日常的な運動を調整している。神経筋療法（NMT）と最も関連のある感覚器官は、筋紡錘、ゴルジ器官、および圧力、疼痛、温度、位置に関する詳細な情報を提供する受容器である。この情報は、筋が保護作用あるいは促進作用として反射性抑制反応を加速、減速、開始する上で重要である。例えば、上腕二頭筋が肘関節の屈曲が必要な機能を行うには、上腕三頭筋を抑制しなければならない。両方の筋が一緒に収縮すると、膝関節での運動は不可能である。

　もちろん、求められる動きに応じて、特定の運動を生じさせるために同時収縮が必要な場合がある。この場合、肘関節は屈曲したままで、肩（肩甲上腕）関節で動きが生じる。

　神経組織は**ニューロン**で構成されている。ニューロンは神経インパルスを伝達する。ニューロンは軸索と樹状突起でできている。軸索は長くて細い針金に似ており、細胞体から出ている。樹状突起は、細胞体に向かってインパルスを伝達する短い突出線維である。

38 機能解剖学の統合：構成要素

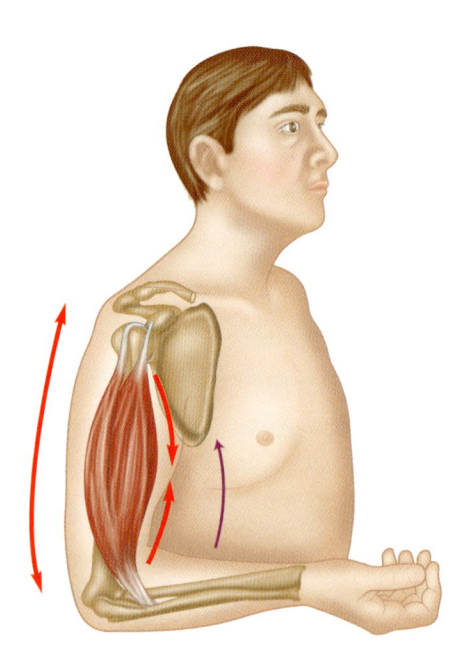

図 1.14　逆制止

　軸索は**髄鞘**と呼ばれる外層に覆われている。この脂質でできた外層の直径は、一定の間隔ごとに狭くなっている。この狭くなった部分は**ランビエ絞輪**と呼ばれている。髄鞘に覆われた軸索は有髄線維と呼ばれ、一方覆われていない軸索は無髄線維と呼ばれる。こういった線維はほとんどが自律神経系で見られる。全ての軸索は**神経線維鞘**と呼ばれるさやに包まれているが、これは脊髄の外の神経でのみ見られる。

　神経系は、1日24時間、全ての体細胞に信号を送っている。脊髄（通常、第1腰椎と第2腰椎の間で終わる）からつま先に達するニューロンは、半メートル以上の長さになることがある。小指ほどの太さの神経もあれば、細い糸のような神経もある。実際、顕微鏡でみないと見られないほど細いこともある。

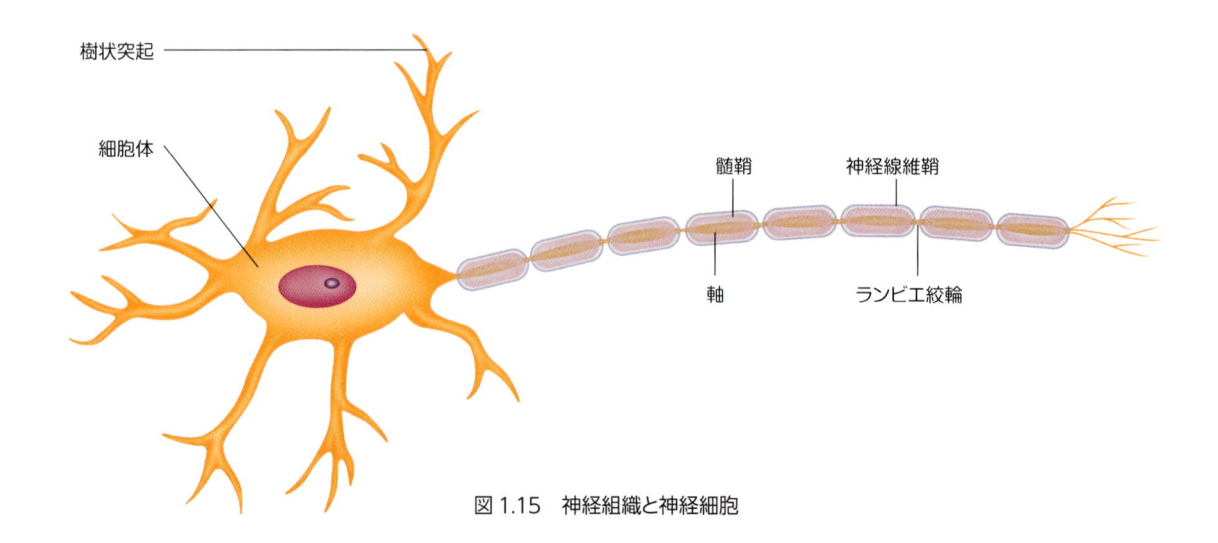

図 1.15　神経組織と神経細胞

心血管系の概要

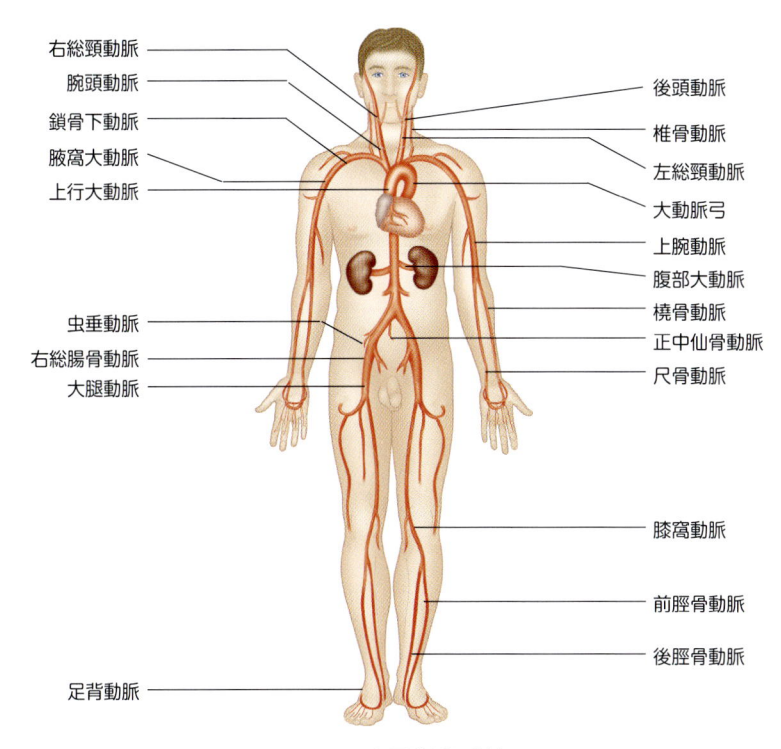

図 1.16　主要動脈と分枝

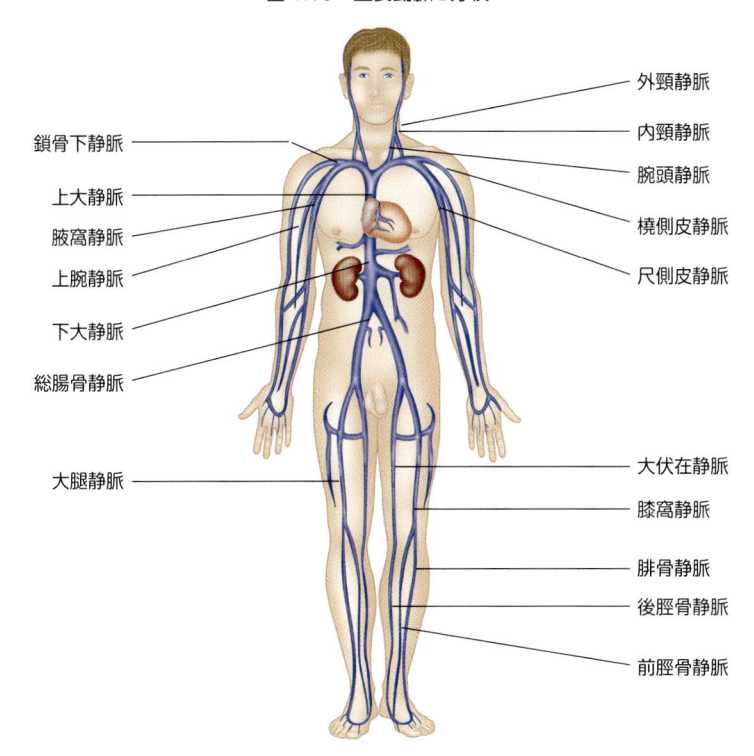

図 1.17　主要静脈と分枝

心血管系は、2つの系を一つにまとめた用語である。もちろん、身体のあらゆる系が一体となって機能しなければならない。呼吸を止めたまま、長時間トレッドミルでランニングをするのは考えただけで不可能である。必要とされる酸素を運搬し、二酸化炭素を除去するためには呼吸が必要である。息を止めていると、最終的には深く息を吸い込み、続けて数回吸い込んで酸素を供給しなければならない。呼吸器系と循環系は相互に必要である。一方が機能低下、あるいは効率が低下すると、他方に影響が及ぼす。

血液は、閉ざされた一方向のシステムで体全体を循環している。血液（結合組織）は、どろどろした鮮紅色の液体で、含有する酸素の量によって色が変化する。もちろん、血液には常に酸素が含まれている。血液が青くなることはないが、暗赤色になり、ほとんど錆色に見えることがある。通常、血液のpHはややアルカリ性である。成人男性の血液量はおよそ5ℓ/分である。

血液の機能

1. 輸送。呼吸ガス、栄養分、老廃物、ホルモン類、抗体などは全て、ある場所から他の場所へと運ばれる。

2. 保護。白血球は病原体から保護し、血小板は出血による血液喪失を防止する。

3. 調節。体温を常にホメオスタシスに近い状態に保つ。血液は熱を吸収して運び、熱を必要としている場所で放出する。必要以上の熱が生じた場合には、血液は皮膚のすぐ下の血管を拡張させて余分な熱を放散させる。

血液成分

血液は、固体部分と液体部分からなる。固体部分は、固形成分の赤血球、白血球、血小板で構成される。

心臓、及び全ての血管の中で最も重要かつよく知られている冠状動脈に血液を供給するための独特のシステムについて話をしようと思う。心臓は**筋のポンプ**で、4つの房室があり、安静時に少なくとも毎秒1回血液を受け取り送り出している。このサイクルは**心周期**と呼ばれている。平均心拍数は1分あたり70拍以上である。

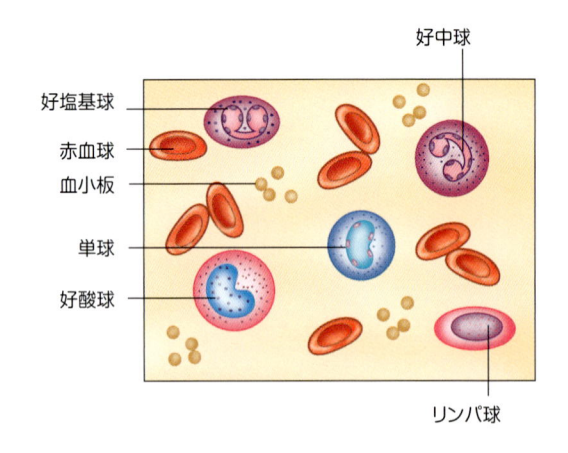

図 1.18　血液成分

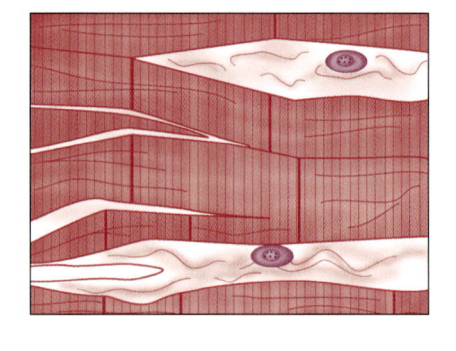

図 1.19　心筋/横紋筋/不随意筋の構造

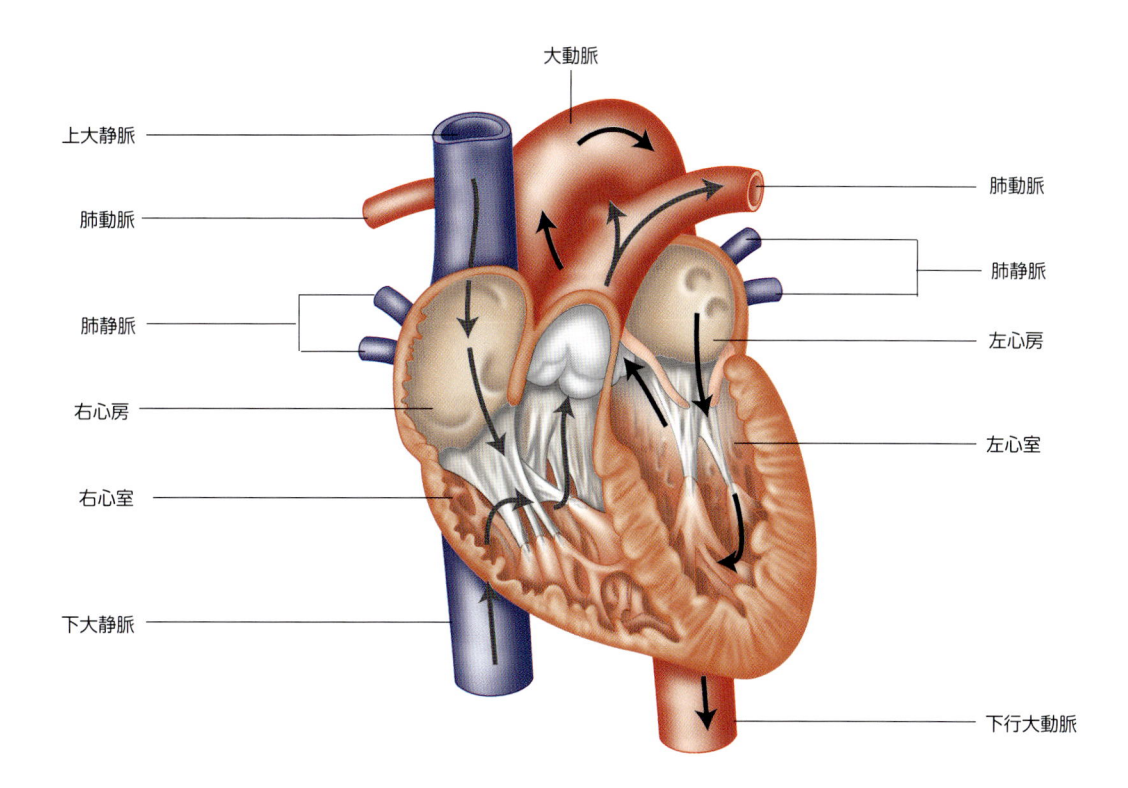

図 1.20　心周期

心 周 期

　心周期は最低毎秒1回生じる。心周期は**能動**相と**受動**相を伴う。心臓の壁、すなわち**心筋**は、心臓の筋部分である。心筋は不随意で横紋である。心筋は栄養分が豊富な血液の供給を必要とする。能動相では、心筋が収縮して血液を房室から駆出する。拍動の間では、心筋はわずかな間弛緩しなければならない。これが受動相で、この間に血液の一部が**大動脈**を逆流し冠状動脈に流れ込む。

　全ての血管は心臓の上端から入り出ていく。これは重要な事実で、左心室から大動脈に駆出された血液は頭部や脊髄上部、および、下行して身体の各部分に供給する（全身血液供給）。興味深いことに、この血液が大動脈を逆行して心臓に向かうことがある。心周期の受動期、すなわち弛緩期にこの逆行が起こる。大動脈には大動脈弁があり、酸素および栄養が豊富な血液が心室に戻らないようになっている。これらの弁によって、血液の一部が冠状動脈に流れ込み、心筋に供給される。

　この生体情報は、身体活動の前に段階的なウォームアップをすることが必要であることを裏付けている。心血管系に突然衝撃が加わると心拍数が上昇し、冠状動脈に血管収縮を引き起こす。これによって、心周期の受動相が減少する。

役立つ用語

血圧 血管の壁に加わる力。
心拍出量 単位時間あたりに心室によって送り出される血液量（通常1分あたりの血液量）；
一回拍出量×心拍数に等しい。
一回拍出量 各拍動で心室から送り出される血液量、拡張終期容量と収縮終期容量の差に等しい。
血管収縮 血管の直径の減少。
血管拡張 血管の直径の増大。

　心臓、循環系、呼吸器系の効果が合わさって、効率的な運動連鎖に必要なホメオスタシス状態が維持される。ホメオスタシスには、細胞活動に必要な酸素の供給、適切な栄養の運搬、副産物の除去が関わっている。換気には、吸息と呼息がある。横隔膜、外肋間筋、側膜などの筋と筋膜の活動によって、胸壁は拡大したり縮小したりする。安静時の呼吸には内肋間筋は関わっていない（これは結合組織の弾性に基づく受動活動である）。激しい活動時にのみ補助筋が関わり、胸部容積が増加し、空気が排出される速度も増加する。

　エネルギーに必要な化学物質（ATP）を有酸素経路で十分な量を供給するために酸素が必要である。これは循環系と呼吸器系が合わさった機能である。酸素と二酸化炭素がアンバランスである内部環境では、疲労、循環遅延、睡眠障害が生じ、不安の感情が高まり、理路整然と考えられなくなり、頭痛や筋の痛みが生じる。

筋、筋膜、運動連鎖

2

筋膜について

最大の器官系

運動の基本面

運動連鎖

骨格筋の分類と筋力学

タイチンと滑走フィラメント説

筋の解剖学：人体の筋は1つだけ

筋膜について

> 「筋膜は、全てを包括、すなわち文字通り足の裏から脳を取り囲む髄膜まで「全てをまとめる」ための構造を提供する。筋膜は全身の至るところに存在し、全ての軟部組織を支持、分離、構成しているため、筋膜に機能障害が起こるとつねに遠隔効果が生じる」
>
> チャイトー（1997）

1970年代後半、スティーブン・レヴィン（Stephen Levin）は、多くの身体的および臨床的特徴を説明する有機組織の構造モデルを提案した。レヴィンは、全ての有機組織は1種のトラスで構成されていなければならず、全ての組織に不可欠な構成成分は、張力正二十面体すなわちテンセグリティー（訳注：張力（tension）と統合（integrate）が一緒になった造語）モデル上に構成されていると提案した。これは筋骨格系の柔らかい足場で、筋運動連鎖の基盤を形成している。筋膜の複雑さや全身に及ぶ連鎖は包括的である。筋膜は伝達のための器官である。

ボストンのイングバー博士は、テンセグリティー構造に基づく発達調整のモデルを提案し、このモデルでは胚の組織パターン形成は細胞と細胞外マトリックス（ECM）間の機械的相互作用を通して調整されており、この相互作用によって組織は等尺性張力（プレストレス）状態に置かれると考えた。イングバー博士が提案したモデルは、ECMのメカニカルコンプライアンスの局所的変化、例えば成長する上皮の下の基底膜劣化の局所的格差のために、ECMおよび関連付着細胞の局所的伸張が、「ストッキングの伝線」のように生じると仮定した。

実験によって、基底膜の菲薄化、細胞張力の生成、組織形態発生中の新しい芽と枝の形成間の確固たる相関が確立され、このプロセスが細胞骨格張力の消失と増強によってそれぞれ抑制、加速されることが証明されている。この研究は、個々の細胞の細胞骨格で生成され、ECMの足場に加えられた機械的な力が、胚の成長において重要な役割を果たしていることを確証している。

現在、**胚形成**（胚成長において組織や器官が形成される過程）は、遺伝子、ホルモン、化学勾配の面から説明されている。これは、この話の一部分である。プロの理学療法士が認識しておくべき重要点は、生化学と分子生物学によって、特異的遺伝子を使って様々な発生学的プログラムを切り替えるパワー・スイッチが発見されているが、工場の現場のライト・スイッチが特定されても、精巧な自動車がどのように組み立てられるかは説明されないということである。

細胞がどのようにして機械的な力を感知し、その情報を細胞間生化学の変化に変換し、最終的には組織、筋膜、姿勢、関節のポジショニング、組織の状態に変換するかという細胞骨格のマイクロメカニカルな展望はなかなか面白い。もちろん、これらの変化は胚形成に限られたものではなく、我々の一生を通して継続的に行われる。反復的な日常の作業や習慣（座る、タイプを打つ、運動など）によって組織や筋膜にかかる力が、加えられた張力に対応する筋運動力学的筋膜系を形成している。その最終結果として姿勢や筋膜の輪郭ができあがり、遠くからでも友達があなたを認識することができるわけである。

筋膜は内臓、筋、さらには骨格系までも包んでいる。骨格系の筋膜は**骨膜**と呼ばれ、内臓を覆っている筋膜は**漿膜下筋膜**と呼ばれている。皮膚の下（皮下）にある筋膜は、頭部からつま先まで全身を包んでおり、**浅在筋膜**と呼ばれる。身体は動脈系、消化器系、神経系などの結合組織（筋膜）でできた管を相互に連結させるシステムである。

最大の器官系

　ある筋群を別の筋群と連結する筋膜面のインターロッキングが身体にある。筋膜系は相互に連絡しあっているため、ある領域の制限によって、他の局所的あるいは遠位領域の可動域が減少する。解剖学的脚を覆っている筋膜（**下腿筋膜**）は、鼠径靭帯で**腹膜腔**を包む**横筋筋膜**と結合する。横筋筋膜は横隔膜の筋膜と結合し、さらに肺の周囲の**壁側胸膜**と結合する。壁側胸膜は**頸筋膜**と結合し、さらに上に進んで**帽状腱膜**と結合する。したがって、人体の最大の器官系と言える。

　前述の結合組織の構成要素は、長くて細く柔軟性のあるコラーゲンフィラメントで、その周りを基質が取り囲んでいる。基質は、グリコサミノグリカン（30％）と水（70％）で構成されており、一緒にゲルを形成している。このゲルは潤滑剤として作用し、コラーゲン細胞間の重要な線維間隔を維持している。基質の脱水がこれらの線維の自由な運動に悪影響を及ぼすのは想像しやすい。

筋膜移行について

　ほとんどの患者に見られる典型的な移行パターンがある。丸い肩がその良い例である。後部筋膜が上方と側方に移行する。そうなると胸筋筋膜（前部）が下に向かって近づくのが見てわかる。前筋膜は、内側に移行する。肘と前腕は、筋膜を肩から離し、組織を集め、内方向は脊椎に向かって、下方向は仙骨に向かって組織を徐々にうまく移動させるのに役立つ。この位置で数呼吸の間はこの位置に保持されている。腹部と腰の筋膜は指先で「引っかける」あるいは「すくいあげる」ことができる。損傷を負ったり、反復的なストレスにさらされたりすると、筋膜は骨膜上に留められ、筋間の中隔隙で厚くなり仕切りとして機能するようになる。

　肘頭（肘の先）は、これらの区画内のスペースをつくる理想的な道具で、3層の筋膜、浅在、中間、深在筋膜をリリースする。筋膜は骨膜に密着しているため、療法士は指先の下に砂のような粒子を感じることがある。患者には四肢や関連のある部位をそっと動かすように指示し、この組織が骨から離れるように仕向けなければならない。障害が生じてから筋膜移行が完了するまで、筋膜変化に数日、数週間、あるいは数年を要することがある。これらの過程は、筋を進化させ、筋本来の機能に戻す。筋膜収縮は、必ずしも目で見てわかる速度で生じるとは限らない。

機能障害という言葉について

　筋膜や筋線維の静止状態の変化、すなわち筋線維が短くなる、あるいは筋膜が移行したり厚くなったりすると、私たちはそれを**機能障害**と呼んでいる。実際には、筋線維や筋膜は、定めに従っているだけである。したがって、機能障害ではなく機能的適応とみるべきである。問題は「なぜ筋が収縮しているのか」あるいは「なぜ筋膜が移行したのか」ということである。

脂肪、皮膚、筋膜

　脂肪は衝撃の吸収、断熱、エネルギー供給（仕事をする能力）などいくつかの機能に役立っている。脂肪細胞内に含まれているグリセロールは、興味深いことに、筋膜に包まれている。この筋膜は浅筋膜層を形成している。

　人間の運動において皮膚が果たしている重要な役割を強調したい。筋膜は、システム内で相互に作用する多くの構成要素の1つに過ぎない（ただし非常に重要な要素である）。単純な例を挙げると、皮膚に裂傷がある場合、そこを動かすと痛みを伴うだけでなく、裂傷部位の両側で張力と圧縮力が働き、裂け目が大きくなりさらに損傷が生じることはすぐに理解できると思う。運動連鎖を通して関節に安定性を与え、調整された運動に必要な力を生成し放散するのを助ける上で皮膚が統合的な役割を果たしていることをさらに理解するために研究が必要である。筋膜は別として、皮膚は人体の中で最も大きな器官系であり、人間の運動において重要な役割を果たしているに違いないが、皮膚の役割についてはほとんど理解されておらず、研究分野として大きな可能性を秘めている。

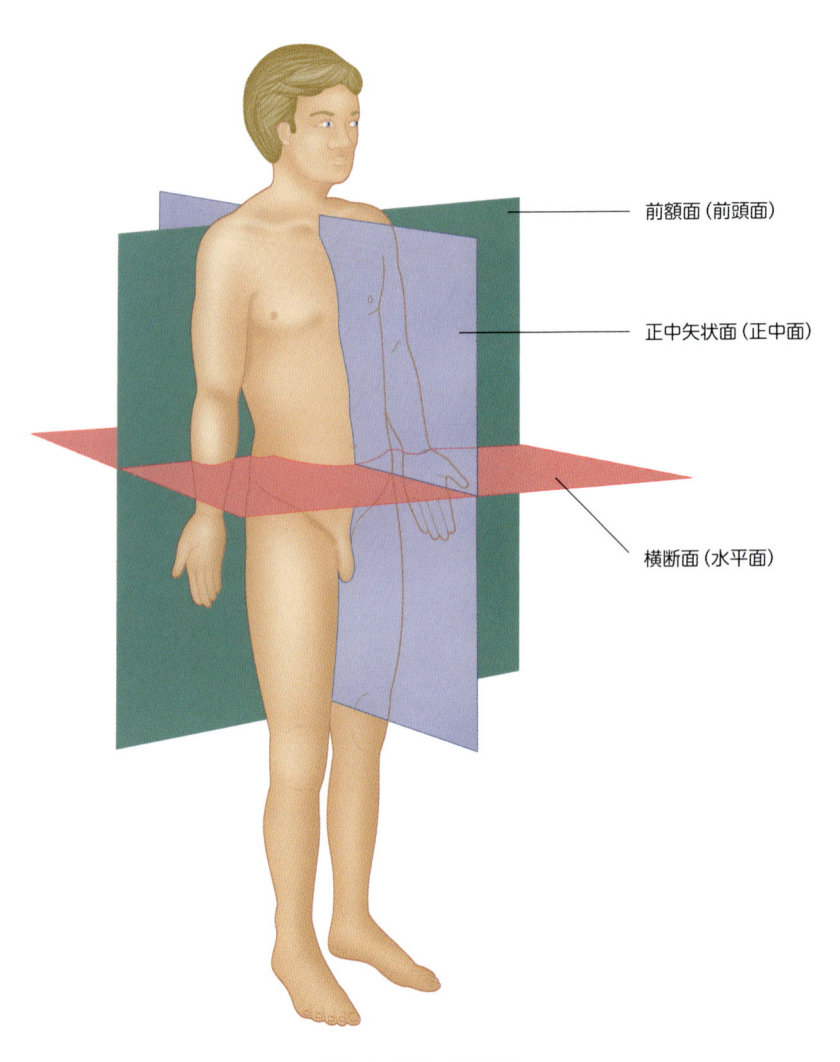

図2.1　運動の基本面

運動の基本面

　神経筋療法で**運動連鎖**と言うとき、身体のシステムは連続的な1つのシステムとして連結しているため、身体の全システムを指している。本書では、骨格系、筋系、神経系の関係に重点を置いている。これらのシステムが相互に連結して、力を生成、吸収、放散しその結果人が動くことができるからである。

　運動連鎖の全体にわたって、人の運動は全て3つの運動面上で起こる(図2.1を参照)。運動連鎖は、機能運動の動力学を受け入れて順応するために、協力作用的に全身にわたって適応しなければならない。支持基底面が常に変化するため、動的なバランスを維持するために、体は関節運動学的な微妙な変化を起こさなければならない。それぞれの面に、運動の中心となる1つあるいは複数の関節と関連がある1つの軸を確認することができる。

正中矢状面

　正中矢状面(別名**正中面**)は身体を縦に切る想像上の線で、身体の前面から後面に向かって身体を右側と左側に等分する(単に**矢状面**と呼ぶこともある)。正中面に向かう位置は**内側**と呼ばれ、正中面から離れる位置は**外側**と呼ばれる。**同側**は同じ側にある対象をさし、**対側**は反対側にある対象、**両側**は両方の側にある対象をさしている。

　矢状面は、正中面に並行なあらゆる面で、従って正中面は**正中矢状面**とも呼ばれる。正中面上にない矢状スライス(断面)は、**傍矢状断面**と呼ばれる。このラインに平行な面は全て**傍矢状面**である。

前額面

　前額面は**前頭面**とも呼ばれ、矢状面と直角(垂直)に最上部から最下部まで身体を通過する。前額面によって、身体は正面(前側)と背面(後側)に分けられる。**後側**という語は身体の後半分、前頭面より後の対象をさし、**前側**はこの面より前の対象をさす。

横断面

　横断面は**水平面**とも呼ばれ、正中矢状面と前額面の両方に対して垂直で、身体を上部と下部に分ける。横断面より上の部分は**上側**、下の部分は**下側**と呼ばれる。これらの面と45°の角度をなしている面は**斜面**と呼ばれる。

注記:馬の神経筋治療法では、上側は**吻端**(顔や鼻)あるいは**頭蓋末端**(頭)と呼ばれることがある。下側は**尾方端**や**尾方端**と呼ばれることがある。

関節運動学用語

全ての運動は、下記の関節運動学（arthrokinematic：arthro［関節］、kinematics［運動］）用語が単一で、あるいは組み合わせで考えられる。

外転　四肢や身体部分を正中線から離れるように動かす、あるいは内転から戻る。前額面に沿った運動にのみ用いる。
内転　四肢や身体部分を正中線に向かって動かす。前額面に沿った運動にのみ用いる。
分回し運動　内転、屈曲、伸展、外転運動の特別な組み合わせ。結果として生じる運動によって、運動の環状経路ができる。
下制　下方向への運動、あるいは身体部分を下へ動かす。挙上の反対。
挙上　上方向への運動。身体部分を上へ動かす。この言葉はしばしば肩について用いる（例、肩をすくめる運動は挙上である）。
伸展　屈曲の反対で、角度が大きくなる。矢状面（正中面）に沿った運動にのみ用いる。
屈曲　骨あるいは身体部分間の角度が減少する。矢状面（正中面）に沿った運動にのみ用いる。
回内　手掌が下に向くように手を回旋させる。腕を半ば屈曲させて行わなければならないため、内旋とは異なる。
前突　物体の前方への運動。
後退　前突の反対。
回旋　四肢全体を外側または内側に動かすこと。
回外　掌が上に向くように手を回旋させること。

特別な場合

これらの平面の意味に若干の相違が認められる場合がある。足、舌、手、脳、時に会陰に関する場合である。

足と手

足は前額面で切れるため、発生学的考察によって手から類推する。

手掌は足底に相当し、手背は足背に相当する。

背屈という用語は上方に屈曲させること（真の屈曲）を意味し、**底屈**は下方に屈曲させること（真の伸展）を意味する。

足は、足関節が柔軟なため、別の軸に沿った運動も可能である。そういった運動には、

1. 外がえし。足底を正中面から離す運動。

2. 内がえし。足底を正中面に向かわす運動。

解剖学的肢位の手の位置を仰臥位とみなすと、手を後ろに向けると**回内**、その反対が**回外**である。

運動連鎖

　ヨーロッパの神経筋療法では、中枢神経系の役割に重点を置くことを推奨している。中枢神経系は、運動経験を通して形作られ、最も効率的な筋の相互作用を選択して提供するためである。それによって、運動の3平面で統合された運動パターンを行うことができる。

　運動連鎖は共同的に作用し、3つの運動面で**減速**のための**遠心性**収縮、**安定**のための**等尺性**収縮、**加速**のための**求心性**収縮を与える。運動の3つの面とは**矢状面**、**前額面**、**横断面**のことで、運動連鎖の全ての関節と関わっている。運動連鎖には、筋膜と身体の全ての軟部組織が関わっており、骨格系の骨膜、最終的には神経組織も関わっている。したがって、筋、腱、靭帯、連続的な筋膜、関節（関節運動学）を含めて考えなければならない。誤用、酷使、不使用、神経阻害のために1つの**リンク**が効率的に機能しなくなると、その結果、**連鎖**全体で機能や構造に変化が生じる。全ての組織が関節硬直に関わっている。例えば、関連靭帯を含む関節包は47%関与しており、筋膜は41%、腱は10%関わっている。残りの2%は皮膚が原因である。

　関節が正しいアライメントにないと、関連軟部組織に張力が加わり、その関節に作用している筋の長さ・張力関係を断続的に変化させる。これが次に筋紡錘の活動、偶力関係、相反性抑制、共同筋支配を変化させ、全身にわたって神経筋の効率を低下させる。安全で、効率的で、適切な身体活動に関する知識に進むには、まず筋の分類を理解し、前述の統合された解剖学的、生理学的、神経学的能力を理解できるようにならなければならない。以下の説明は簡単ではあるが、参考になると思われる。

骨格筋の分類と筋力学

主動作筋　短縮して行動を起こす（別名**主動筋**）あるいは姿勢を維持する。

拮抗筋　解剖学的に作動筋の逆で、作動筋を止めるまたは減速させる。

中和筋　二次筋や三次筋の不要な活動に反作用する筋。

安定筋　**固定筋**とも呼ぶ。これらの筋が収縮することによって張力を生じ、身体を安定させ、末端部が動く。

協同筋　作動筋（主動筋）を助けて機能的運動を行うが、それ自体は効率的に運動を起こす能力はない。

　筋は、力を生成し、力を弱め、運動連鎖を安定させるために、一緒に共同的に偶力として機能する。良い例が、胸腰筋膜である。

　この例では、腹横筋（TA）（身体の側面と正面の筋）が収縮して腹壁を内側に引っ張る。共同的に、内腹斜筋（IO）が収縮して胸腰筋膜に力を加える。この張力が第2及び第3腰椎に作用してリフトや伸展が起こり、第4と第5腰椎と仙骨底から圧縮力を放出する。この張力に反応して、多裂筋や脊柱起立筋などの深部の第4層筋が収縮して体幹屈曲に減速力を与え、前屈の力を中和する。コア力不良などこれらの筋の相互作用がうまくいかないと、腰椎の圧縮が増加し、椎間板脱出や椎間板ヘルニアのリスクが高くなる。まず標的とすべき筋は、IOとTAを抑制する痙直筋である。関節運動学に影響する重要な因子は、筋紡錘、偶力関係、相反性抑制、共同筋支配、神経筋の効率性、てこ、筋線維配列（線維束配列）である。

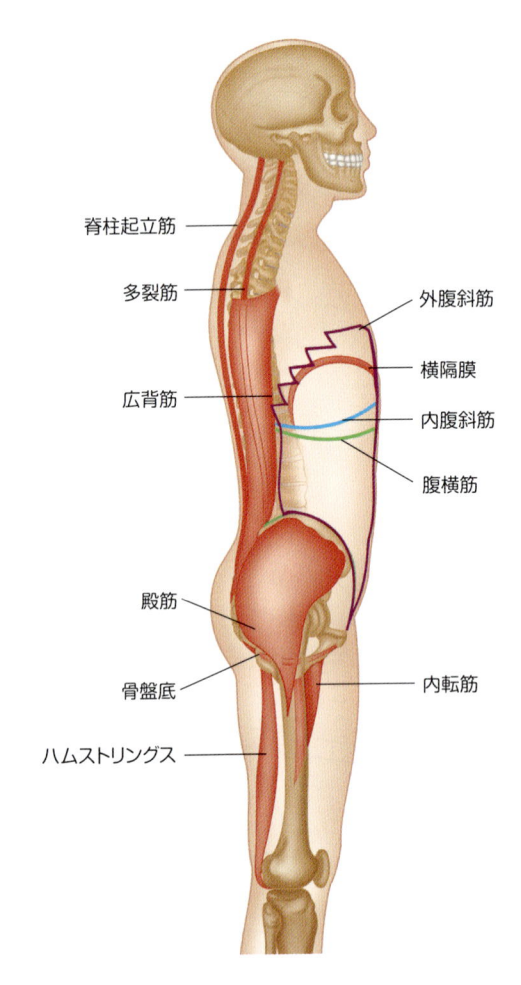

図 2.2 　コア安定筋（内部ユニット）と包括筋（外部ユニット）の模式図

筋紡錘

　筋には、筋の長さに反応する特殊化した感覚単位がある。これらの感覚単位は一般に**筋紡錘**と呼ばれ、筋の長さの変化を感知し、それに対して反応し、変化を調整しており、筋の機能にとって非常に重要である。ここで強調しておきたいポイントは、筋紡錘には3つの側面があるということである。第1に、筋紡錘は筋が長くなる**スピード**をモニターしている。筋が加速度的に長さを増せば、筋紡錘は筋が伸びるスピードに比例してこの情報が脊髄を発火する。この信号が脊髄に到着すると、神経系が特異的に構築され、感覚信号が**介在ニューロン**（感覚ニューロンと運動ニューロンに介在する結合細胞）を通る。介在ニューロンを通過した信号が運動ニューロンを通ると、同じ割合の神経インパルスが伸張した筋に戻り、筋を収縮させる。

　歩く、階段を上る、椅子に座る、椅子から立ち上がるなどの日常的な作業を行うと、筋は絶えず筋紡錘から神経入力を受け取り、この入力によって神経筋系は待機状態や緊張状態になる。

骨格筋の分類と筋力学　**51**

　しばしば誤解されるのは筋紡錘活動の2つ目の側面で、これはより静的な側面である。筋が伸びたまま保持されると（等尺性保持、遠心性伸長）、筋が伸張（伸展）したままである限り収縮反応が維持される。これは**伸張反射**と呼ばれる（単シナプス反射弓、41ページ参照）。静的な側面は**持続的な筋緊張**で、一方動的、あるいは加速的な側面は**相動的な筋緊張**である。

　伸展が保持される限り、筋紡錘は刺激あるいは活性化されたままである。筋が伸張し、長くなるほど、筋紡錘は刺激され活性化される。

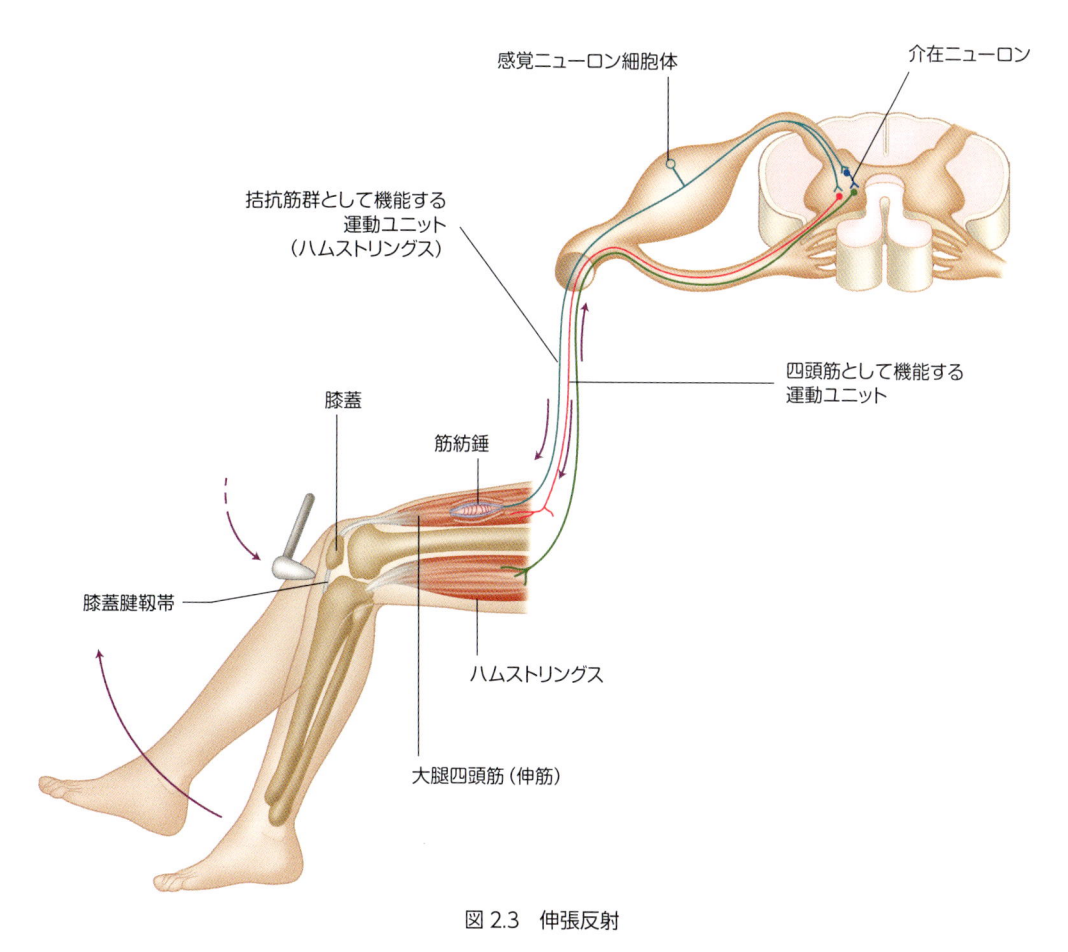

図2.3　伸張反射

　筋紡錘活動の3つ目の側面には**抑制**が関わっている。神経反応が関わっており、その結果、拮抗筋の伸張を抑制する化学物質が放出される。**膝蓋腱伸張**（または**膝蓋腱反射テスト**）は、伸張反射の良い例である。

　私はこれらの反射を理解することで、ここ28年間にわたって、ほとんどの身体活動において、静的あるいはバリスティックなストレッチングを推奨しないようにしてきた。静的ポーズは、競走や水泳のスタートなど一部のスポーツで不可欠な要素であるため、静的ポーズを除外するわけにはいかない。だが、私は静的ポーズを**静的ダイナミック**と呼んでいる。

静的ストレッチングは知識のある十分な訓練を受けた療法士が正しく行う場合、治療が有益であると思われる。静的ストレッチングは、損傷を引き起こすことがあり、結合組織の構造が損なわれる場合がある。正しい介入を行うよう十分な配慮が必要である。常に可動域の拡大のためにストレッチを行う考え方は、支持されていない。筋の静的ストレッチングの保持は、筋張力の増大、潜在的な神経筋効率の低下、相対的筋力の低下の一因となっていると思われる。

筋線維の伸張した場合、神経組織の延長の結果一時的に反応時間が減少するが、筋線維の伸長によってアクチン/ミオシンタンパク質が分離し、潜在的な筋力と神経筋の効率が低下すると私は考えている。

不適切な静的ストレッチングは、個々の筋節の壁を反対方向に引っ張る可能性がある。それによって多くの筋節で収縮性タンパク質が分離される。実際、出力が低下すると思われ、一方では連続的に筋節のゆがみを引き起こす。長期的には、反復的な静的ストレッチングによって筋の過度の緊張が増大する、あるいは少なくとも維持される。過度の緊張は血液と神経組織の両方を遅延させるため、過度の緊張が永続的に続く。この遅延によって組織が低酸素状態になり、組織の緊張が増す。これが次にトリガーポイント活性発現の基盤となると思われる。多くの人々は、一時中断し、筋をウォームアップさせるために数間静的伸展を行う必要があると考えている。ウォームアップは低強度で、体の中心から四肢に向かって徐々に体温を上げていくようにしなければならない。

ウォーミングアップは可動域が少ない運動からスタートしなくてはならない。組織への血流が増加するため、体液の粘度が低下し、一方筋と関連筋膜はより柔軟になる。体温の上昇によって、神経活動が増大し、拡散が改善される。筋緊張を引き起こす運動は、ウォームアップの運動として選択すべきではない。筋緊張が生じるようであれば、運動の強度と影響について再検討する必要がある。ウォームアップは、強度、可動域、持続時間など要求される活動の増加に備えて筋を温め柔軟にするものでなければならない。静的ストレッチングの中止は、ウォームアップ段階で得た生理的利点、全てとは言わないが大部分が逆転することになる。静的ストレッチングを行っている間に、心拍数と体温が低下し、体液や組織の粘度が増加する。呼吸の利点も逆転し、神経増強も逆転し・・・他にもいろいろある。

NMTは、**スプレー&ストレッチ運動**（塩化エチルやフッ化メタンなどを使用）同様、**神経筋の伸張**や**動的な可動域**を促進し、古典的な静的ストレッチングとは相反している。私は、運動療法や運動競技やリクレーションのためのトレーニングで、静的ストレッチングをあまり行わないように推奨している。

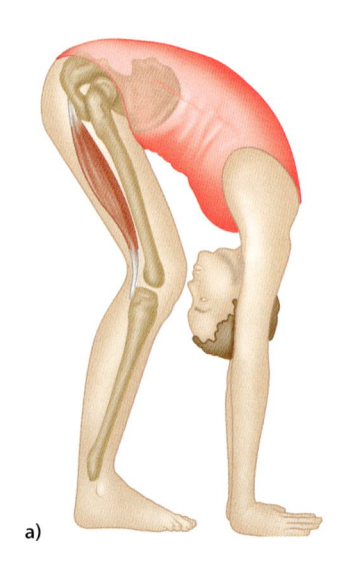

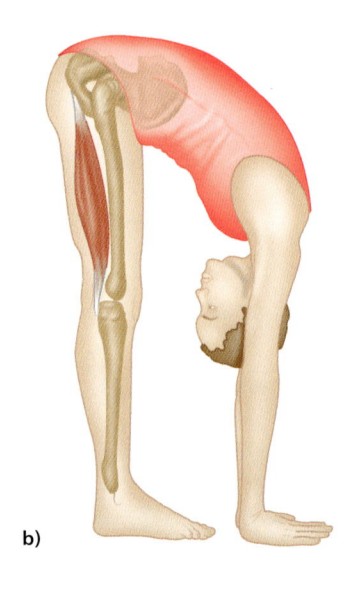

図 2.4
a) つま先に触るために膝を曲げる場合は、通常ハムストリングスの受動的機能不全だと考えられている。
b) 膝を伸ばしたままつま先に触ることができる場合ハムストリングスの受動的機能不全はほとんどないことを意味している。

静的ストレッチングは、損傷のリハビリテーションにおいて治療的役割を果たしているが、療法士やトレーナーは、静的ストレッチングの適切かつ効果的な使用法を理解していなければならない。フィットネスの専門家の多くが、損傷を軽減するための効果的な手段として静的ストレッチングを繰り返し奨励しているが、この考えは研究によって裏付けられていない。静的ストレッチングの利点について根拠がない主張は他にも多くある。例えば、"toe touch test"または"sit and reach test（訳注：座って前屈するテスト）"が挙げられる。

これらのテストは、ハムストリングスの柔軟性を評価する標準的なテストである。ハムストリングスの可動域や柔軟性が不良だと思われる人は、図に示したように膝が曲がる。後部の運動連鎖を考慮に入れると、ハムストリングスの上下の関連「リンク」で保持される張力は、過度になると思われる。足底筋膜、胸腰筋膜、頸筋膜のリリースによってしばしばハムストリングスの柔軟性テストのスコアが改善される。

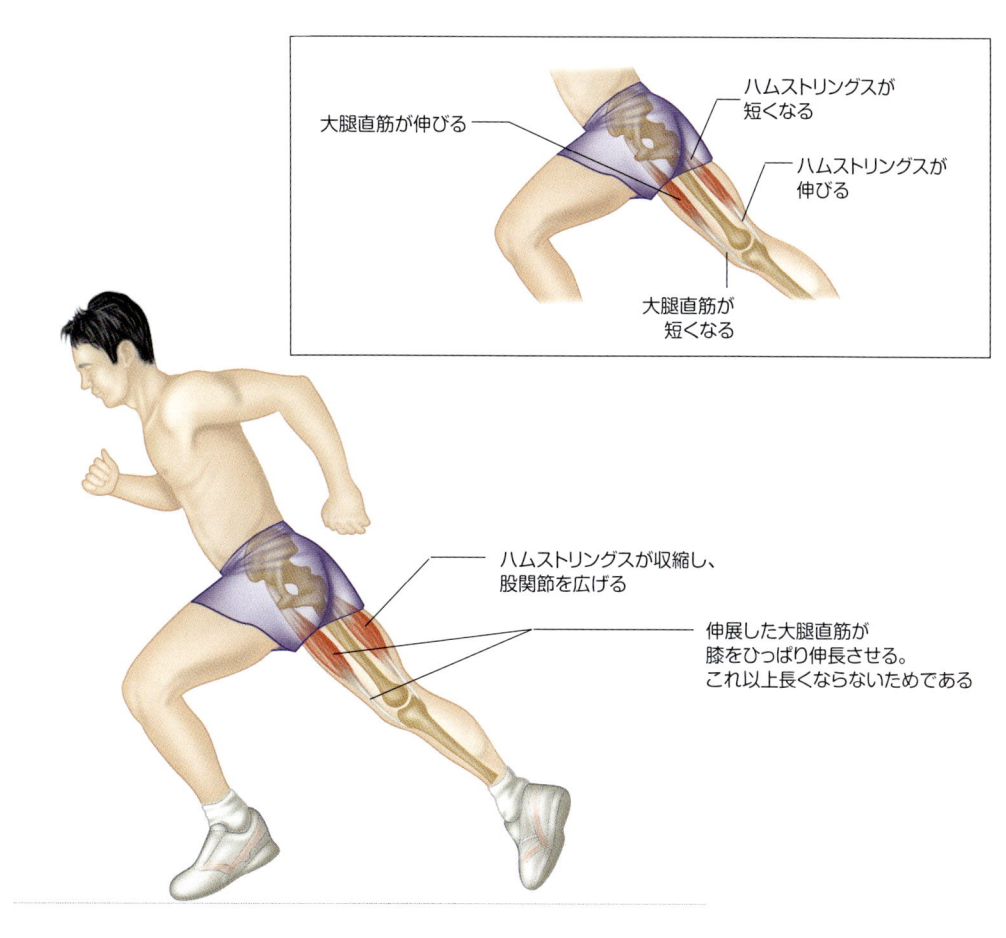

図 2.5　向流運動

私は、全てのパーソナルトレーナー、神経筋療法士、あるいは理学療法士、整骨医、指圧師、スポーツ療法士、ロルフィング療法士などが、コントロールしながら可動域を段階的に増やし、適切なウォームアップとクールダウンを行うように推奨している。管理には、最終可動域に向けての減速もコントロールする。

54　筋、筋膜、運動連鎖

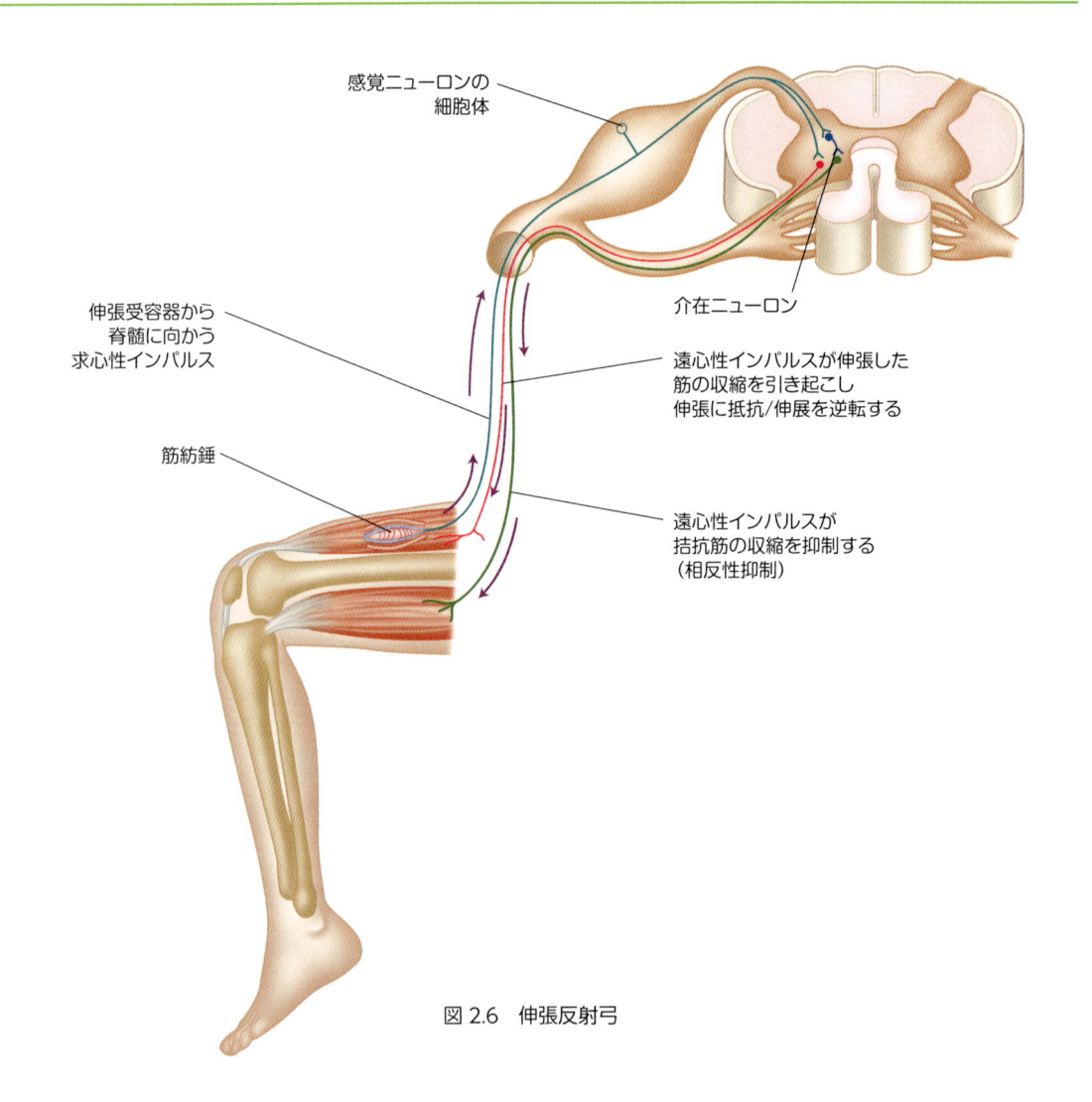

図 2.6　伸張反射弓

　最近の研究（参考文献参照）は、静的ストレッチングは敏捷性やパワーなどの神経筋の効率に負の効果を与えることを示している。静的ストレッチングによって、伸張した筋の力発生が減少することが示されている。実際、静的ストレッチング後の急速で動的な運動はその筋に損傷リスクを高めることが研究で立証されている。適切なウォーミングアップ後のウエイトトレーニングの場合のように、重量負荷での筋をプレストレッチと、その後すぐに求心性収縮させるのとは全く別の話であることを指摘したい。こういったプレストレッチは、本質的には動的で、伸張反射を引き起こし、それによって力の発生を増加させる。

　固有受容性神経筋促通（PNF）ストレッチングに関する最近の研究で、伸張した筋で電気的活性が増加し、その一方伸張中に筋硬直も増加することが確認されたことは注目に値する。PNF 手技は、標的な筋に顕著な鎮痛効果があると思われる。危険性が高く、高強度の、遠心性行動をしようとしている運動選手はこのような効果は望んでいない。Shrier, I.(2004) は科学文献の批判的な批評で、ウエイトトレーニングの場合と同様、静的ストレッチングの直後に力（force）とパワー（power）が減少することを強調した。この減少は軽度で、2～5％の範囲である。この差は健康的なライフスタイルを送っている人には臨床的に重要でないと思われるが、エリートの運動選手にとっては 1 番と 2 番の差となる。もちろん、ストレッチングに関する論議は続いており、質の高い証拠が得られたならば考え方を変えるのにやぶさかではない。

偶力関係

ボールを投げる様子を思い浮かべてほしい。ボールが右手から離れるとき、左脚（足）は地面にしっかりとついている。DVDのように画像を一時停止してみよう。反対方向に動いている右の上肢と左の下肢との間に張力関係が存在し、脊柱の回旋を引き起こす。これは**偶力**の一例である。

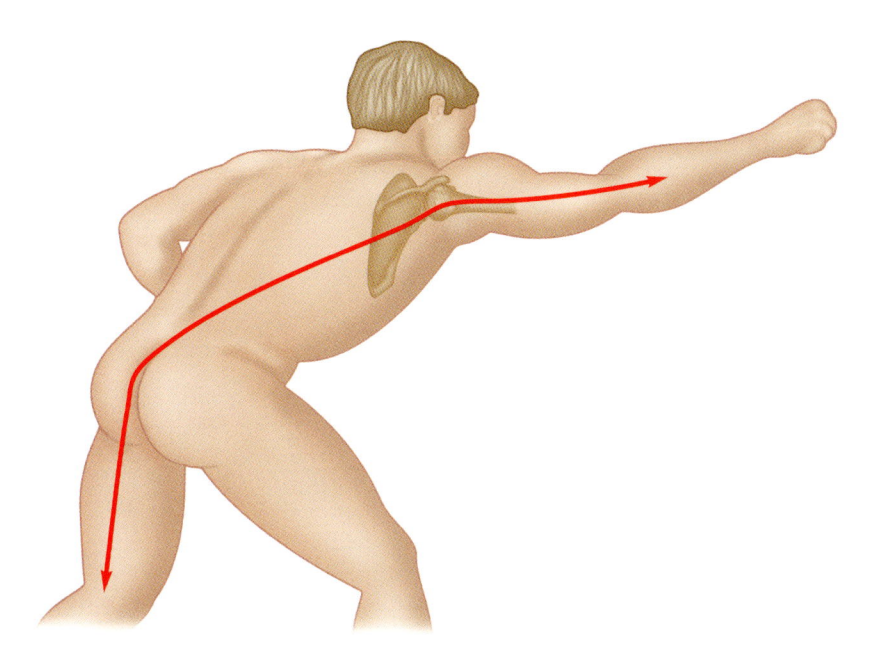

図2.7　偶力

　最近の研究は、筋骨格系の健康を維持する上で適度の運動や身体活動が有益であることを裏付けている。個人に合わせた運動療法や身体活動プログラムを処方する前に全身の運動連鎖の姿勢評価行う必要がある。例えば、クライアントが腰筋にスパズムを呈しているとしよう。そういったシナリオから予想されるのは、**大殿筋**の抑制である。**大殿筋**は**広背筋**と一緒に**仙腸（SI）関節**に偶力を与え、SI関節のフォースクロージャを助けるのに必要な張力を維持するために、**ハムストリングス**は代償としてさらなる力を与えなければならないことは容易に理解できるであろう。

　歩行中に、左脚が前に進むと、左腸骨は仙骨との関連で後方に回旋し、仙結節靭帯と骨間靭帯を介して張力が高まる。これによって硬さが生じ、SI関節を支持し、踵接地の準備が整う。同側のハムストリングスが活性化される。

　バイオメカニクス（関節運動学）を考える際に、それぞれの関節の可動域（ROM）の程度の多様性を理解することは有用である。関節可動域に精通していることは、運動連鎖姿勢の評価や運動療法の処方などの評価段階で、重要な役割を果たすであろう。下記に示すのは肩体の正常なROMの有用な例でである。

屈曲（前傾）	0〜180°	外旋	0〜80°
伸展（後傾）	0〜50°	内旋	0〜100°
内転	0〜45°	水平伸展	0〜40°
外転	0〜90°	水平屈曲	0〜140°
挙上	90〜180°		

主な用語

加速度 一定時間内の速度の変化率。
圧縮力 物体を圧縮する力。
変位 ある位置から他の位置。
エネルギー 仕事をし、運動を生じ、抵抗に打ち勝ち、物理的変化に影響を及ぼす能力。
流体 元素や粒子で構成され、分離することなく相対的位置を自由に変化させる。
力 2つの物体間の物理的接触から生じる押す力または引く力。
静水圧 流体内の負荷の強度。
質量 物体を構成する物質の量および速度を増す(すなわち加速)変化に対する物体の抵抗。
運動量 物体の質量×速度。
剪断 圧縮または伸張せずに構造を変形すること。
ひずみ 物体に力がかけられたときに生じる変形の量。
応力 加えられた力に対して力が加えられた面積で割ったもの
張力 引っ張る力。
速度 一定時間内の移動の変化率。
重量 重力によって物体に作用する力(例、力=質量×加速度、ニュートンの法則)。

運動クラブの2人のメンバー

運動を生じさせるために、2人のメンバー、すなわち**圧縮力**と**張力**が一緒に作用し、筋線維によって生成された力を規則正しい、同調した、効率的で正確な動きに転換する。骨格系は関節とともに圧縮力を生じるが、一方、皮膚と軟部組織は伸長し、筋紡錘の活動を活性化により、必要とされる張力を絶えず生じる。

筋が骨膜を通って骨内および骨に作用すると、筋の張力によって引張り応力が生じ、関節で張力を生じる。この張力によって、運動が促進される。運動を身体の構造と適合させるには、筋運動連鎖やリンク内で**支配**する筋を作用させないようにする必要がある。ジムでは通常、矢状面が優位で、大きな力で筋力を鍛えることに重点を置いた筋トレーニングが行われている。横断面での異常運動で損傷が生じるため、このトレーニングアプローチでは、損傷リスクはあまり軽減されない(実際、損傷のリスクが増大することがある)。

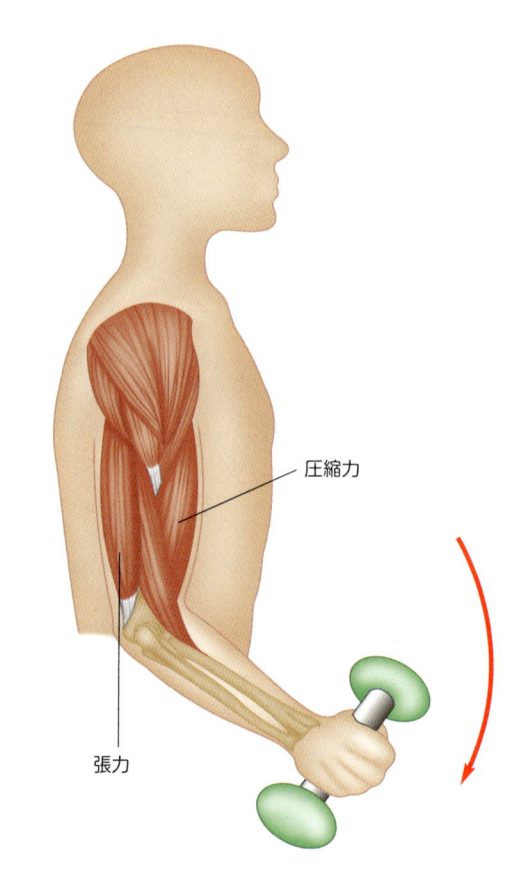

図 2.8 運動クラブの2人のメンバー
a) 圧縮力　b) 張力

相反性抑制

「筋が孤立して働くことは、たとえあるとしてもごくまれで、ほとんどの運動に2つ以上の筋が関与しており、一方が主動作筋(主動筋)となる。さらに、ほとんど全ての骨格筋に1つ(あるいは2つ以上)の拮抗筋があり、反対に作用する。主動筋には通常主動筋を補佐する協同筋があり、ほぼ同時に収縮するが、一方拮抗筋は静止している。主動筋、協同筋、拮抗筋が一緒になって機能的ユニットを構成している」

チャイトー, L., &ディレーニー, J.(2002)。

これらの筋の役割を示す別の例が股関節外転で、この場合中殿筋が主動筋となり、大腿筋膜張筋が協力し、股関節内転筋は拮抗筋として作用し、主動筋の作用を抑制される。

相反性抑制(RI)は、拮抗筋が収縮すると筋が自動的に抑制される生理的な現象で、**シェリングトンの法則**としても知られている(116ページ参照)。特別な状況下で主動筋と拮抗筋の両方が一緒に収縮することがあり、この現象は**共同縮**と呼ばれている。覚えておく必要のある重要なポイントは、筋の抑制を「弛緩 relaxed」と呼んでいるが、実際には「リラックスしていない」ということである。筋は収縮を指示する神経インパルスを受け取っているが、収縮を「抑制」する大量の化学物質も受けとっているため収縮することはない。こういった化学物質には、リン酸塩や乳酸がある。

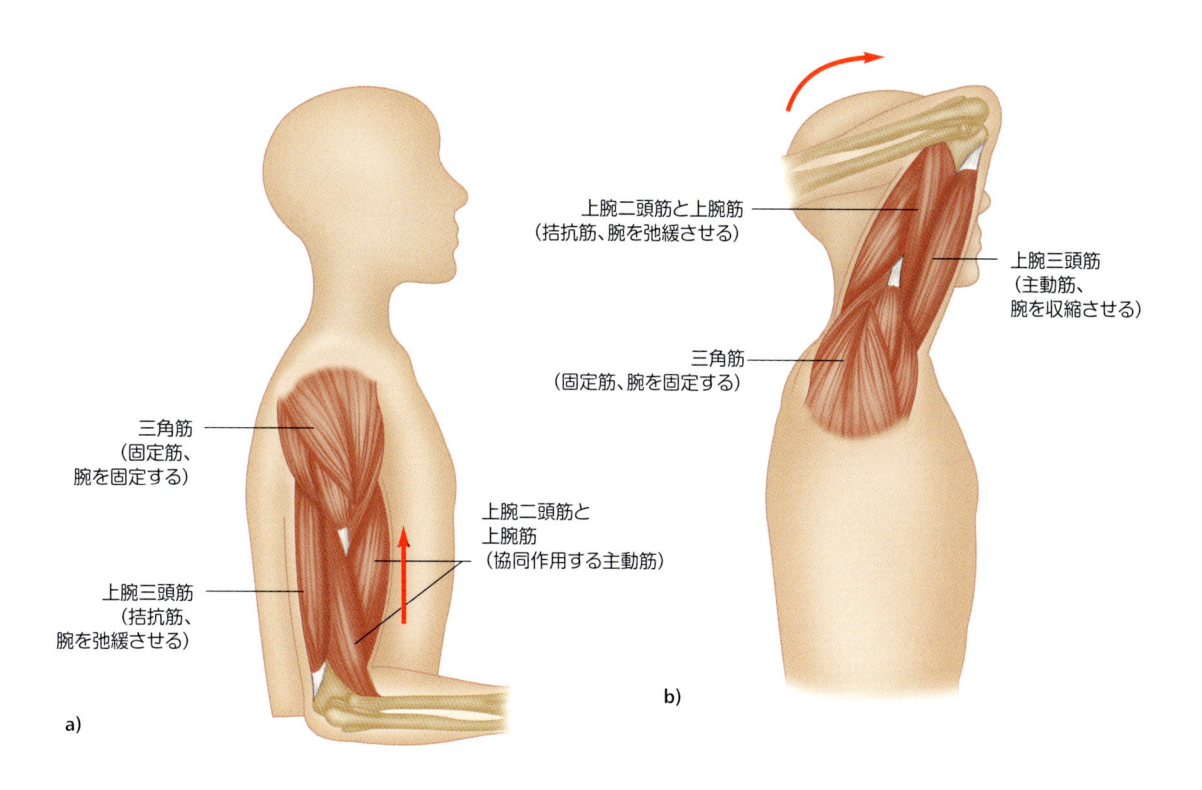

図 2.9 筋のグループ活動
a) 肘で腕を屈曲させる
b) 肘で腕を伸長させる(主動筋と拮抗筋の反対の役割を示している)

協同筋支配
　協同筋の役割は、主動筋が機能的運動を行えるように補助することである。運動の練習不足、不適当な姿勢、および筋、筋膜、関節にかかる反復的な緊張のために、運動神経学的に適応し、変化する。運動の連鎖反応が上方及び下方、前方から後方、外側から内側へと生じる。誤った運動方法が身についてしまうと、常に間違った方法で運動を行ってしまうようになる。こういった問題に取り組むためには、身体活動中に正しい静的姿勢や動的姿勢をとれるように学習する必要がある。筋の動員、安定化、固有受容性と運動技能、筋力と関節の位置関係に軽微な変化が生じる。時間とともに、運動連鎖内で誤った筋の動員と主動筋の抑制が生じるようになる。大殿筋が抑制されると、協同するハムストリングスと腰部脊柱起立筋が不適切に股関節を伸展させる。こういった協同筋支配が疼痛や損傷の原因となる。

神経筋効率
　神経筋効率は、安全で、効率的で、適切な力をもたらす神経筋の能力に関係があり、主動作筋、拮抗筋、協同筋、安定筋、中和筋が関わっており、全ての運動面で運動連鎖を安定させる。神経筋効率は、運動の全体的な効果と任意の筋の共同作用(連鎖)内での局所的な筋の統合された関係(リンク)、言い換えると**統合機能ユニット**を考慮する。神経筋の遅延(効率の低下)は、姿勢が変化し、損傷のリスクが高くなる。例えば、反応時間が遅延すると、捻挫と挫傷のリスクが高くなる。

バイオメカニクス(関節運動学)
　バイオメカニクスを理解することは、安全で効率の良い適切な神経筋療法と運動療法を行う上で主要な要素である。アリストテレスは、『*De Motu Animalium- On the Movement of Animals*(動物の運動について)』というタイトルのバイオメカニクスに関する最初の本を著しており、最初のバイオメカニシャンだと考えられている。ソクラテスやプラトンとともに、最も基本的な科学的手段、すなわち演繹的な推理と数学的推理を突き止め、バイオメカニクスが誕生した。

筋線維配置(線維束の配置)
　筋は引っ張るだけで押すことはできない。それはつまり、買い物袋を持ち上げるのと同じ筋を使って買い物袋をまた下ろすことを意味している。ペック・デック・エクササイズ・マシーンのエクササイズを思い浮かべて欲しい。このエクササイズでは、パッドを体から押し離すが、実際には胸筋と関連筋の引っ張るという行為が、抵抗に打ち勝つための「引っ張り」力を与えている。筋は、筋線維が流れる方向にのみ力を生じさせることができる。NMTでは、これを**方向力**または**張力線**と呼んでいる。筋は3つに分類される:

1. 骨格筋(別名横紋筋または随意筋)は、神経に直接支配されている。骨格筋は疲労しやすいが、強化することができる。強力で急速な収縮と長時間の持続的な収縮が可能である。この収縮体は通常2つの骨点に付着する。腱、腱膜、あるいは縫線によって付着する。

2. 心筋も横紋筋であるが、心臓に限定されており、不随意神経に支配されている。

3. 平滑筋(別名内臓筋)は心筋に似ており、不随意神経に支配されている。消化管、血管、胃の壁に見られ、緩徐で持続的な反応を生じる(すなわち収縮)。平滑筋は通常フラットシート状で、時に腸などの内臓の周りを輪状層や縦層で包み、あるいは括約筋として(胃の開口部のように)管をせき止める。

骨格筋の分類と筋力学 **59**

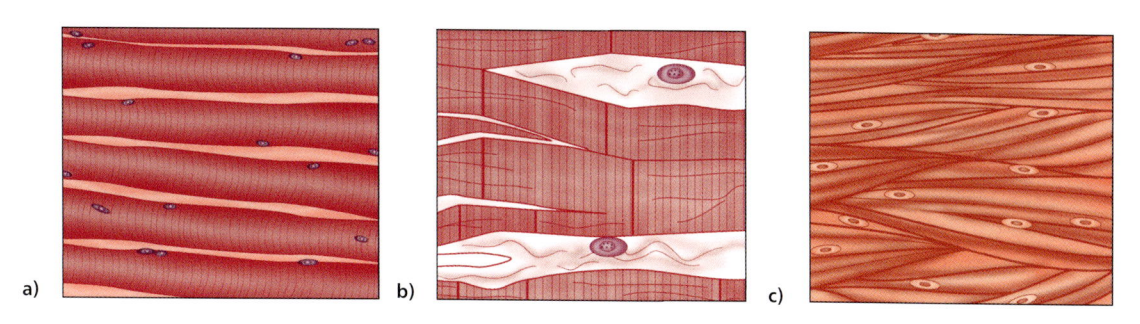

図 2.10　筋の構造；a）骨格筋、b）心筋、c）平滑筋

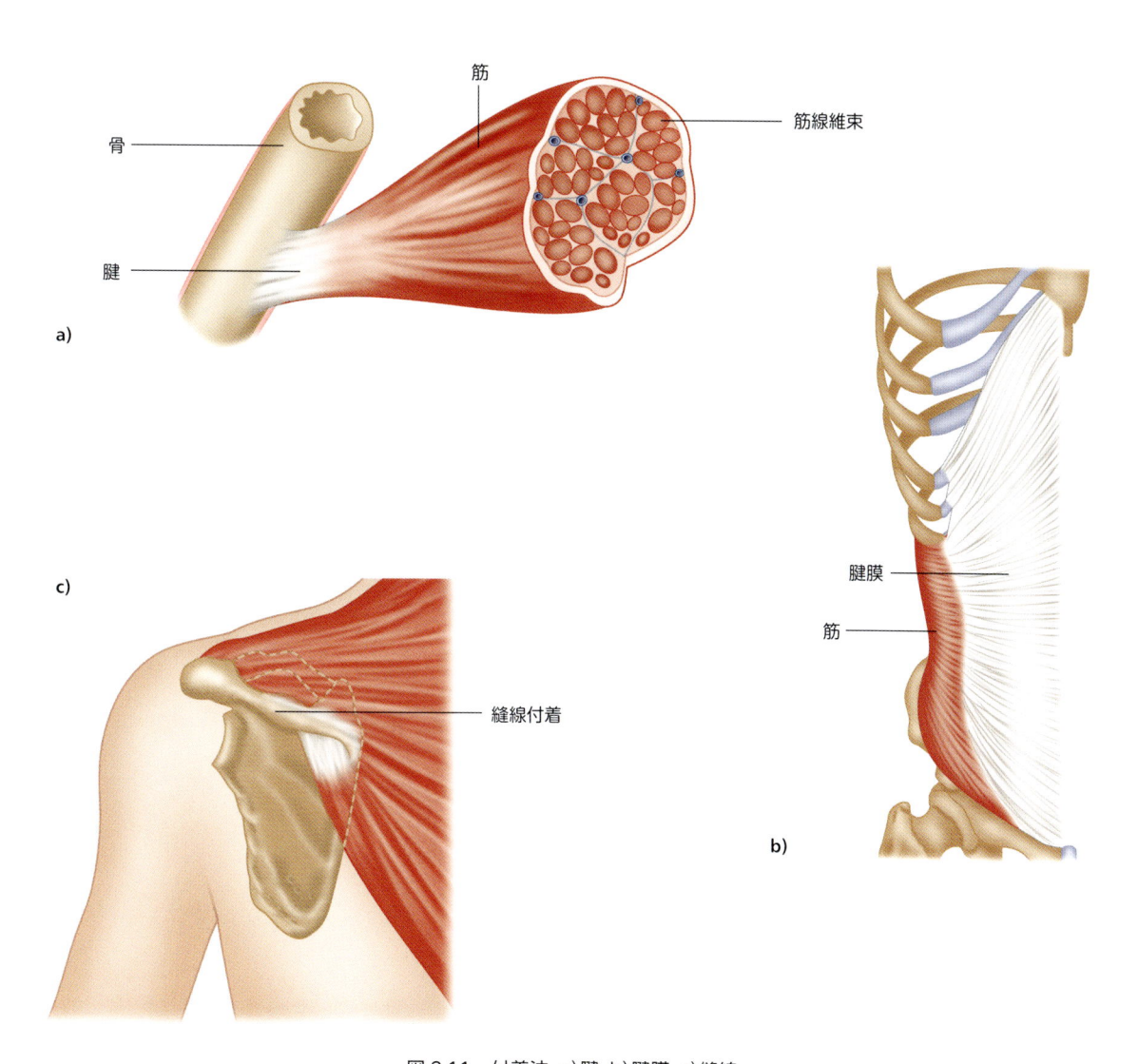

図 2.11　付着法、a）腱、b）腱膜、c）縫線

腱は、筋と一体化し、つながっている。腱は、柔軟性があり骨や関節の周りで曲がることができる線維束である。血管が通っていないため白く、治癒には時間がかかる。腱の形状は、索状または線状、横断面の環状、楕円状、扁平状である。コラーゲン線維の束（線維束）から成り、ほとんどが平行に走っている。外側は弾性線維の**腱上膜**に覆われているため、腱が結合組織を通り抜けるとわずかに抵抗が生じる。他の組織から独立して動く必要がある場合、さまざまな摩擦軽減装置が使われる。腱が**軟骨**や**種子骨**上を通る（膝蓋）、あるいは**包**を間にはさむことがある。この場合包は引き延ばされ、腱の周りで折りたたまれ外筒を形成する。扁平な腱は**腱膜**である。

縫線付着はコラーゲンの腱や腱膜の介入なしに、筋と骨を直接接合する。ここでも筋線維の中にコラーゲンがあり、非常に短い腱を形成している。

起始と停止

筋は一端に**起始**があり、もう一端に**停止**があるとしばしば言われている。起始（収縮時にほとんどほとんど動かない）は多くの場合近位にあり、停止は遠位にある。起始と停止は、重力に対する体の位置によってその役割を変える。その場合、起始と停止ではなく筋の付着と呼ぶことができる。しばしば、筋は複数の場所から発し、二頭（例、上腕二頭筋）あるいは三頭（例、上腕三頭筋）と呼ばれる。

筋の形状

筋の働きに従って、サイズや形状に機能的に変わる。機能的構成要素である筋線維の長さは0.004インチ（約0.1ミリ）から12インチ（305ミリ）までさまざまである。筋線維の直径は、典型的な線維はヒトの毛の10分の1である。線維束の直径、長さ、配置は筋によって異なっている。精密な筋には微細な線維束が、パワフルな筋には粗い線維束がある。線維束は、付着位置によって平行、楕円状、らせん状となる。

起始が固定される

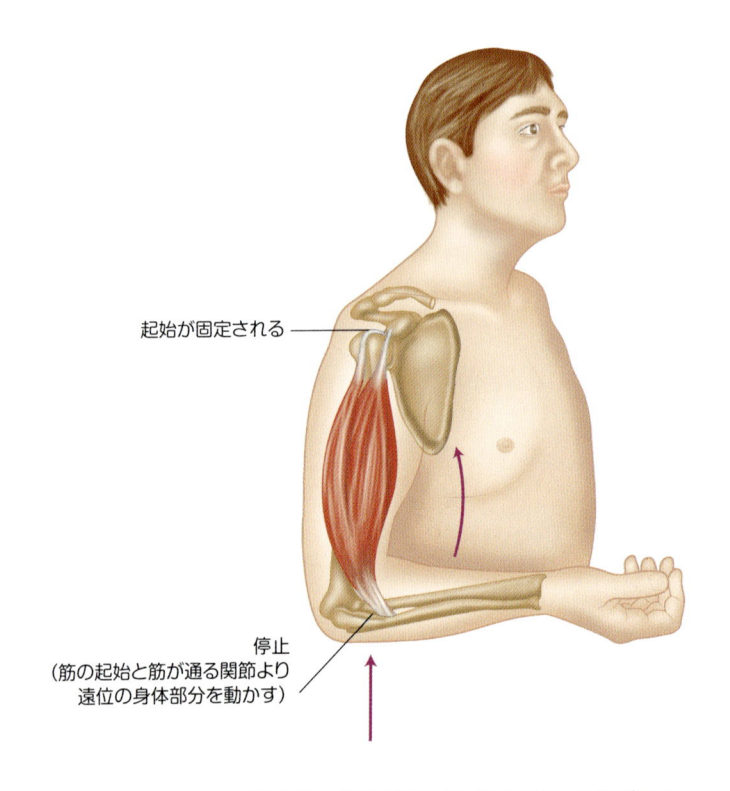

停止
（筋の起始と筋が通る関節より遠位の身体部分を動かす）

図 2.12　起始が固定され停止が動いて筋が働く

骨格筋の分類と筋力学 61

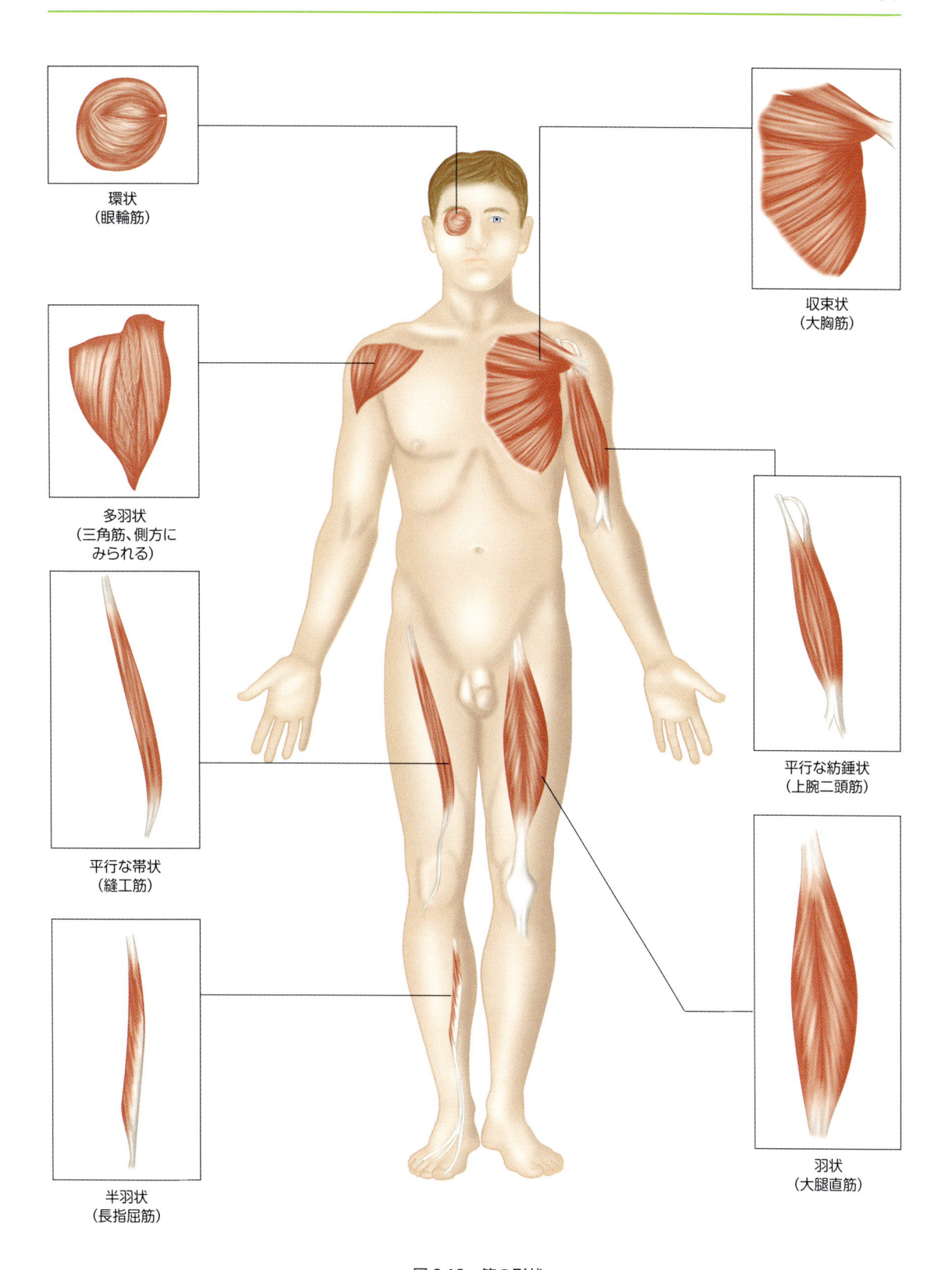

図 2.13 筋の形状

形状と説明

最も簡単な形状は**帯状筋**である。この形状では、筋がそれぞれの付着部に広く付着している。筋線維の最大長をこえない範囲で、細長く伸ばすことができる。その場合、線維が平行で、筋群間に腱に入り込んでいる。収縮範囲は筋の長さに依存しているが、筋力は筋に含まれている線維の数によって決まる。帯状筋は収縮範囲は広いが、パワーは弱い。さらにパワーを得るには紡錘状、すなわち三次元的に多くならなくてはならない。そのために、平坦な付着部がまるい横断面の腱に変わっている。多くの場合筋線維は一端に集中するが、二腹筋の場合うまく機能する。パワーを増加させるための別の方法は、筋頭を増やすことで、実際、2つ、3つ、4つの筋が同じ腱を引っ張っている。

筋頭が2つ以上あると、腱上で筋線維が斜めに引っ張る。多くの場合これでつり合いがとれるが、半羽状筋の場合腱の片側に線維が付着するため、その結果生じる力は2つのベクトルになる。**羽状**または**多羽状**の配置では横向きの力は無効になる。多羽状筋は、よくみられる複合筋で、可動域は短いがパワーは大きい。

螺旋筋は収縮した際に付着部を一緒に引っ張るだけでなく、ねじれをほどこうとする。ねじれは、骨の周りに筋を包むことでできる。その良い例が肩甲挙筋と大腰筋である。

筋の作用

筋は弛緩状態から収縮状態に突然移るわけではない。常に、機能的ユニット(運動ユニット、さまざまなサイズの線維群)は、収縮し、抑制するものもあれば、静止するものもある。最終結果として、筋緊張や待機状態になる。それぞれの活動の比率が一定ならば、筋緊張も一定であるが、個々のユニットは循環している。個々の線維が収縮する場合、両端を近づける傾向があるが、その結果収縮が生じるかどうかは出力される力と収縮に抵抗する力によって決まる。筋全体の最終的な結果は、収縮、抑制、静止である。収縮を開始しようとする筋に抵抗するのは:

1. 筋の受動的な内部抵抗
2. 関節組織の受動的な内部抵抗
3. 対抗筋(抑制)
4. 対立する軟部組織の抵抗
5. 動こうとするあらゆる慣性
6. 荷重
7. 重力

生成された力が上記の力の合計を上回る場合、四肢は静止から加速する。いったん動き始めると、それより小さい力で動き続ける。このように動く筋を、**主動筋**または**主動作筋**と呼んでいる。

拮抗筋はこの運動を減速させる、あるいは停止させる。両群の筋が一緒に作用すると、運動は生じない、あるいは調整、コントロールされる。運動が無効になると、結果としてそれらの筋群が関わっていた関節が安定化される。これはクロスパッキングや重力だけでなされることはない。運動は常に重力と対立している、あるいは重力によって促進されている。主動筋の作用はしばしばやや上向きの力を生じる。例えば、長母指屈筋による指の屈曲は手首も屈曲させ、これに手首の伸筋が対立する。

抑制された筋は、微小な外傷の原因となる過度の可動域を避けるために必要な減速力を供給することができないということは容易にわかる。2つの骨で連結した関節では、筋の協同作用により、以下の動作が認められる。

a. スイング。可動性がある骨を動かす傾向がある。
b. シャント。関節を圧縮する。
c. スピン。可動性の骨を回旋させる。

骨格筋の分類と筋力学　**63**

　筋の付着部分の移動は、各コンポーネントの相対的なサイズを変化させる。運動を開始するにはスイングが大きいほど良い—瞬発力に強い筋。シャントが大きければ、関節を圧縮することで骨に負荷を与えることができ、大きなスピンは主要な運動に、あるいは望ましくない回旋を共働的「吸収体」として用いることができる。

　てこは固定された点（支点）を支えに動く強固な横棒である。具体的には、てこは**加える力**、**抵抗する力**、**強固な横棒**、**支点**で構成されている。加える力は、特定の方向にてこに加えられた力で、反対の力によってバランスがとられていない場合、てこに動きが生じる。抵抗力は、加える力に対抗する力である。支点は、てこの回旋をささえる点である。てこは支点、抵抗（荷重点）、加える力の相対的位置によって分類される。これらの相対的な位置の組み合わせによって、第1種てこ、第2種てこ、第3種てこに分類される。

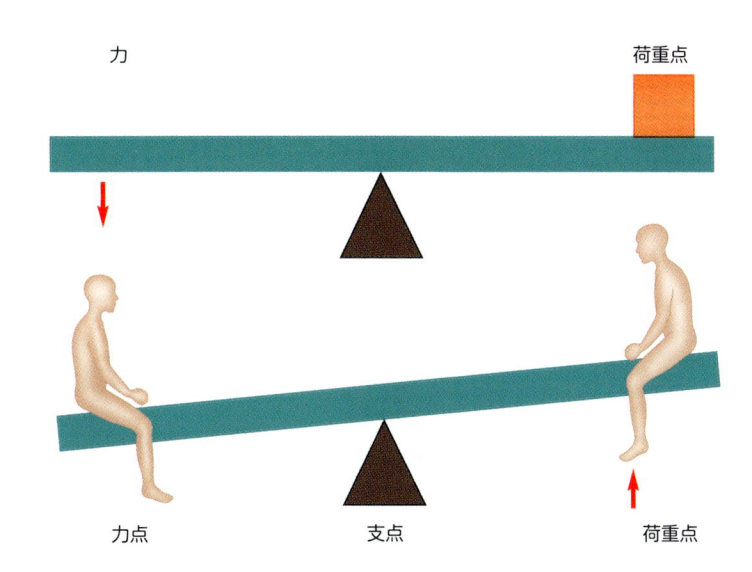

図 2.14　第1種てこ（EFR）：力点（E）と抵抗（R）が支点をはさんで反対側にある。
　　　　　第1種てこの例としては、ジョーズオブライフ、シーソー、バールが挙げられる。

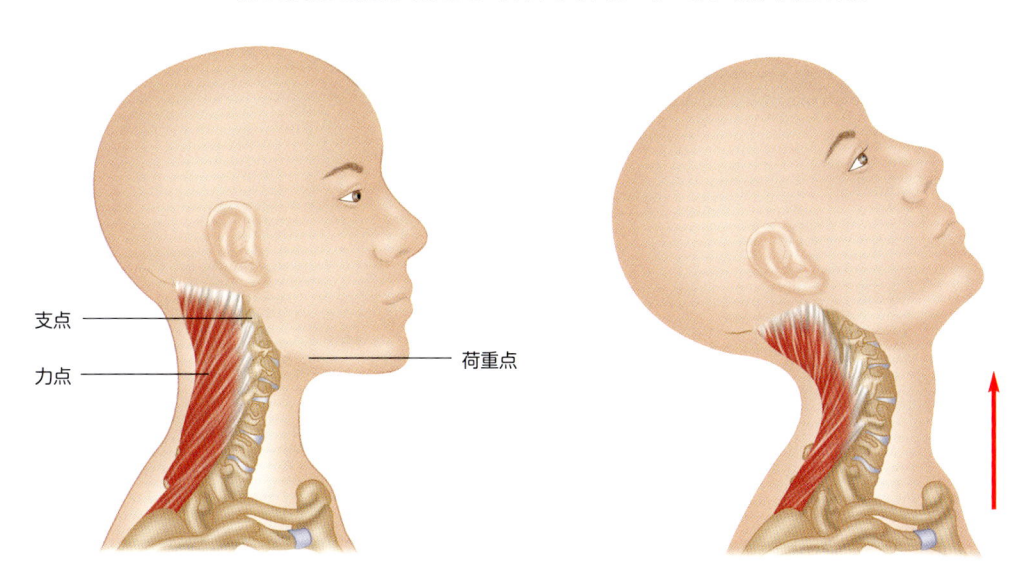

図 2.15　第2種てこ（FRE）：力点（E）と抵抗（R）が支点に対して同じ側にあり、抵抗（R）は支点と加える力（E）の間にある。
　　　　　第2種てこの例は手押し一輪車である。

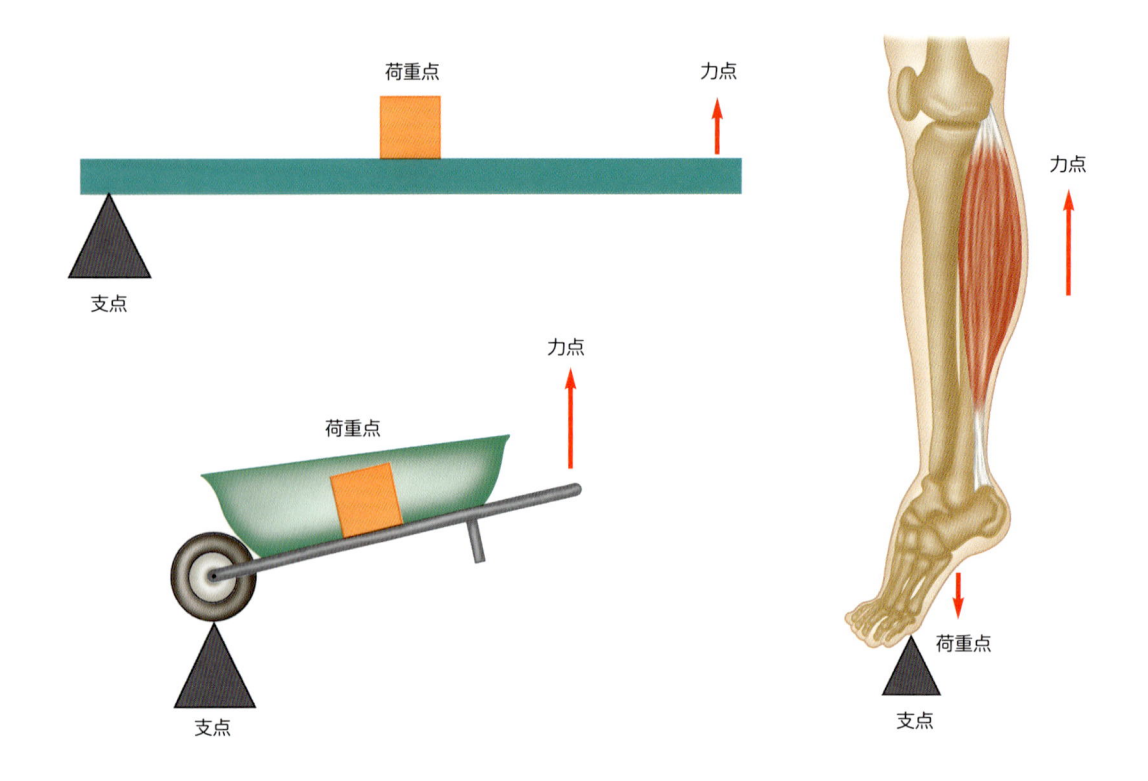

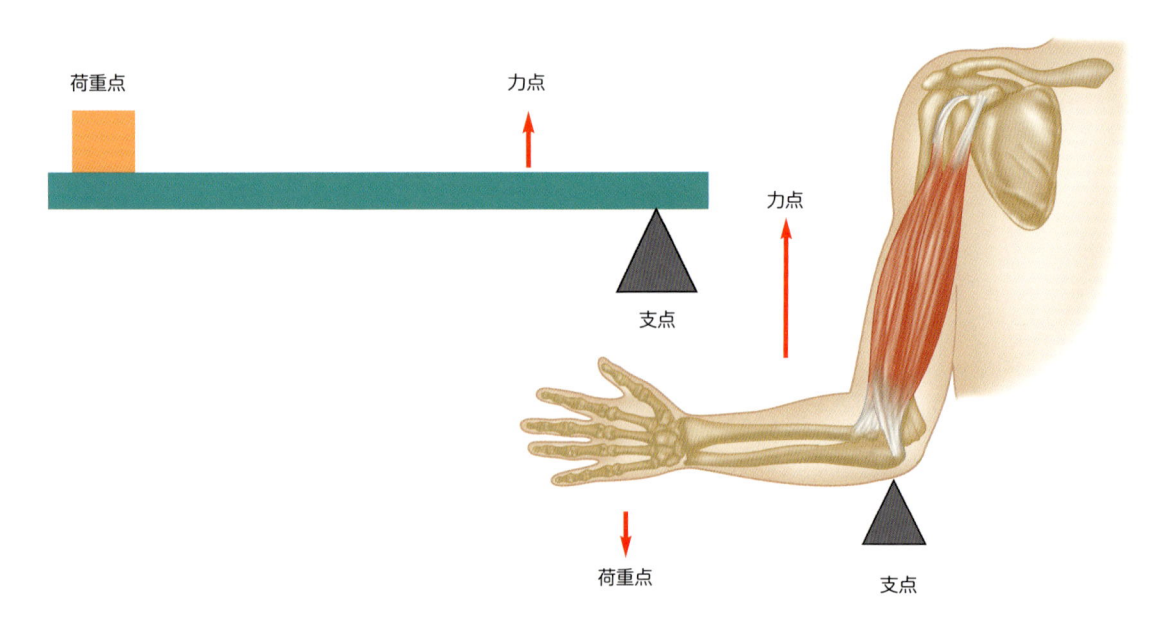

図 2.16　第 3 種てこ (FER) は、力点 (E) と抵抗 (R) は支点に対して同じ側にあるが、力点 (E) は支点と荷重点の間で作用する。
　　　　第 3 種てこの例はシャベルである。この種のてこでは力点が大きくなると運動の速度が上がる。
　　　　人体の中で最も一般的なてこ種である。

運動生理学：理論と証明

理 論

　科学の世界には多くの理論が存在する。チャールズ・ダーウィン（Charles Darwin）が考えだした自然淘汰による進化という考えは、一つの理論である。アルバート・アインシュタイン（Albert Einstein）の相対性理論も一つの理論である。地球が太陽のまわりを回転しているのであって、その反対ではないというのも、一つの理論である。原子説は、原子が存在するという理論である。これらの理論は、観察や実験によって確証され、私たちが事実だと認めているということで説明される。

　筋の生理学の理論を理解することで、NMTで用いられる手技と治療結果を理解する基盤が得られる。もちろん、自分の考えの検証を続ける一方で、今後の質の高い学術的研究の結果を継続的に吸収し、考えを変えていくことも大切である。

証 明

　新聞や雑誌の見出しはしばしば「劇的な証明」といったキャッチフレーズで注意を引こうとする。さらに読み進み調べていくと、ほとんどの場合、劇的な証明ではない。「証明」というのは、あまり「学術的」でない治療法を打ち負かすために多くの人が使いたがる言葉である。多くの人が、自分の治療法は効き目があることが「証明」されていると主張する。効き目があることを示す、あるいは肯定的な治療転帰があることを示すことと、証明とは全く別ものである。学術的な研究で明確に証明することが可能ならば、たばこ会社はとうの昔に廃業に追い込まれていたであろう。

　たばこ会社は、喫煙が特定の癌にかかるリスクを軽減することを「証明」するために医学的研究を用いた。そういった癌のわずかばかりのデータを、タバコが誘発する癌の莫大なデータと比較すればその差は歴然で、事実に基づいた詳細な情報から現在の意見に達している。

　NMTなどの治療法は科学に基づいていなければならない。だが、私は全ての療法士に、「証明された」という言葉を避け、その代わり「研究に裏付けられた」あるいは「研究で示されている」といった柔らかい言葉を用いるように注意を呼び掛けている。一口に研究といっても、形式やサイズはさまざまである。何を調べているのか、どのように調べているのかという点を考えなければならない。量的な研究か、それとも質的な研究だろうか？　何人の人が試験の対象となっているのか？　どのようして募集のか？　こういった因子が、試験に信頼性と妥当性を与える。経験的な研究は、収集、要約、分析されたデータに焦点をあてる。そういった研究から導きだされた結論や推奨は、その根拠となるデータと同じ価値である。例えば、データの収集に使われる手段が、質の高い手段でない場合、そのデータは不正確だと言える。マッサージや様々な神経筋技術を裏付けるデータが増えてきているため、あまり学術的に裏付けられていない治療法を「証明」のスティックで刺すことがないように注意しなければならない。治療法を裏付ける研究を表す際に、言葉の選択に注意が必要である。「証拠」「証明された」「証明済み」といった言葉を避けよう。ダーウィンをもってしても100％証明することなどできないのだから。

タイチンと滑走フィラメント説

　1954 年、ハクスレイ（Huxley）とハンソン（Hanson）は、**滑走フィラメント説**を提案した。筋節（筋の構造単位）は 2 種の互いに入り込んだフィラメント系で構成され、筋が短くなると互いの間に滑り込むことがわかっている。これらの特別なタンパク質は、一方は薄く、もう一方は厚いタンパク質フィラメントであることが確認されている。この説明は、今日でも医学や運動科学のテキストに広く用いられている。

　何十年も前に、アクチン及びミオシンタンパク質を除去しても、筋節の崩壊に至らないことに気付いたのはハクスレイとハンソンの功績である。何らかの第 3 のタンパク質の存在が提案されたが、大きさや他のフィラメントに近いことから、配列と機能に関して確固たる結論に達するのは難しかった。

　長年にわたって、S-フィラメント、ギャップフィラメント、T-フィラメント、コアフィラメントなどのフィラメントの機能を記述するのに、多くの説明が用いられてきた。1977 年に新しい筋原線維タンパク質が同定され、その後 1999 年に**タイチン**という名前がつけられた。タイチンは、横紋筋に 3 番目に多く含まれるタンパク質で、筋に含まれるタンパク質の約 11%を占めていると思われる。タイチンタンパク質は Z 線から M 線まで筋節の半分に及んでいる。

　私がこの話を持ち出したのは、筋節の構造については今なお研究中であることを知っておくことが重要だからである。もちろん、滑走フィラメント説は、筋の収縮を説明する最良の説である。

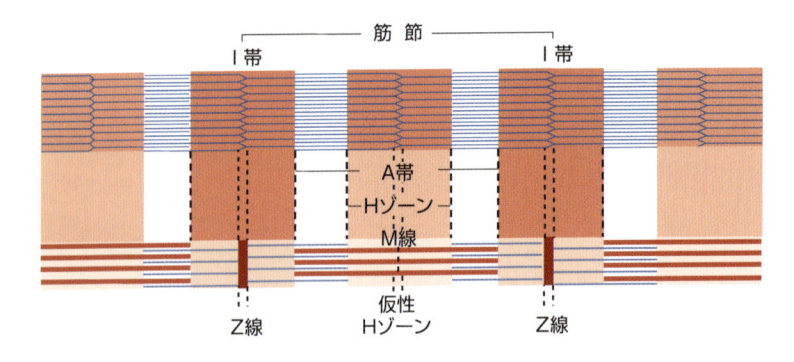

図 2.17　筋節の筋フィラメント。筋節は両端の Z 線が境界となっている。

筋解剖学：人体の筋は1つだけ

　筋線維の構造と働きに関する基本的な科学を提供する上で、本節は最も重要である。筋の解剖学に関する知識がなければ、トリガーポイントの解剖学を理解することは不可能である。以下の説明は、簡潔な科学に基づく言葉で表されているが、解剖学のトピックについて最新の見解を示している。連結、統合された体、657の筋膜の袋（コンパートメント）で構成される1つの筋という考え方である。

　骨格筋は骨の外層、すなわち**骨膜**と呼ばれる結合組織に付着し、骨膜と連続している。骨格筋は、筋膜によって個々の袋の中に押し込まれる。これらの筋膜の袋に筋の中心部分、**筋腹**が収容され、一端の縮合した部分は**腱**と呼ばれている。これは、実質的に、人体には1つの筋のみが存在することを意味している。1つの連続的な筋と筋膜のみが存在する。筋膜は、上行し下行しながら身体を蛇行し、より堅固なコンポーネントの骨格で骨組織を包んでいる。筋は起始から停止まで、らせん状、あるいはねじ曲がりながら進む。筋線維は、直線ではなくらせん状の斜めのパターンで配置されている。

　全ての腱が厚い索状構造をしているわけではない。薄い、あるいは厚い平坦な**腱膜**と呼ばれる組織もある。腱膜の良い例は、胸腰筋膜と呼ばれる下背の厚い腱と筋膜である。筋の外側は、**筋外膜**と呼ばれる組織に覆われ、筋外膜は筋全体を包んでいる。

　それぞれの筋に**筋線維束**と呼ばれるサブユニットがある。筋線維束は、**筋周膜**と呼ばれる結合組織によって包まれ、分けられている。筋線維束の形状やサイズはさまざまである。それぞれの筋線維束に多くの筋線維や細胞が含まれている。それぞれの筋細胞や線維は、**筋内膜**と呼ばれる結合組織によって隣接する筋細胞や線維と分けられている。

　筋線維間の空間は**クリティカル・ファイバー・ディスタンス**と呼ばれ、筋が正常かつ健常に機能するためにはこの空間が維持されなければならない。筋に損傷や脱水が生じると、この空間が損なわれる。筋線維間の距離が減少すると、線維が付着する。

　それぞれの筋線維に**筋細胞膜**と呼ばれる外膜がある。筋細胞膜が膜電位を維持しており、それによってインパルスが神経と同じように筋細胞を通って伝わることに注意することは重要である。もちろん、筋のインパルスの主要な機能は、収縮を生じさせるあるいは抑制することである。筋は、決して弛緩しない。典型的筋線維の直径は人の髪の毛のおよそ10分の1であるが、その重さの1000倍を支えることができる。筋の名前から、個々の筋の特徴に関する基本的な情報を得ることができる。筋の名前の由来は様々で、例えば、

大きさ　大殿筋（最大）、小殿筋（最小）。
位置　前脛骨筋（脛骨の前）、後脛骨筋（脛骨の後）。
形　三角筋（三角）。
腱の数　上腕二頭筋（二頭）、上腕三頭筋（三頭）。
線維の方向　腹直筋（直立を意味する）
動き　長指伸筋（伸展）

　次に、筋細胞の構造に話を進めよう。筋が収縮する仕組みを理解し、トリガーポイントの病因を理解するための基盤となる技術的な情報が得られるであろう。

筋細胞の構造

筋細胞には**筋原線維**と呼ばれる長いひも状のタンパク質が含まれている。それぞれの筋原線維は筋線維と同じ長さである。筋線維が4インチならば、筋線維を構成する筋原線維タンパク質も4インチの長さということになる。それぞれの筋原線維に**筋フィラメント**と呼ばれるタンパク質分子が含まれている。それぞれの筋原線維は、**筋節**と呼ばれる小さな部屋のような構造の中に特別なタンパク質分子を含んでいる。これらの筋節の中で収縮が生じる。筋節の中に含まれる様々な分子間の特別な関係によって短縮が起こり、それぞれの筋節の壁が近づくように引っ張られる。

個々の筋細胞の外層、**筋細胞膜**には特別な孔や開口部がある。これらの孔は**横行小管**またはT管と呼ばれる管につながっている。顕微鏡的血管の場合と同様に、これらの特殊な管が筋原線維に広がっている。T管は筋細胞膜の表面で生じたインパルスを筋細胞、特に**筋小胞体**(SR)に伝える働きがある。

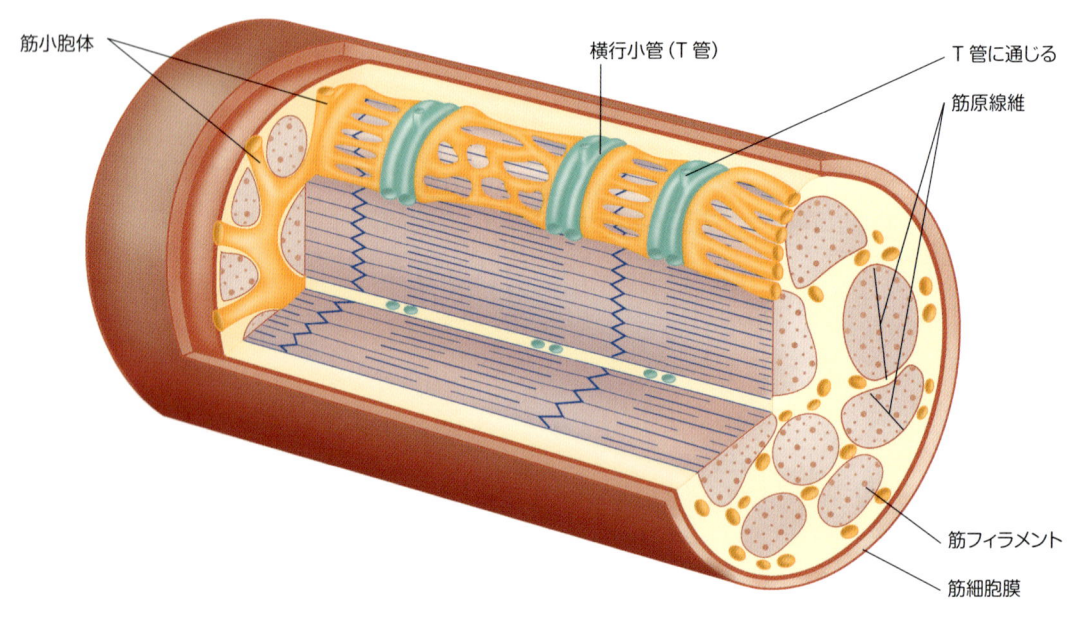

図2.18 筋細胞の構造

滑走フィラメント説：トリガーポイント形成を理解するための基本的な情報

　滑走フィラメント説は、筋収縮の基本的なメカニズムとして世界的に認められている。筋小胞体のくぼみは、細胞の細胞質から筋小胞体に絶えず流入するカルシウムイオンを貯蔵する働きがある。筋線維が収縮していない場合、SR のカルシウム濃度が高く、筋形質の濃度は低くなる。

　カルシウムが筋形質に流入しないようにカルシウム・ゲートは閉ざされたままである。インパルスが筋小胞体の膜を伝わると、これらのカルシウム・ゲートが開き、カルシウムイオンが筋フィラメントのある筋節の筋形質に一気に流入する。これは、筋収縮が起こる正常な連作の主要な段階である。

　筋原線維は 3 種類の筋フィラメントで構成されている。厚いタンパク質の**ミオシン**、薄いタンパク質の**アクチン**、粘着性のあるタンパク質の**タイチン**である。これらの筋フィラメントは非常に正確なパターンで配列されている。厚い筋フィラメントは 6 つの薄い筋フィラメントに挟まれており、一方タイチンはミオシンを Z 線に固定するテイルの役割を果たしている。薄いアクチン筋フィラメントは、厚い筋フィラメントを挟んでその上下にある（図 2.17 参照）。実際には、へびのように厚いタンパク質の周りをらせん状に巻いている。

　それぞれの筋節内で、2 つのブラシの毛が互いにいりこむように筋フィラメントが重なりあっている。顕微鏡で見ると、筋節の端は中心部よりも明るく見える。これは厚い筋フィラメントが中央にあり、薄い筋フィラメントが端にあるためである。このため横紋筋という名前がつけられた。明るい部分は I 帯と呼ばれ、暗い部分は A 帯と呼ばれている。I 帯の中心近くに暗い細い線があり、Z 線または Z ディスクと呼ばれている。Z 線で筋節同士が接し、隣接する筋節の薄い筋フィラメントが少し重なりあう。

　ミオシンと呼ばれる厚い筋フィラメント（互いを包み込む 2 つのタンパク鎖で構成される）は、コア（ボディ）にゴルフのスティックのヘッドのように突き出たヘッドがついており（実際には 2 つのヘッド）、ミオシン架橋（頭部）と呼ばれている。これらの架橋（頭部）には多くの重要な能力がある：

1. ATP 結合部。

2. アクチン結合部。

3. ヒンジによって旋回し、頭部が薄いタンパク質を移動させその結果収縮が生じる。

　アクチン分子（G アクチンとも呼ばれる）の長鎖の球状に注意して欲しい。薄いタンパク質のアクチンは、互いに螺旋を描く 2 つの鎖で構成されている。**トロポミオシン**と呼ばれる小さな関連タンパク質が、アクチンのまわりに巻きついている。**トロポニン**と呼ばれる別のタンパク質は特定の間隔でトロポミオシンに付着する。これらのタンパク質は互いに連結しているため、トロポニンが動くと、付着したトロポミオシンを引っ張る。

　ここが重要なポイントである。アクチン上の結合部位を覆っているトロポミオシンが、小タンパク質、トロポニンの動きによって引きはがされると、結合部位がフリーになり厚いミオシンの交差頭部（架橋）が自由に付着し引っ張ることができるようになる。これが筋が収縮する仕組みである。

何がトロポニンを動かすのか？

　筋収縮を起こさせる一連のイベントを理解することで、筋線維が収縮する仕組みを段階的に理解することができる。ここまで、私は筋の構造といくつかのキー・プレーヤーについて話をしてきた。次に化学的な神経生理学について見ていこうと思う。簡単に説明しようと思っているが、それと同時に皆さん方の理解を深めたいと思う。これによって筋に対する見方が変わればと願っている。

収縮：力を合わせて引っ張る

　筋が正常に働くには、神経インパルス（活動電位）が必要である。これは収縮を引き起こすための最初（あるいは最後）の段階である。神経インパルスは筋細胞膜に沿って伝わり、T管に入る。そこから筋小胞体に伝わり、カルシウム・ゲートを能動的に開き、それによってカルシウムが筋フィラメントのある筋節に拡散する。

　カルシウムはトロポニン分子に結合してその形を変化させ、移動させる。それによって付着したトロポミオシンが移動する。トロポミオシンが移動すると、ミオシン結合部位がフリーになり、ミオシン頭部はアクチンに付着し引っ張ることができるようになる。頭部がアクチンに接触すると、ミオシン架橋はヒンジで旋回し、筋フィラメントのアクチンを引っ張る。綱引きのチームに似ている。

　アクチン引きは同期的に起こり、付着するミオシンがある一方、離れるミオシンもあるが、総力によって**求心性収縮**が起こる。アクチンを引く力が外力によって打ち負かされる、あるいはその人が意識的に筋が打ち負かされるように仕向けている場合は、筋フィラメント上で引っ張っていても筋は伸びている。**遠心性収縮**と呼ばれる現象である。筋は引くことはできるが、押すことはできないということである。

　もちろん、筋が効果的に働くためにはエネルギーが必要であり、そのエネルギーは**アデノシン三リン酸**（ATP）の分解によって供給される。筋フィラメントの存在下でカルシウムが残っている限り、筋節は短縮したままである。通常の状況下で神経インパルスが止まると、筋小胞体の膜はカルシウムに透過性がなくなり、今度はカルシウム・ゲートが反対に作動しカルシウムは筋節から筋小胞体に流入する。カルシウムがトロポニンから離れると、トロポニンはトロポミオシンをミオシン結合部位を覆う休息所に戻す。トロポミオシンは架橋が薄いアクチンタンパク質に接触するのを妨げ、収縮を抑制する。筋収縮に関するこの説明から、カルシウムが収縮のスイッチを入れる、あるいは切る「鍵」であることがわかるだろう。

　もし何らかの理由で、カルシウムイオンが筋節から流出できない場合、筋フィラメントは短縮したままである。この状況を変えるには維持するよりも多くのエネルギーが必要なため、筋線維は短いままとなり、それによって張力が増加する（すなわち拘縮）。**クロスブリッジサイクリング**の7つの段階は、

1. カルシウムが流入し、アクチン上の結合部位の曝露を誘発する。

2. ミオシンがアクチンに結合する。

3. 架橋のパワーストロークが薄いフィラメントの滑走（滑り込み）を引き起こす

4. ATPが架橋に結合した結果、架橋がアクチンから離れる。

5. ATPの加水分解によってエネルギーが再供給され架橋が元の位置に戻る。

6. 筋小胞体を介してカルシウムイオンが末端の槽に戻される。

7. 活動電位の供給（この段階は1または7）。

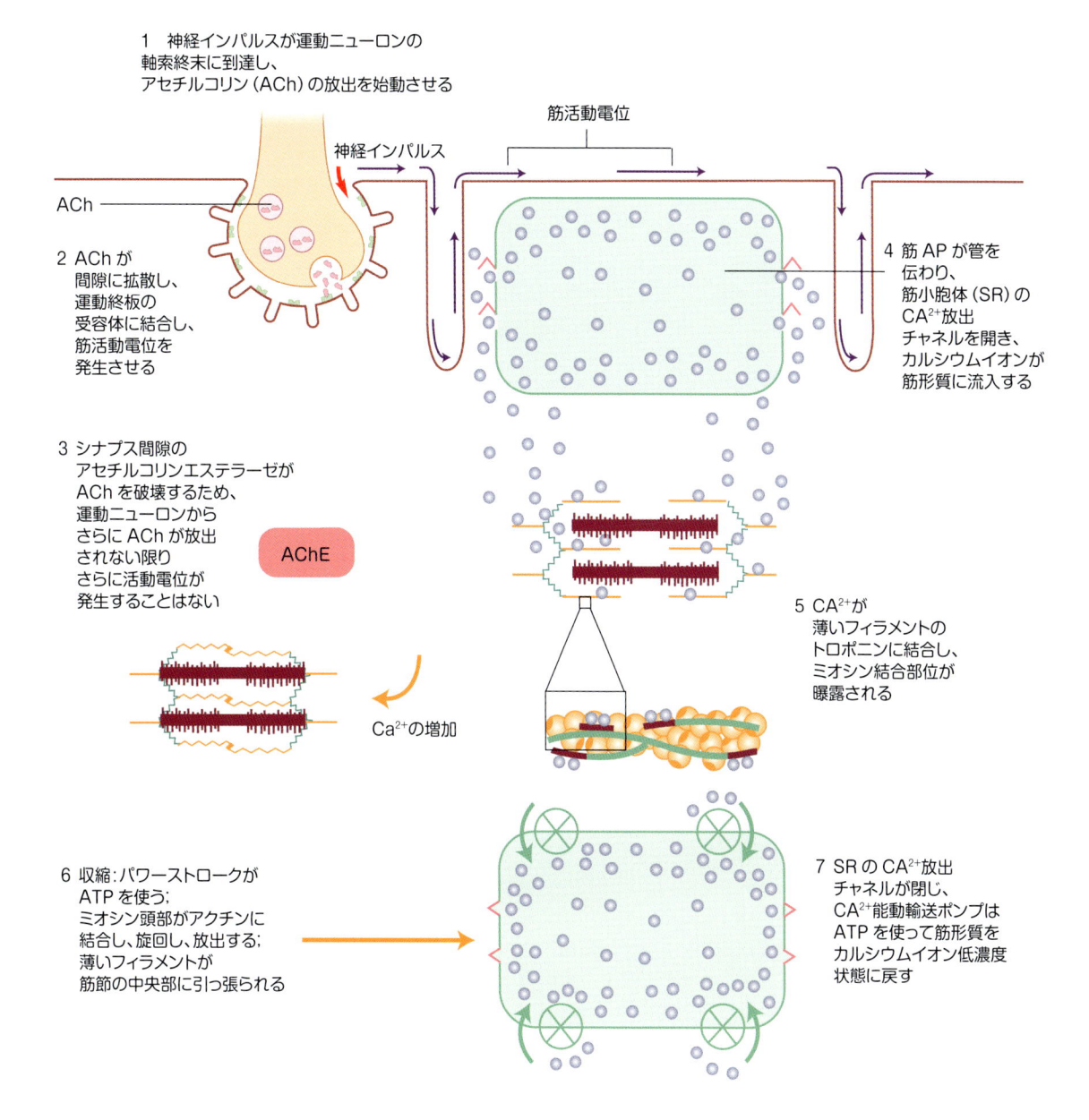

筋解剖学：人体の筋は1つだけ 71

1 神経インパルスが運動ニューロンの軸索終末に到達し、アセチルコリン（ACh）の放出を始動させる

2 AChが間隙に拡散し、運動終板の受容体に結合し、筋活動電位を発生させる

3 シナプス間隙のアセチルコリンエステラーゼがAChを破壊するため、運動ニューロンからさらにAChが放出されない限りさらに活動電位が発生することはない

4 筋APが管を伝わり、筋小胞体（SR）のCA^{2+}放出チャネルを開き、カルシウムイオンが筋形質に流入する

5 CA^{2+}が薄いフィラメントのトロポニンに結合し、ミオシン結合部位が曝露される

6 収縮：パワーストロークがATPを使う；ミオシン頭部がアクチンに結合し、旋回し、放出する；薄いフィラメントが筋節の中央部に引っ張られる

7 SRのCA^{2+}放出チャネルが閉じ、CA^{2+}能動輸送ポンプはATPを使って筋形質をカルシウムイオン低濃度状態に戻す

図 2.19 筋収縮の7つの段階

運動科学：エネルギーとATP

　大量のエネルギーが生成されたり消費されたりするわけではなく、実際にはエネルギーがある形から別の形に変換される。光、熱、電気、磁気、化学物質などのさまざまな形をとる。虫から人間に至るまで動物は全て、食物から得た化学エネルギーを機械的エネルギーに変換する。その際にエネルギーだけでなく、二酸化炭素、水、熱などの副産物も生成される。実際、私たちが生成するエネルギーのうち仕事や運動に使われるのはわずか20％で、残りの80％は熱として放出される。人間と同じように、全ての動物は唯一の化学エネルギー源を使って、走る、歩く、跳ぶ、食物を消化する、思考するためのエネルギーを生成している。この化学燃料はアデノシン三リン酸（ATP）と呼ばれている。ATPは体の全ての細胞で生成され貯蔵される必要がある。細胞に貯蔵可能なATPの量はごくわずかである。筋細胞が収縮するとATPが**アデノシン二リン酸**と1つのリン酸塩に分解される。分解される前のATPは、リボースに付着したアデノシンと3つの無機リン酸塩で構成される。**リボース**は、核酸の主鎖の構成要素で、単糖類に分類される。

筋疲労

　筋を長時間使用した場合、あるいは高強度で短時間使用した場合、ATPの供給が減少し始め、ミオシン頭部はアクチンに結合したままで旋回できない。カルシウムが筋節から流出できないと、神経インパルスを受け取っていないのに線維は短い状態のままになる。そのため筋スパズム、あるいはミクロレベルでは筋線維が硬くなる。筋は高強度の活動のためのエネルギーを嫌気性代謝経路を介して生成するため、最終結果として乳酸と無機リン酸塩が生成される。乳酸はしばしば老廃物として記述されている。だがこの場合それは正しくない。乳酸が除去されるよりも速く生成され、筋内に蓄積されると、これがフィードバックメカニズムになり、筋の神経支配が減少し、収縮を維持できなくなる。最終的には停止し、息をのまなくてはならなくなるだろう。もしこの重要なフィードバックメカニズムが存在しなければ、高強度の活動をし続け、その結果過労になる、あるいは心臓発作が起こるかもしれない。別の、そして恐らく最も強力な抑制源は、ATPからADPへの分解の結果生じる無機リン酸塩の蓄積である。馬の生理学では、アデノシン二リン酸を独特の方法でうまく利用している。ATPが分解してADPになると、ADPは2つのリン酸塩のうち1つを別のADPに渡し、ATPと**アデノシン一リン酸**が生成される。

運動単位

　運動単位とは、1本の運動神経とその運動神経が接続あるいは神経支配している全ての筋線維の組み合わせである。神経インパルスが軸索に沿って神経細胞を伝わると、その神経に付着している全ての筋線維が収縮する。1運動単位の筋細胞はわずか3つということもあれば、数千ということもある。運動単位にかなりのばらつきがあるため、正確に筋コントロールを行う筋とコントロールが悪いものがでてくる。筋は求められる作用力に応じて必要な場合に多くの線維を補充することができる。これは**収縮漸増分**（GIC）と呼ばれている。5キロのウエイトを持ち上げるのに必要な運動単位は15キロの倍よりも少ない（従って筋線維が少ない）。筋を収縮させるたびにその筋中の全ての線維を収縮させると、鉛筆を持ち上げるのに必要な作用力と電話を持ち上げるのに必要な作用力を区別できないであろう。

筋緊張

　筋緊張とは持続的な基本的収縮、または筋の「待機」あるいは準備状態をさしている。ベースラインまたはバックグラウンドの神経支配として理解することができる。まっすぐに立つのに役立つ。緊張が正常な場合もあれば、非常に低い、あるいは非常に高くなる場合もある。筋緊張が非常に高いと（緊張過度）、筋はいくぶん硬くなるように思われ、なめらかに自然に動かない。低すぎるあるいは高すぎる基本的な筋緊張は運動技能の要素の一つである。私たちの考え方は、緊張過度の筋と抑制された（従って低緊張の）拮抗筋を認識して同定することである。

総合的な運動技能

総合的な運動技能は、大きな筋あるいは筋群を必要とする活動を実施する能力である。筋や筋群は、運動あるいは一連の運動を達成するのに協調的に活動しなければならない。総合的な運動課題には、歩行、走行、投げ、ジャンプなどがある。総合的な運動技能を評価する際には姿勢が重要な要素である。姿勢が適切かどうかで、運動を行えるかどうかに大きな差がでてくる。

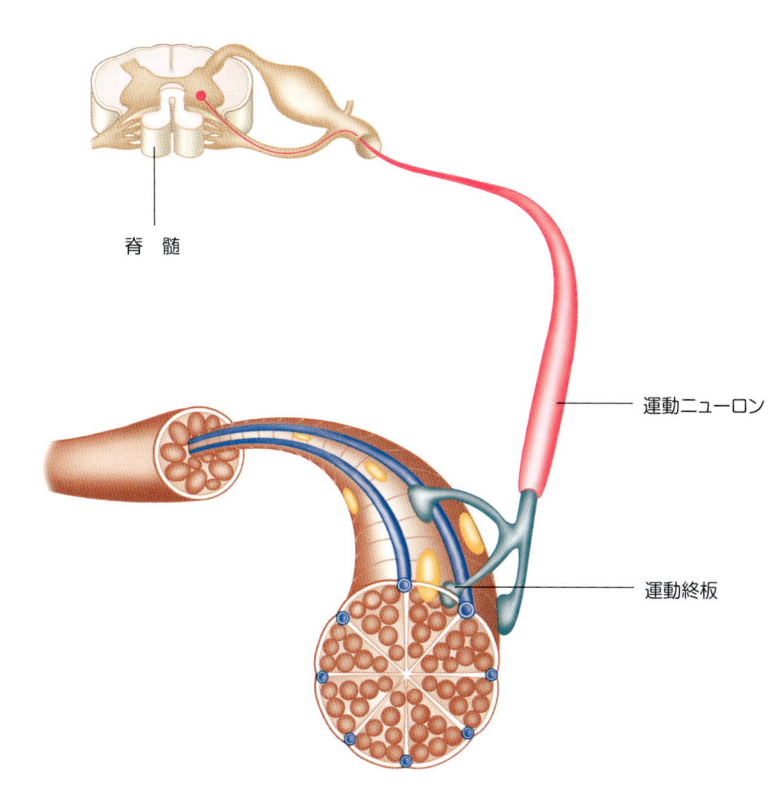

図 2.20　骨格筋の運動単位

細かいあるいは正確な運動技能

細かいあるいは正確な運動技能は、手、足、頭部の筋（舌、唇、顔面筋）など繊細で難しい仕事を達成するために系統的で微妙に活動する小さい筋の運動で構成される。細かく正確な運動技能は協調運動の基盤であり、協調運動は生後6ヵ月頃に正中線を超える手から手への移動時にみられる。細かい運動活動の例は、書くこと、裁縫、絵を描くこと、微妙な顔の表情をまねること、言葉を発音すること（軟口蓋、下、唇の協調運動）、シャボン玉、キスなどである。細かく正確な運動技能がうまくできない人、特に小児は、音や言葉を明確に発声できないことが多い。

トリガーポイント：評価と治療

3

トリガーポイント
（TrP）について

トリガーポイント
形成理論

肩の解剖学、
関節運動学、
TrP 考察点

固有受容性感覚とは
何か？

学習段階

トリガーポイント（TrP）について

　このテキストでは、筋内の索状硬結で見られる過剰刺激感受性の限局的な点（筋節）のみをトリガーポイントと呼んでいる。これらの点は触ると痛みをともない、遠位及び近位に関連痛や感覚変化を引き起こし、患者の主訴（しびれ、かゆみ、灼熱感、疼痛、冷感）としてしばしば認識される。トリガーポイント（潜在性または活動性）は、頭痛から歯痛に至るまであらゆるものに類似している。トリガーポイントに対する自律反応には、過剰な発汗や流ぜん、鳥肌（**立毛反射反応**）、TrP部位の皮膚の発赤などがある。例えば、傍脊柱筋群のトリガーポイントによって、関連真皮節の脱毛が生じることがある。現在までのところ、トリガーポイントは終板機能不全の結果だと考えられている。

　こういった機能不全の結果、（トリガーポイントあたりおよそ100の）筋節が短縮し、筋に触知可能な小結節が生じる。筋に何十というトリガーポイントが生じることがある。トリガーポイントは筋線維の真ん中に生じ、トリガーポイントのいずれかの側に索状硬結ができる。任意の筋について、筋線維の配置と筋腹の数に関する知識が必要である。**拘縮**とは、1つ（あるいはいくつかの）筋節が、神経刺激の入力なしに短縮することである。

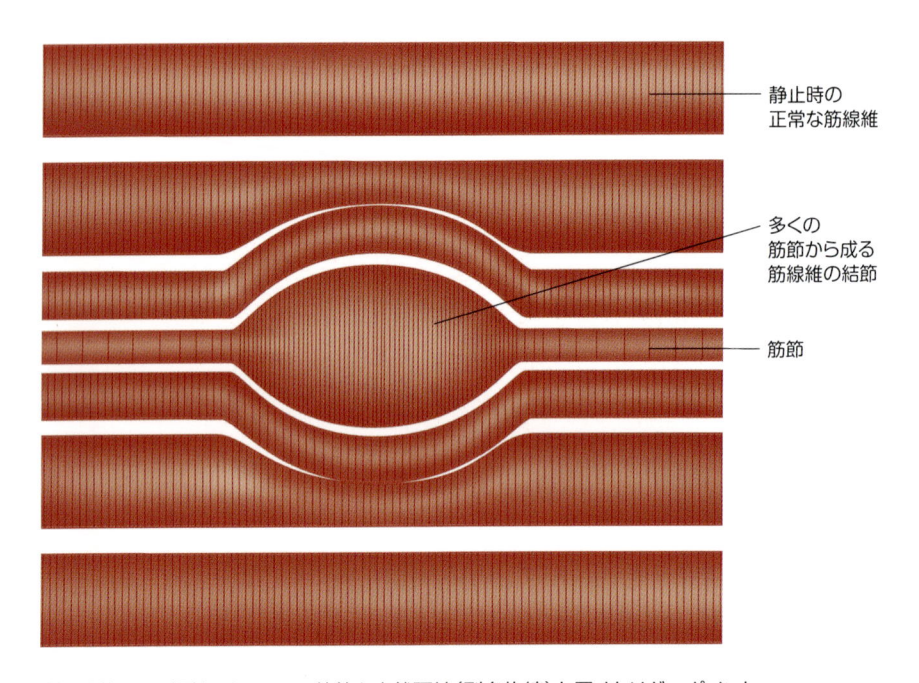

静止時の正常な筋線維

多くの筋節から成る筋線維の結節

筋節

図3.1　神経刺激なしに短縮した100の筋節と索状硬結（別名拘縮）を示すトリガーポイント

　例えば、腹直筋にはいくつか（両側に4つ以上）の筋腹があり、それぞれに潜在的なトリガーポイントがある。全てのトリガーポイントは、疼痛を投射する可能性がある。別の筋の疼痛投射ゾーンに形成されたトリガーポイントは、**副トリガーポイント**と呼ばれる。**活動性トリガーポイント**は、疼痛を投射し、それを患者が認識する。**潜在性トリガーポイント**は疼痛を投射するが、それが疼痛として認識されることはない。しかしながら、患者の一次痛の15％、20％、30％以上の原因となることがある。疼痛を5％でも軽減することができれば、全ての患者に非常に感謝されるであろう。

トリガーポイント形成理論

　研究と臨床経験から、トリガーポイントが形成される理由や仕組み、及び投射のメカニズムに関する知識が前進している（Travel, J. &Simons, D.(1999)とChaitow, L. &DeLany, J.(2002)を参照）。以下に述べるTrP形成と投射のメカニズムに関する理論的基盤は、適切な生理学に基づいている。

　終板の機能不全は通常、不慣れな身体活動や他の軟部組織の傷害などの緊張と関連して生じる。この部位で、貯蔵されたカルシウムが放出される。シナプスのカルシウムイオンゲートからアセチルコリン（ACh）が放出され、この神経伝達物質が豊富に絶えず存在することになる。

　その結果虚血が起こり、局所的エネルギー危機を伴う酸素/栄養不足が生じる。過剰なカルシウムを除去するにはエネルギー（ATP）が必要である。続いて組織が硬くなり、ATPのアベイラビリティが低下する。それによって、血液供給が局所的に制限される。カルシウム濃度が持続的に高くなると、ACh放出が継続し、悪循環が起こる。

　ACh伝達によって、筋フィラメントのアクチンとミオシンが短縮されたポジションに滑り込み、その結果拘縮が発生する（不随意、活動電位なし）。過剰なカルシウムの除去には、拘縮の維持よりも多くのエネルギーを必要とするため、拘縮が持続する。

　拘縮は、活動電位ではなく、神経支配部位の化学作用によって持続される。これらは、収縮（活動電位を伴う随意活動）や痙縮（活動電位を伴う不随意活動）とは別物である。アクチン/ミオシンフィラメントは、（線維の中心にある）運動終板に隣接する完全に短縮したポジションに滑り込む。筋節が短縮すると、拘縮**硬結**が形成され、これはTrPの触知可能な特徴である。線維内の硬結のいずれかの側の筋節の残りが拡張され、触知可能な索状硬結が生じ、これもTrPの一般的な特徴である。他の特徴は、索状硬結内の敏感な圧痛点、及び敏感な圧痛点に圧を加えることで生じる疼痛や感覚の患者の認知である。

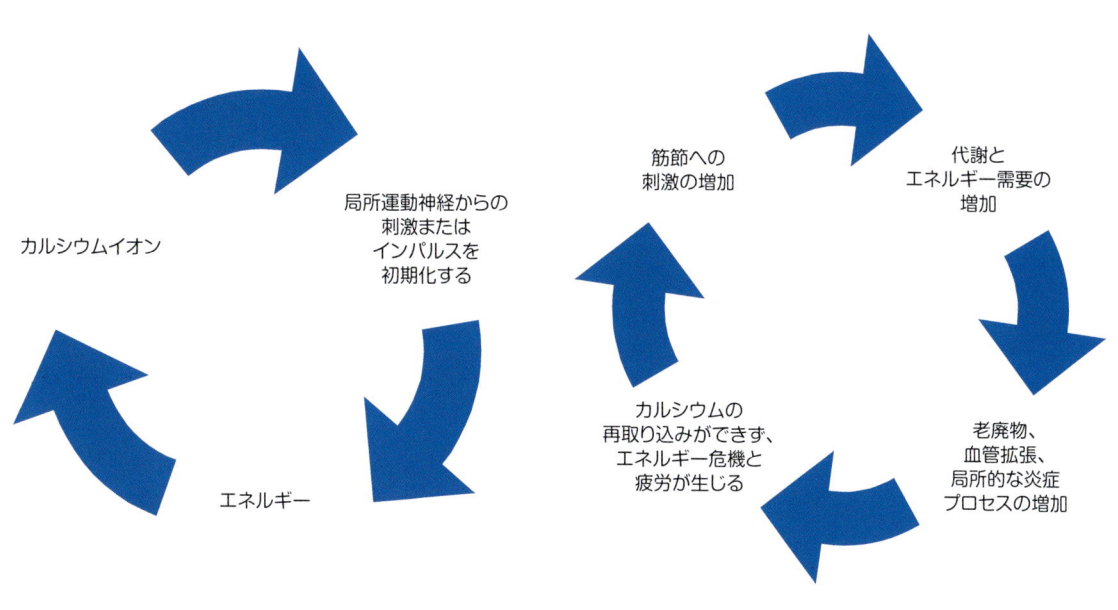

図3.2　筋収縮を引き起こす神経インパルスのフローチャート

図3.3　トリガーポイントの生理の悪循環

さらに、以下の特徴があると思われる。

1. 局所単収縮反応（LTR）の視覚的/触覚的エビデンス。
2. 圧痛点の針貫通によってLTRの画像が得られる。
3. TrPが誘発されると関連標的ゾーンで疼痛や感覚変化が生じる。
4. EMGが、TrPの発生場所（核）で自発電気活動（SEA）を示す。
5. 完全伸展の疼痛を伴う制限及び可動域の減少。
6. TrPのある筋は試験の結果弱いことがわかる
7. 皮膚の湿度（乾燥、湿っている）、温度（冷たい、熱い）、肌触り（粗い）の変化。
8. セントラル（CTrP）及びアタッチメント（ATrP）トリガーポイントを含む触診した組織の極度の圧痛に起因する患者の「ジャンプサイン」や叫び。

セントラルトリガーポイント

これまで中心に位置する硬結は、通常筋線維の腹の中心に発生する**セントラルトリガーポイント**（CTrP）で、恐らく運動終板の活動と関連していると記述されている。したがって、CTrPは線維の索状硬結の中心にある触診可能な硬結で、適切に誘発されると、疼痛、刺痛、しびれ、かゆみなど様々な感覚を投射すると定義される。この投射パターンは**ターゲットゾーン**と呼ばれている。ターゲットゾーンは、通常TrPの遠位にあるが、より中心、あるいは稀ではあるがTrPのある局所組織内にあることがある。

アタッチメントトリガーポイント（ATrP）は、線維と腱の接合点、あるいは骨膜挿入部で生じる。ATrPは（CTrPとは違って）終板機能不全の直接的な結果ではないが、CTrPと関連のある短縮し拘縮した帯の付属部（骨膜、筋腱間）で生じるため間接的にはCTrPの結果だと推定される。ATrPは、筋の緊張が炎症、線維症、最終的にはカルシウムの沈着を誘発する部位で生じる。

前述のように、セントラルトリガーポイントは筋線維の中心に位置し、アタッチメントトリガーポイントは筋腱接合部または骨膜付属部で生じる。トリガーポイントのこの分類は、治療への適用に大きく影響する。

サテライトトリガーポイント

活動性またはペアレントトリガーポイントの疼痛投射ゾーン内でトリガーポイントが発現することもある。そういった場合、**サテライトトリガーポイント**（または**ベイビーTrP**）と呼んでいる。ターゲットゾーン内に疼痛を投射する全ての筋を治療するために、TrPを治療する際に重要である。治療によって望ましい結果が得られない場合は、患者を担当している一般医にすぐに照会することを勧める。小さな筋のトリガーポイントであっても、非常にきつい、患者を弱らせる疼痛を引き起こすことがある。Hsieh, Y-L.（2007）による最近の研究は、ドライニードリンクが疼痛投射ゾーンの一次（キー）MTrPの不活化を誘発するというエビデンスを提供している。これは、一次MTrPの活動がサテライトMTrPの活動の発現を引き起こすという考え支持し、この現象の一因となる脊髄のメカニズムを示唆している。

作業環境の考察点

手を使う作業活動から反復的な緊張が生じる。適切な姿勢と正しい関節運動学（バイオメカニクス）は、筋筋膜トリガーポイントの発生に容易につながる過度の筋硬直とその結果生じる代償を避けるために不可欠である。コンピュータに向かっての作業が頸部、前腕、手首、下背部に与えるストレスがなくても座った姿勢はそれ自体有害な力や圧迫を与える。作業をする机の高さ、目の高さ及び頸部の屈曲や伸展と関連したコンピュータの配置は、極めて重要である。

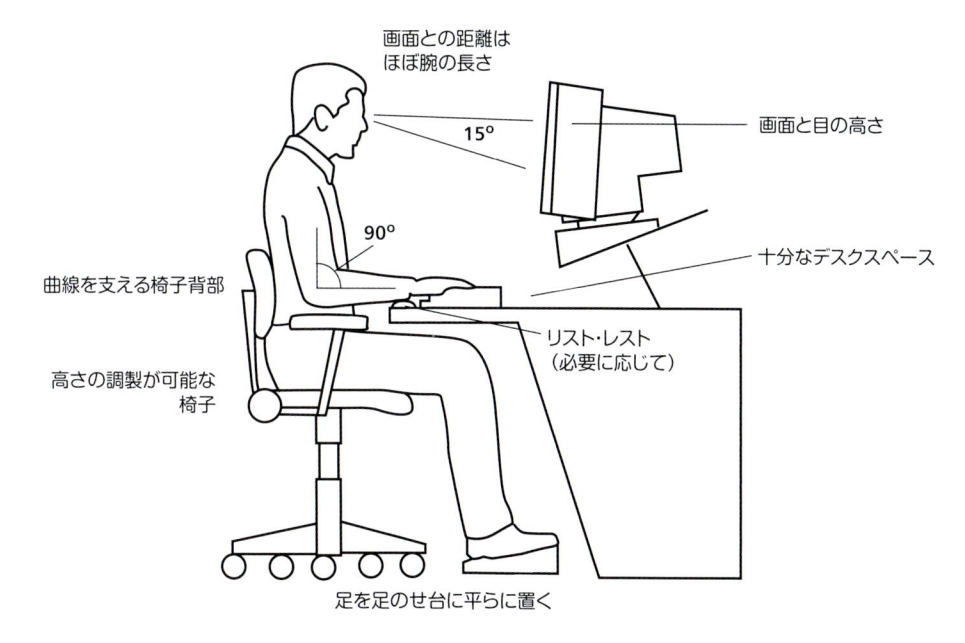

図 3.4　作業時のストレスを軽減する理想的な座位姿勢。

食事の影響

十分な量のミネラルとビタミンは、筋と組織の健康にとって不可欠である。慢性の疼痛を呈する患者の多くは、多くのビタミンやミネラルが不足していることがわかっている。ビタミン C や葉酸に加えてビタミン B_1、B_6、B_{12} は、疼痛との戦いに重要である。カルシウム、マグネシウム、鉄、カリウムも非常に重要である。たいていの人は、これらの重要なミネラルやビタミンが足りない理由がわからない、ちゃんとした食事をしているし、他の家族と比べて正常な食習慣だと報告する。問題は食事よりもむしろ、喫煙、飲酒、カフェインの摂取などだと思われる。例えば喫煙はビタミン C を破壊し、経口避妊薬はビタミン B_6 濃度に影響する。制酸薬によって慢性疲労の症状がでる人も多い。署名するだけでも努力を要するようになる。

ビタミンやミネラルが不足すると、異常な寒気、継続的な下痢、下肢静止不能症候群、頭痛、睡眠障害、トリガーポイント痛を訴えるようになる。それ以外の症状としては、疲労感、筋けいれん、抑うつなどが挙げられる。代謝障害、特に甲状腺の問題や低血糖症は除外しなければならない。専門医への紹介が推奨される。トリガーポイントのタイプをまとめると、

活動性　主訴として患者が認識する疼痛が生じ、安静時にも続く。
潜在性　触ると痛みを生じる。この痛みは一次痛として認識されない場合がある。
一次性　外傷や傷害に反応して生じる。
キー　サテライトトリガーポイントの活性化を引き起こす。
サテライト　投射の運動連鎖領域でキートリガーポイントによって活性化される。
セントラル　筋腹または筋線維の中心に位置する。
アタッチメント　筋の腱に位置する。

トリガーポイント療法の禁忌

1. 開放創や傷ついた皮膚がある場合は避ける。

2. 悪性腫瘍。患者が悪性腫瘍があると告げた場合には、治療を開始する前に一般医や専門医から書面の許可をもらう。

3. 動脈瘤。

4. 血腫。血腫の圧迫、マッサージ、ストレッチを行ってはいけない。

5. 動脈硬化。血餅形成のリスクがあるため、一般医または専門医の書面の承認が必要である。薬物療法に関する全情報を提供してもらう必要がある。

6. 骨粗鬆症。穿孔（肩甲骨などの骨に生じる小さい孔で、注意しないとそこから肺に針が接触する可能性がある）のリスクがあるため、ドライニードルのテクニックを用いる場合は特に重大である。

内臓痛は、経時的に進行し、早期には潜行性で特定するのは難しい。内臓の感覚神経支配は低密度で、中枢神経系（CNS）内での内臓入力は非常に多様であるため、いわゆる**真性内臓痛**は、起点となる特定の内臓があっても曖昧かつ広範で、十分に定義されていない感覚である。胸骨下部または上腹部の高さの正中線で通常知覚される。起点が心臓、食道、胃、十二指腸、胆嚢、膵臓のどれであろうと、早期の内臓痛は、この同じ全般的な領域で知覚される。

局所的な圧迫などの刺激をこの領域にさらに加えても、痛みがひどくなることはない。真性内臓痛は容易に見落とされてしまう。一つには、患者が疼痛を明確に説明できないためである。多くの場合、不快感、倦怠、圧迫感などの曖昧な感覚として説明される。通常、蒼白、多量の発汗、悪心、嘔吐、血圧や心拍数の変化、胃腸障害（例、下痢）、体温の変化など、顕著な自律神経の徴候と関連がある。通常、不安、苦悶、時には差し迫った死の感覚などの強い情動反応が存在する。時に、内臓の病理が、主として軽微な疼痛や不快感を伴う自律神経反応や感情反応をとして現れることがある。典型的な例は、無痛性心筋梗塞で、胃の膨満、重苦しさ、胃圧、圧迫感、息詰まりが生じることがある。

概して、これらの早期段階では、内臓痛の強度は内部損傷の程度と関連がない。患者が正中線に漠然とした不快感を覚えているならば、常に内臓痛を疑う必要がある。患者が高齢の場合さらにその可能性は高くなる。

内臓痛は進行し続けるため（数分から数時間）、問題の内臓と同じ高さにある脊髄に神経支配される皮膚節に投射することがある。それを脳が、鋭い局所的な体性痛として現れる関節痛、筋痛、神経痛だと誤って解釈する。例えば、肝臓の病態によって右上肩に関連痛を生じることがある。C7-C8 脊髄神経の刺激などの末梢神経の病態は、第4または第5指の疼痛（尺骨神経）として現れる。この種の疼痛は痛覚過敏（感受性の増加、光刺激に対する疼痛）や痛覚鈍麻（感受性の低下、麻痺）を伴うことがある。

患者のコンプライアンスと不快感を明らかにするために、患者に詳しく質問する必要がある。この段階（評価段階）では、NMT は疼痛の特徴、疼痛の放射や投射の経路、能動、能動抵抗、受動運動の形態や依存について調べなければならない。神経学的徴候、皮膚の感受性、疼痛や投射、及び冷感、刺痛、かゆみ、気分変動などの症状に関する患者からのフィードバックは、疼痛戦争の重要な戦闘手段である。この情報によって、患者を適切な医師に紹介することができる。あなたが何らかの疑問を感じて患者の担当医に照会すれば、医師はあなたの専門家としてのアプローチや、患者の健康や幸福に対する配慮を尊重するであろう。

治療を開始するには、その患者のケースではNMTが適切であり、病変の疑いはない、あるいは除外されることを記した一般医または専門医からの書状が必要である。NMTは病変を診断しない。つまり、多くの患者にとって、NMTは疼痛に対する戦いの前線で最初に出会う歩兵である。病理学では、時間が重大な因子であり、速やかに紹介することが患者にとって常に最も得策である。例として、肩のトリガーポイント活動についてみていこう。

肩の解剖学、関節運動学、TrP 考察点

肩甲上腕関節（GH）、肩甲胸郭結合、上腕上関節、肩鎖関節、胸鎖関節、肩鎖関節が、肩に影響する主要な関節である。肩関節の前部及び内側にある構造は、上腕二頭筋及び大胸筋、小胸筋、鎖骨下筋などの筋腱ユニットである。烏口突起も含まれる。

関節内構造は、棘上筋と棘下筋、関節唇、関節包、滑液包、靱帯である。後部構造は、肩甲骨と回旋筋腱板（SITS）、及び上腕三頭筋、菱形筋、前鋸筋、僧帽筋、肩甲挙筋などの肩甲骨安定筋である。

患者の症状に応じて、頸椎や上胸椎、腕神経叢とその分岐、胸鎖関節、傍脊柱筋群や斜角筋などの筋にまで検査を広げて評価する。

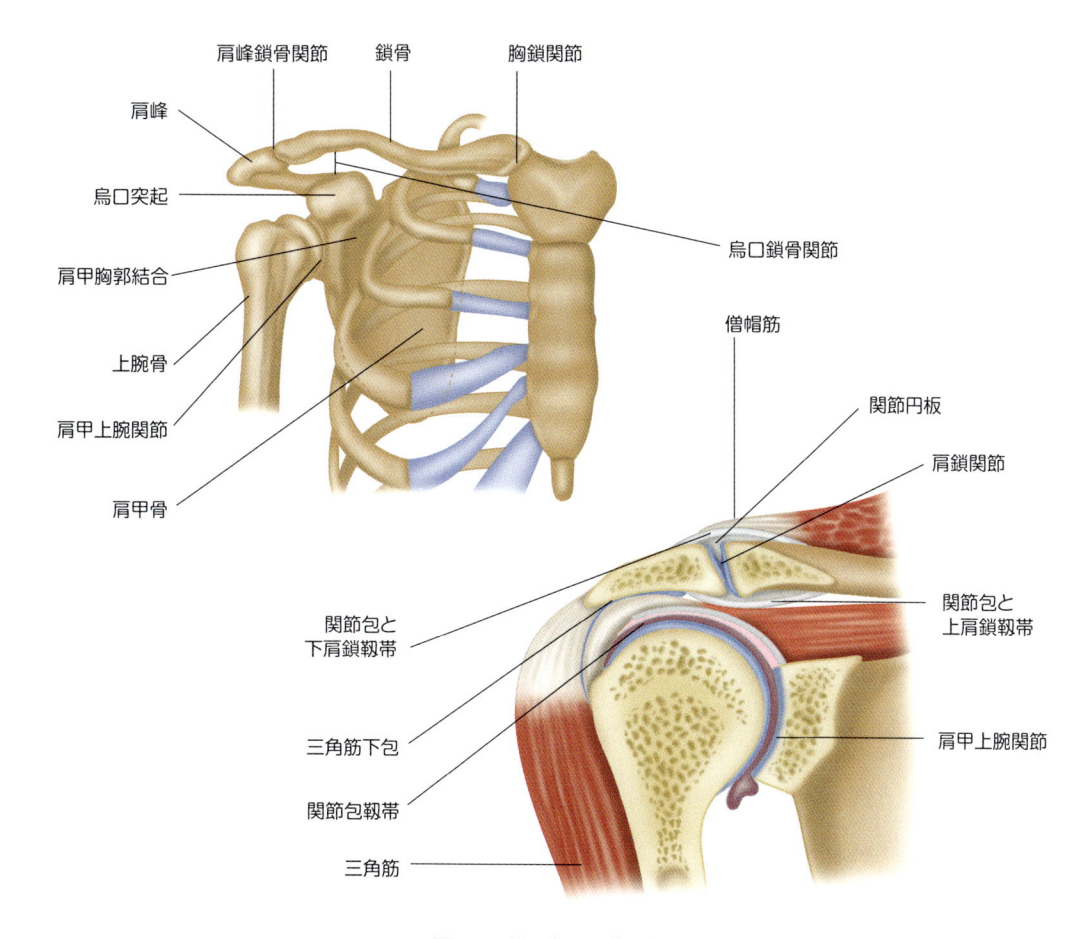

図 3.5　肩の主要関節の解剖学

親指や手指を用いた神経筋テクニックを使って皮膚、筋緊張、筋の大きさを評価し、大腿動脈拍動や橈骨動脈拍動などのパルスをモニターし比較することも不可欠である。これらの筋にあるトリガーポイントは、血管と神経の両方を圧迫し、灼熱感、刺痛、かゆみなどの感覚の喪失あるいは感覚過敏を引き起こす。トリガーポイントによって血液供給が遅延し、筋スパズムや腫脹が生じる。そういった部位は、しばしば冷たく感じる。血液供給の減少が長期に及ぶと、深刻な病気や障害が生じる。

　回旋筋腱板の筋が、上腕の外転などの活動時に上腕骨頭を関節窩に引き入れるという役割を果たさなければ、上腕骨頭は後下または前下に滑ることになる。そのため、肩甲上腕関節の亜脱臼、あるいはより深刻なケースでは脱臼が生じる。関節のポジショニングや関節運動学の変化は、**機能性トリガーポイント(FTP)**形成の基盤となる。FTPは漸進的に変化し、関節内、恐らくは最も抑制された筋腱構造内で、緊張や硬直を生じさせる。この硬直や緊張は短期介入のための保護能力としてもたらされる。残念ながら、これらのトリガーポイントが、しつこい疼痛や可動域の減少の源となることがある。

　五十肩では、ほとんどの場合、大胸筋がスパズムし、上腕骨を体側に引きよせ、上腕骨を肩甲上腕関節を内旋させる。これは肩甲上腕領域への血液供給を閉鎖する作用と、五十肩症候群を悪化させる一連のイベントの基盤を提供する作用がある。僧帽筋上部が短くなり、過度に拘縮し、肩甲骨は正常な肩甲上腕リズムを示さない。

トリガーポイントの治療の一般的なルール

1. 最も重度のトリガーポイント(TrP)を治療する。

2. より遠位(下位)及びより外側のトリガーポイントを治療する前に、最も内側で上位のトリガーポイントを治療する。

3. トリガーポイントのクラスターがある領域を優先的に治療する。

4. 筋にいくつかのトリガーポイントがある場合、筋腹または筋線維の中心にあるトリガーポイントを最初に治療する。

5. 治療介入の早期段階では、一度の治療で3-5つの筋のみを治療する。

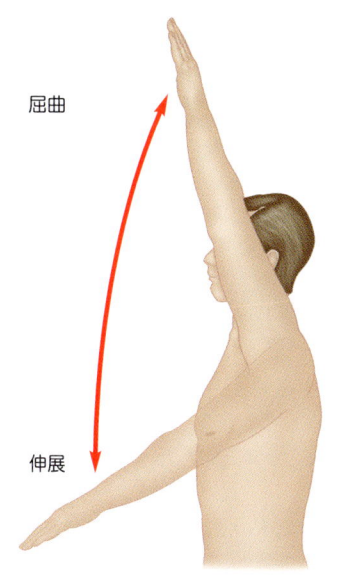

肩の解剖学、関節運動学、TrP考察点 83

図 3.6
伸展：体中心からまっすぐにする、あるいは後にそらす。
屈曲：関節での角度が減少するように曲げる。
屈曲は、通常解剖学的肢位から前方に曲げるが、膝関節では後方に曲げる。
要するに、屈曲では常に体中心に向かう。

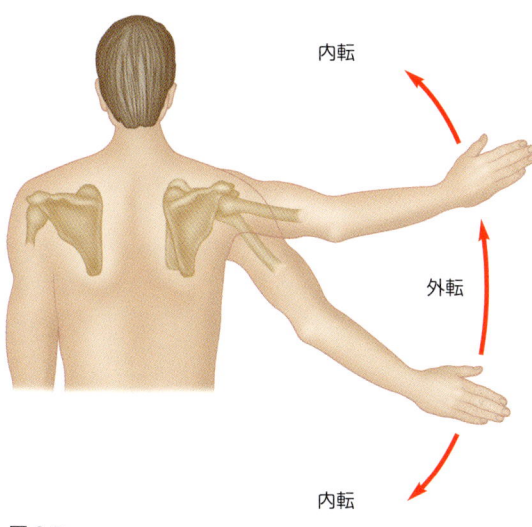

図 3.7
外転：身体の正中線または四肢の正中線から離れる骨の動き。
内転：身体の正中線または四肢の正中線に向かう骨の動き。

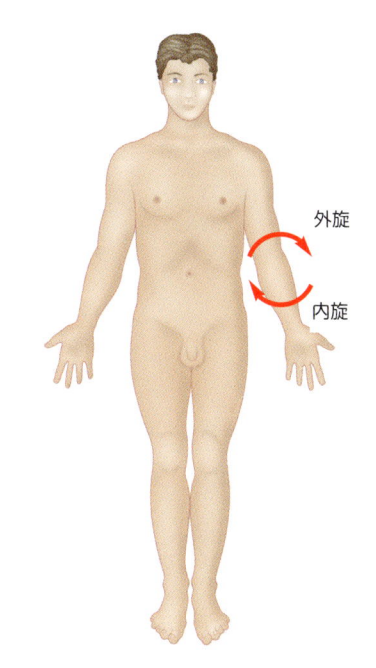

図 3.8
外旋：正中線から離れるように外側に向かう。
内旋：正中線に向かって内側に向かう。

肩のバイオメカニクス（関節運動学）

　肩甲上腕関節は、関節可動域（すなわち3つの自由度）の全体にわたって、独自の可動性を有するため例外的である。A）屈曲-伸展、B）外転-内転、C）内旋-外旋。

　関節上腕靱帯複合体、回旋筋腱板の圧縮力、関節唇、負の関節内圧、肩甲上腕リズムの一環としての肩甲骨運動力学によって、肩関節の安定性が維持されている。肩甲骨は上腕骨の移動と協調して移動し、関節の回旋点はセーフゾーンに維持される。トリガーポイントは、正しい肩甲上腕ポジショニングに影響する。調整された筋活動によって、最大凹面圧縮が軽減する。肩甲骨後退は、腕の効率的かつ激しい前方加速を確実にする完全コッキングを可能にする。肩甲骨突出によって、適切な肩甲上腕ポジショニングの維持とフォロースルーの減速促進が可能になる。

　上腕と肩甲骨の連動運動は、活動時の様々なポジションで肩甲上腕関節に動的安定性を与える。この偶力作用にトリガーポイントがどのように干渉するかは容易にわかる。潜在性トリガーポイントは、この精巧に調整されたメカニズムに干渉し、筋の正常かつ適切な神経学的配列から発火が生じる。

　肩峰挙上は、回旋筋腱板のインピンジメントを防ぐために必要であるが、TrP形成や筋膜の損傷（例、らせん連鎖）に起因する前鋸筋、僧帽筋下部、回旋筋腱板の疲労によって阻害されることがある。従って、肩甲骨は運動連鎖メカニズムにおける重要なリンクを形成しており、このメカニズムでは近位部（脚、股関節、体幹）で生成された大きな力が、肩甲骨を通って肩に、最終的には腕や手に転送され、何らかの運動が実施される。コア神経筋効率とともに、肩甲骨を安定に維持することによって、最も適切な肩機能が可能になる。

肩の評価

　完全な病歴が重要であり、損傷のメカニズム、疼痛の位置、トリガーポイントの識別、疼痛が生じた時の腕の位置、緩和因子と悪化因子、活動の修正、肩や運動連鎖構造の以前の損傷、治療に関する最新情報、スポーツなどの機能的要求、一般病歴が含まれる。脱臼、骨折、重大な疾患のリスクがある場合には、特別な検査をせず、すぐに患者を医師に紹介しなくてはならない。

　前述のように、運動連鎖の近位構造（脚、股関節、体幹）と肩甲骨は、肩機能と密接な関係があるため評価する必要がある。脚/体幹の筋力は、片脚安定度検査で調べることができる。こういった検査には、片脚立位、片脚スクワット、単純な外乱検査などがある。**トレンデレンブルグの徴候（対側の骨盤の下降）**、膝の外反、骨盤回旋、腰椎前弯の増加、前かがみがないか調べる。一般的に、これらの徴候はコア腰-骨盤-股関節の筋の脱力を示しており、腹部、横隔膜、背部、骨盤、下肢上部の筋がそれにあたる。

　胸椎部側弯症、過度の脊柱後弯症、過度の頸前弯について、胸部及び頸部の姿勢を評価する必要がある。棘突起、傍脊椎、肩甲挙筋、椎骨・肩甲骨境界、回旋筋腱板、前鋸筋、烏口突起、小胸筋、上腕二頭筋腱を触診して、圧痛やトリガーポイントを探す。

　棘上筋の筋力は、肩甲骨面の外転抵抗テストによって評価することができる。棘下筋の筋力は、肘を90度に曲げ、腕を体側にして外旋抵抗テストを行うことによって検査することができる。これらの筋の検査はどちらも、肩甲骨が筋活動の安定した基盤を提供することができないポジションを持続することによって生じる筋力低下の出現を除外するために肩甲骨を後退させて行う。肩甲下筋の筋力は、肩を内旋させ筋腹に手を押しつける、肩を内旋させ抵抗に逆らって手を背中から持ち上げる、抵抗に逆らってアッパーカットを行うことで検査する。

肩可動域は、0度と90度で、屈曲、外転、内/外旋を調べる。検査では、療法士が仙腸関節の両側から反復的に加圧する（補助力閉鎖）。検査を反復し可動域が増加することで患者の疼痛が少なくとも70％軽減されるならば、療法士は患者のコア安定性が低下していると考えることができる。この神経筋機能不全に取り組むための運動療法プログラムを実施する必要がある。**肩甲上腕関節の内旋不足（GIRD）**があるかどうか特に注意する必要があり、これは肩関節唇や回旋腱板の損傷と関連がある。

GIRDは角度計を用いて内旋の左右差を比較して評価する。肩甲骨を安定させ、肩を90度に外転させ、圧通点まで内旋させて測定する。

対称捻転、平行移動、回旋の異常は、安静時及び肩の外転時や屈曲時に最もうまく評価される。肩甲骨の運動異常の原因となる筋脱力は、ヒッチやジャンプとして見られ、腕運動の下降期により見られる。これは関連筋の潜在的なトリガーポイントに起因すると思われ、しばしば仙腸関節の力閉鎖の欠如やコア安定性の減少を示す赤信号となる。

運動障害パターンは、ポジションに基づいて、3つの視覚的ポジションの1つに分類され、それによって関連のある運動連鎖を特定することができる。

1. 1型（僧帽筋下部の弱化）、下内側縁が突出。

2. 2型（前鋸筋の弱化）、内側縁が突出。

3. 3型（下僧帽筋の弱化）、上内側縁が突出。

運動障害はしばしば2つ以上の面に見られ、運動障害パターンがあるかないかを確認することがより重要である。全身の運動連鎖を外観する必要がある。

腕を外転すると上内側縁や下内側縁に痛みを伴う捻髪音を生じる場合、肩甲胸部の滑液包炎を示しており、症状の真の源としてトリガーポイントを除外しなければならない。寒冷療法などの治療が推奨される。寒冷療法は1日数回6-10分行うが、特に午前中に行い、最後は夜に行う。

肩甲骨の補助検査は、肩甲骨と肩峰の肩峰下衝突への関与を評価する。衝突の徴候がある患者でこの検査を実施するには、上縁を安定させ、腕の挙上中に肩甲の上方回旋、後方傾斜、外旋を容易にするために下内側縁を補助する。この手技は、前鋸筋と僧帽筋下部の偶力作用をシミュレーションする。衝突症状がなくなるまたは軽減するようならば、これらの筋に集中的に局所的リハビリテーションを行う必要があることを示している。

肩甲骨の後縮検査は、胸部上の後縮ポジションで肩甲を安定化させる。このポジションは、回旋筋腱板の筋に安定した起点基盤をもたらし、棘上筋の筋力の改善をしばしば促進する。衝突の原因となる過度に延びた位置から関節窩が取り除かれるため、肩甲骨や関節窩の関与に起因する内部衝突と関連のある疼痛も軽減する。これらの所見は、その後のNMTリハビリテーションでは菱形筋と僧帽筋の持久力に重点を置く必要があることを示している。

肩甲骨固定筋の筋力の定量的測定は、**肩甲外側スライド検査**を用いて行う。この検査では、損傷側と非損傷側の肩甲を、3つの異なるポジションの定点について比較する：腕は体側につけ、手は殿部にあてて指は前方、親指は後方にし、肩を約10度伸展させ、腕を90度挙上し、肩甲上腕関節を最大に内旋させる。

それぞれのポジションで、肩甲骨下角と脊椎の固定された骨間の距離を、両側について記録する。これらのポジションのいずれかで、左右の差が 1.5 cm 以上あれば、異常だと考えられる。

肩関節窩唇の完全性は、関節を可動域で動かしながら前及び後関節裂隙に沿って圧痛を触診し、以下の手技を行うことで臨床的に検査することができる。

前方・スライド検査では、被検者は手を腰に置き、親指は後方、その他の指は前方にあて、肩を約 10 度伸展させる。検者は肘に上向きの力を加え、被検者はこの動きに抵抗する。

NMT1テスト1
　被検者は肩を 90 度屈曲させ、内旋させる。検者は肘に下向きの力を加え、被検者はこの動きに抵抗する。

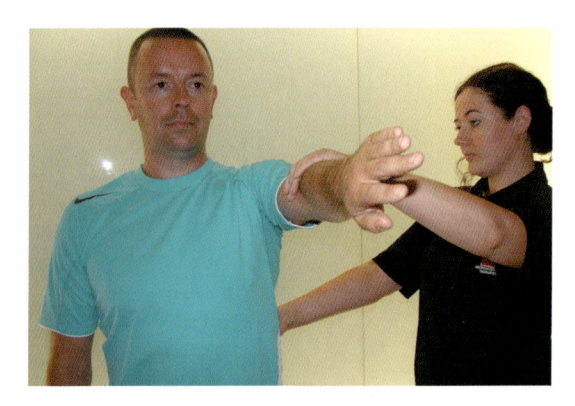

図 3.9　NMT テスト 1

NMTテスト2
　被検者の肘を屈曲させ、肩を 90 度に外転させ、外旋させる。検者は肘を伸展させようとし、被検者はそれに抵抗する。

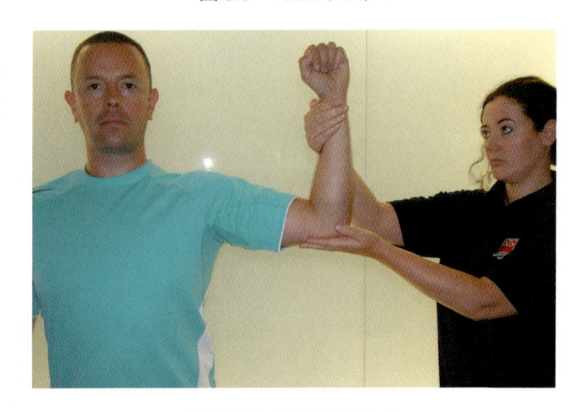

図 3.10　NMT テスト 2

NMT剪断力テスト
　患者の肩を 90 度外転させ、次に受動的に外旋させ、下に押す。検師は後部関節裂隙を触診する。

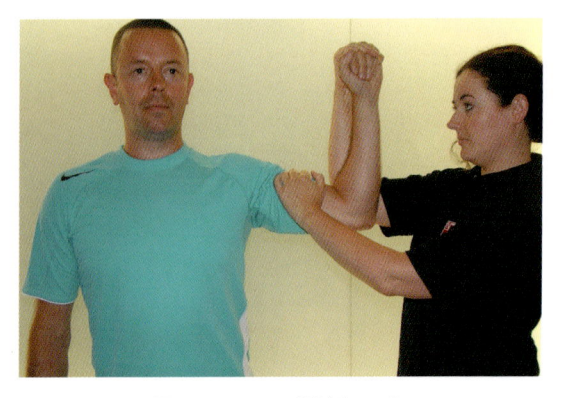

図 3.11　NMT 剪断力テスト

ここに記した NMT テストで疼痛が再現された場合、陽性だと考えられる。前方及び後方引き出しテストや圧迫テストを含めることで、肩甲上腕関節の不安定性を評価しなければならない。下方不安定性は、サルカステストを用いて評価する。

次に、腕を握って前に引きだし前方の不安定性を調べ、後方に引きだして後方の不安定性を調べる。サルカステストでは、腕を下方に引っ張り、肩峰と上腕骨の間にサルカス（溝）を作る。移動によって疼痛が生じる、あるいはもう一方の肩と比べて弛緩が増すようであれば陽性だと考えられる。

上肢および下肢の運動制御を回復するために、運動療法が提唱されている。診療所では、**バランス**という言葉が、明確な定義なしに用いられている。静的及び動的状況、平衡、生体力学的ストレスや緊張などの詳細について考察しなければならない。感覚情報に対する遠心性反応や運動反応の結果、筋緊張、運動実行プログラム、認知体性知覚、反射的な関節安定化に影響する活動が生じる。

固有受容器や機械受容器は、それぞれの関節の中や周囲にある。**ルフィニ小体、ゴルジ腱紡錘**（GTO）、**筋紡錘、自由神経終末**で構成される。これらの感覚器官はそれぞれ、中枢神経系（CNS）に伝達する情報の種類によって別々の役割を果たしている。これらの感覚気管は、関節包、筋腹、腱、支帯、及び関節を支える様々な靱帯で見られる。足関節は、股関節や膝関節に次いで機械受容器が多い。

固有受容器とバランスの関係は重要である。体は3つのシステムを使って、重力に逆らって身体をまっすぐに保っている。内耳の中心にある前庭器官は、バランス・メカニズムの基盤である。このメカニズムは、視覚からの入力によって強化される。機械受容器からの情報によって、さらに補助される。損傷によって、機械受容器にダメージが生じる。このダメージによって、関節の空間的時間的位置づけができなくなり、運動を検出できなくなる。これが熟練した運動に直接的に影響し、バランスに間接的に影響する。運動療法によるリハビリテーション・プロセスでは、この喪失を見つけることが重要である。下肢や上肢の損傷に対する運動療法リハビリテーションでは、固有受容性感覚、持久力、可動域、筋力、柔軟性、力、敏捷性に中心を置く必要がある。

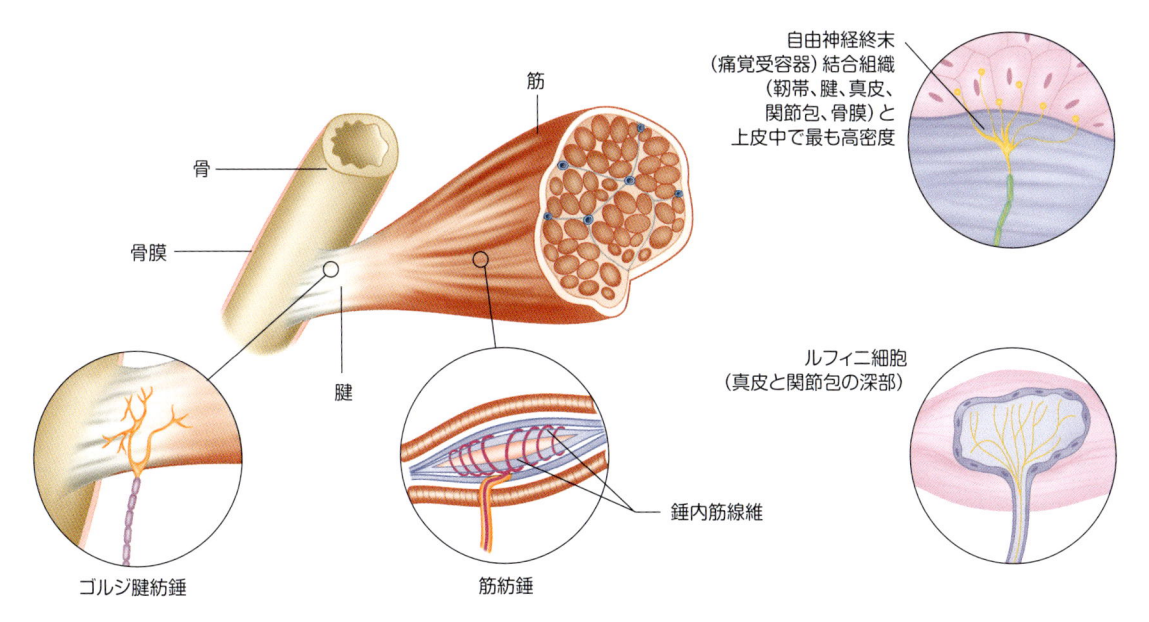

図 3.12　筋紡錘、ゴルジ腱紡錘、ルフィニ小体、自由神経終末の解剖学的構造

固有受容性感覚とは何か？

　固有受容性感覚とは、特殊化した感覚で、身体認識を知覚することだと考えられている。私たちは日々この感覚に依存して生きているが、ほとんど意識することはない。説明するよりも実際に示した方がわかりやすいだろう。固有受容性感覚とは、その時々の身体の様々な領域の位置を、他の領域との関連で無意識に認知することである。

　私は、運動制御を回復するための運動療法の一環として、バランストレーニングと固有受容性トレーニングを組み合わせるよう推奨している。固有受容性とバランスは別々のものではあるが、複雑に関連しあっている。運動療法プログラムを介して達成される。

　固有受容性感覚は、適切なバランスと機能の徴候である。バランスとは、静止中あるいは運動中に、支持基底面に対して体の重心を制御するプロセスである。ポジションを維持する能力、自発的に動く能力、摂動に対応する能力が含まれる。バランスの3つの要素は、直立姿勢を維持する上で重要である。

1. 静的バランスは、利用可能な支持基底面内で重心を維持することによって、静止時の安定した反重力ポジションを維持する能力である。

2. 動的バランスは、重心の位置の混乱に対する自動的な姿勢反応が関わっている。

3. 反射性姿勢反応（RPR）は、予想外の力によって重心がずれた場合に、安定を取り戻すために活性化される。RPRは、目を閉じ脚で円を描く（分回し運動）ことで示される。

　固有受容性感覚が適切に機能していれば、他の感覚では検知されなくても、自分の脚が実際にどこにあるかわからなくなることはない。

　固有受容性感覚と固有受容性トレーニング（運動療法のかなめ）を十分に理解するには、身体活動を行う際の筋活動、関節の可動域、姿勢は全て、感覚神経活動を中枢神経系（CNS）が受け取り、コード化し、作用を及ぼした結果であることを認識しなければならない。CNSは、運動を制御するのに必要な情報を、体内の3つのサブシステムから受け取っている。

1. 体性感覚系

2. 前庭系

3. 視覚系

　体性感覚系には、皮膚、骨、筋腱連結部、関節に位置する神経などがある。体性感覚系は、触覚、圧力、疼痛、関節運動、位置を検出することができる。関節の体性感覚系には、迅速適応型（QA）と緩徐適応型（SA）の機械受容器、物理作用を検出する神経終末がある。圧力や運動によって関節が持続的に刺激されると、QA機械受容器はCNSシグナル伝達を減少させるが、SA機械受容体はCNSの活性化を維持する。

機械受容器の専門家は、関節運動の知覚は主として QA 機械受容器によって媒介され、SA 機械受容器は CNS に関節の位置と感覚について伝える役目を担っていると考えている。ヒトの膝関節で、関節の加速と減速に対して特異的に反応する機械受容器が特定されている。

ヒトの筋には CNS に筋の長さや緊張について報告する機械受容器（筋紡錘と GTO）があり、関節の QA 及び SA 機械受容器と共同して脳や脊髄に、身体の他の場所で起こっていることについての総合的な情報を与えている。固有受容性感覚は、関節運動（運動感覚）やさまざまな時点の関節の空間的位置についての知覚の収集だと考えられている。

1900 年代初期に、シェリングトン（Sherrington）が初めて固有受容性感覚という用語を説明した。固有受容性感覚は、多くの方法で定義されている。最近の考え方では、固有受容性感覚は 2 つのカテゴリーに分けられている。第 1 のカテゴリーは、関節の空間的・時間的位置を知る能力である。能動的あるいは受動的に以前に経験した位置に関節を戻す能力でもある。

第 2 のカテゴリーは、**運動感覚認識**と呼ばれている。これは、関節での運動を検出する能力である。これらは熟練を要する運動の非常に重要な 2 つの特質である。固有受容性情報は、求心路（感覚系伝導路）を介して脊髄に伝達される。70m/秒から 100m/秒の速度で情報が伝達される。これは疼痛シグナルよりもずっと速く、疼痛シグナルの速度は 1-3m/秒である。この情報には、静的及び動的状況、平衡、生体力学的ストレスと緊張などの詳細な情報が含まれている。感覚情報に対する遠心性（運動）反応の結果、筋緊張、運動実行プログラム、認知体性知覚、反射的な関節安定化に影響する活動が引き起こされる。

通常、靭帯の負荷と断裂は 70-90m/秒の範囲で起こり、それに対し反射弓反応は 40-80m/秒の範囲で生じる。靭帯負荷後皮質反応が誘発されるまでに、120-150m/秒までを要する。これを念頭に置いて、損傷リスクを軽減するために運動療法で神経筋反応遅延を解消することが重要である。

重力に逆らって作業をする場合、私たちは 3 つのサブシステムを使って体をまっすぐに保っている。内耳にある前庭系は、バランス・メカニズムの主要メンバーである。このメカニズムは視覚からの入力によって更に強化され、機械受容器からの情報によって更に補助されている。組織や関節の損傷によって、関節の時間的空間的位置の把握や運動検出の能力が低下する。この能力低下は熟練を要する運動に直接影響し、バランスに間接的に影響する。運動療法リハビリテーション・プロセスの一環として身体活動の段階的なプログラムを行うためには、特別な検査でこの能力低下を見つけなくてはならない。

バランスを中心としたリハビリ運動療法のトレーニングでは、3 レベルの CNS を活性化する。脊髄反射は、最も単純である。この反射は、外部刺激によって引き起こされる反応状況で使われる。この反応は、極めて常同的な筋反応を調整する。これらの活動は、反射的な筋安定化を必要とする関節のポジションの突然の変化を特徴とする。運動療法では、脊髄反射弓を刺激する周期的な安定化活動を推奨している。外乱時も、この能力を発達させるための優れた方法である。患者が片脚または両脚でバランスを保つ、あるいは不安定な面上でバランスを保つことで達成される。

運動療法のバランストレーニングによって活性化される 2 番目のレベルの CNS は、脳幹レベルで、このレベルも外部刺激に誘発される。自動的な反応ではあるが、それほど常動的ではないため、運動療法のバランストレーニングで影響を与えることができる。

反応時間は 90-100m/秒の範囲で、調整された運動パターンで構成されている。視覚入力を伴う、あるいは伴わない運動療法バランストレーニング活動は、脳幹レベルの運動機能を増強する。このレベルの神経筋バランス活動は、両側スタンスから片側スタンスへ、眼を開けた状態から目を閉じた状態へ、安定した土台から不安定な土台へ進行させる必要がある。

運動療法バランストレーニングで活性化すべき第 3 のレベルの CNS は、大脳皮質である。大脳皮質は最も高次の制御レベルで、機械受容器情報が認知や運動と相互作用し、影響を与え、随意的運動によって運動命令が開始される。この活動は 120-150+m/秒の範囲で起こる。

大脳皮質レベルのトレーニングでは、意識的なプログラミングから無意識のプログラミングへの転換を刺激し、意識せずに活動ができるようにする。このレベルのトレーニングの例は、不安定な土台の上でバランスをとろうとしている患者に小さなボールを投げるトレーニングである。

動的安定と細密な運動制御に必要な筋発火パターンの相乗作用と同時発生を回復するのに重要な機能的身体活動の進行的なプログラムを提供するために、運動療法が用いられる。運動療法の主要な目的は、できるだけ迅速かつ安全に、患者を損傷前の活動レベルに戻すことである。

NMT では、関節の動的な筋安定化を高め、ポジションと運動に関してそれぞれの関節の認知を増強することによって、この目標を達成する。トリガーポイントの不活化などの神経筋療法アプリケーションを用いた適切な介入によって達成される。

運動療法は、関節の機能的安定性を回復し運動制御技術を強化するように計画されている。プログラム計画には、適切な反応を促進し、バランスと固有受容性感覚を活用するために、環境の段階的操作を含めなければならない。活動が行われる面で作業を支配する関節で、制御が行われる。

動的安定性の回復は、機能的運動の重要なコンポーネントであり、固有受容性感覚とバランスシステムへのチャレンジが必要である。動的安定性によって、機能的活動時の異常な関節移動の制御が可能になる。運動療法を介した神経筋バランストレーニングは、上肢の整形外科的損傷のある患者が身体活動に復帰できるようになるために不可欠である。

神経筋制御の回復は、病的関節のリハビリテーションとしての運動療法の重要なコンポーネントである。運動療法活動の目的は、関節荷重と関連のある末梢感覚を統合し、これらのシグナルを調整された運動反応に処理することである。この筋活動は、関節構造を過度の緊張から保護する上で役立ち、反復的な損傷に対する予防メカニズムをもたらす。運動療法の一環としての神経筋制御活動は、リハビリテーションプロトコルを捕捉するように意図されている。

神経筋制御と機能的安定性の再確立にとって重要な要素は、関節の固有受容性感覚と運動感覚、動的安定性、予備的及び反動的な筋の特性、意識的及び無意識の機能的運動パターン。動的関節安定化運動は、予備的作動筋/拮抗筋同時活性化を促進する。効率的な同時活性化は、関節力のバランスに必要な偶力を回復し、関節の調和を高め、それによって静的構造に与えられる負荷を軽減する。

運動療法は、関節、筋、腱の受容器からの反射路を刺激することに焦点を置く。予めプログラムされた筋硬直は反射潜時を強化することができるが、その目的は予測されていない外乱を誘発し、反射安定性を刺激することである。最後の要素は、運動パターンと関節負荷を機能的に指示する予めプログラムされた適応を必要とする。

病態生理学

　運動協調性は、認知プロセスと身体プロセスの複合体の結果であり、しばしば当然のことと考えられている。円滑で、目標が定まった、正確な動き、大雑把な動きや微細な動きは、感覚入力の調和した機能、脳における情報の中枢性処理、脳の高次実行機能（例、意志、動機づけ、活動の運動計画）、そして最後に特定の運動パターンの実行を必要とする。身体の様々な部位で複合運動を実行可能にするには、これらの要素が調整され迅速に機能しなければならない。

　動きや一連の運動を適切に理解するためには、多くの経路の集合と、情報の統合を管理する集中システムが必要である。運動皮質、小脳、前庭器官（方向性、重力、運動に関する入力を提供する）は、どれもこの中枢メカニズムの一部である。

　固有受容性情報（体の空間的位置及び四肢や体の部位のポジションについての感覚）、視覚入力（体の空間的位置と体の移動）、適度な敏捷性（網様体の至適活性化）は、中枢神経系に情報を提供する構成要素である。これらのシステムの1つが適切に機能しないと、その結果生じる計画された運動は、満足がいくあるいは円滑な運動ではなく、損傷やトリガーポイント発生のリスクが高くなる。

　関節の固有受容性に包括的に取り組むように作成された運動療法プログラムは、損傷に対して保護する効果があると思われる。特異的な固有受容性トレーニングは、求心-遠心弓を微調整することができる。

　運動療法の活動では、一連の反復的意識的運動をゆっくり慎重に行ったり、関節ポジションに突然外部から摂動を与え、反射、潜在意識下の筋収縮を開始させたりする。特定の機械受容器を選んで訓練することはできないが、ある種の活動で機械受容器の活性化を増強することは可能で、それによって中枢神経系経路に効果がある。

　動的関節安定において固有受容性システムを改善するには、負荷が必要である。損傷において、**疼痛がない状態を治癒**と勘違いしてはいけない。固有受容性感覚の欠如に取り組まなければ、完全なリハビリテーションは達成されない。損なわれた静的抑制の矯正（例、機械的に崩壊された組織の外科的矯正）では、動的関節安定性の強化に必要な求心性神経筋入力は最大化されないと思われる。機械的に安定した関節は必ずしも機能的に安定しておらず、特に肩などのあまり制約されていないシステムではそうである。

　これらの活動には、末梢求心性神経、筋の同時活性化、反射調節、運動プログラミングを刺激するための利用可能な資源が全て組み入れられている。スポーツや生活に特異的な技術を強調する必要がある。反復と強度調整によって、筋活動（予備及び反応性）は、意識的な運動抑制から無意識の運動制御へと徐々に進展する。日常生活活動やスポーツ活動では、下肢は閉鎖性運動連鎖で機能する。

　上肢においては、段階的な多方向用手抵抗の運動療法を適用することで、閉鎖連鎖性に固有受容性フィードバックを与えることができる。律動的安定化（加える圧力の方向を急速に変化させる）を伴う開放運動連鎖の用手抵抗運動も、固有受容性を高めると考えられている。どちらの場合も、患者が進行するにつれて、疼痛に合わせて抵抗を修正することができる。

局所的筋単位と全身的筋単位の統合

ヨーロッパの神経筋療法では、**安定化**の形で関節に支持を与える筋として局所筋が捕えられている。そういった筋は全身にあり、特異的な運動にはあまり関わっていない。局所的な筋は、安全かつ効率的な関節運動に必要な安定性をもたらし、硬化を増加させる。

全身的な筋は、運動の生成に対して究極的に関与している。こういった筋は大きく、骨盤と肋骨を連結し、下肢と上部四半分のリンクをもたらす。筋は収縮する際に力を生み出す。その力が今度は硬化を生じさせる。力は、姿勢を維持し運動を発生させる関節トルクを生みだす。

力が関節の安定性を増強する場合もあれば、安定性を損なう場合もある。それは力の大きさや関節で作用する他の筋力との関係によって決まる。それに対し、筋硬化の役割は常に安定性を与えることである。

硬化した筋は、全ての面の摂動に対して支持する。ある関節の硬化は、別の関節で爆発力の発現を支持する。硬化は、あるセグメントがもう一方のセグメントに対して硬化される身体セグメント連関の体位技術によっても改善される。ある関節に働く全ての筋が同時に硬化すると、超硬化が生じる。全ての筋が同時に収縮することで関節に生じる全硬化は、1つの筋が独力で生み出す硬化よりも大きい。その例として、コア安定性を生み出す腹壁について見てみよう。腹直筋、外腹斜筋と内腹斜筋、腹横筋は一体となって、それぞれの筋が生み出す硬化の合計よりも大きな硬化を生じさせる。頸部では、腹筋運動などの活動時に舌骨上筋や胸鎖乳突筋（SCM）によってこの超硬化がもたらされる。舌が口蓋の前歯の裏の生理学的安静位にないと、舌骨筋は収縮して頸部関節を支えるために必要なレベルの硬化を生じることができない。

SCM は、硬化の不足を補うためにより強く収縮し、その結果 SCM が短くなり、前方頭位や丸い肩が生じ、全身の運動連鎖に影響する。より大きなコア安定性を必要とする高強度の活動では、全ての筋を活性化しなければならない。運動競技におけるハイパフォーマンスは、急激な筋の活性化と力の発生に加えて、同じように急激な筋の力の低下も必要である。こういったケースでの超硬化は短時間生じればよいが、短時間にする必要があるならば、至適超硬化が得られるように運動制御システムを高度に調整しなければならない。

学習段階

学習の第 1 段階は、**認知段階**である。これはトレーニングの初期段階で、患者に関する高レベルの認知意識を必要とする。患者は、技術の知覚、作業の理解を改善し、感覚がわかるようになる。

例えば、全身的な筋（例、腹直筋、外腹斜筋と内腹斜筋、脊柱起立筋の胸部分）の置き換えなしに腹横筋と多裂筋の共同収縮を分離するには、認知意識が必要である。第 1 段階の目的は、ニュートラルな脊柱前弯の体重負荷状態で、適切な呼吸などの低レベルの最大随意収縮時に、腹横筋と腰部の多裂筋の特異的等尺性共同収縮を訓練することで

ある。NMTは、理想的な反応を促進するために指示、視覚的合図、心的イメージ、至適体位や姿勢、様々な円滑化/フィードバック技術を与える必要がある。

　運動学習の第2段階は、**連合段階**である。この段階では、欠陥及び(または)疼痛誘発性であることが確認されている特異的な運動パターンの改善に重点を置く。目的は、検査中にこれらの運動パターンを特定し、リハビリテーション中にそれらのパターンを運動構成要素に分解して何回も実施することである。患者にこれらの運動構成要素を実行させながら、局所筋系の共同収縮を分離する。

　最初に、脊柱をニュートラルの脊柱前弯に維持して運動を実施し、次に正常な脊柱運動に進行する。常に分節制御と疼痛制御が確保されなければならない。検査中に特定された運動パターンには、立ち上がり、歩行、リフティング、屈曲、ねじり、伸展などがある。運動構成要素に重点を置く独立した運動を患者に処方する。疼痛制御を重視しながら、これらの運動を毎日実施する。身体活動のスピードをあげ、運動パターンを複雑にしていく。行く行くは、これらの運動を効率的な神経筋運動としておこなえるようにする。また、患者は正しい姿勢アラインメント、低レベルの腹横筋・多裂筋共同収縮、適切な呼吸を維持しながら歩行などの運動を行う。

　疼痛管理の重要課題は、通常下背部の疼痛や不安定の原因となると患者が予測する一日の運動パターンで筋制御（共同収縮の実施）に重点を置くことである。これは、運動パターン中の共同収縮が自動的になるようにするために重要である。この段階が8週間-4ヵ月続く。リハビリの期間は、実践の強度だけでなく、患者の動機づけと遵守によって決まる。病状の程度や性質によっても左右される。

　3番目の最終段階は、**自律段階**で、参加者は運動課題を正確に実施するために低程度の注意を必要とする。この段階は特異的運動介入を伴い、介入によって被験者は、日常生活の機能的要求中に適切に自動的に脊柱を動的に安定させることができる。複数の研究は、筋動員の自動パターンへの変化が達成可能であることを示している。症状再発の減少と良好な機能的転帰が鍵である。

進行方法：

1. 腹横筋と多裂筋の非依存的活性化

2. 腹横筋と多裂筋の非依存的同時活性化

3. 精度の改善

4. 呼吸の協調（矯正を必要とする一般的な問題として奇異呼吸がある）

5. 機能：単純な静的課題からより難しい課題へ

6. 機能：容易な動的課題からより難しい課題へ

7. 局所的及び全身的同時活性化

8. 特異的進行的機能再トレーニング

運動連鎖、解剖学、患者評価

4

主動作筋、安定筋、運動連鎖

運動連鎖の解剖学

筋肉の機能を調べる

患者評価

トレーニングの原則

ヨーロッパ神経筋療法の法則

神経筋テクニック

筋エネルギーテクニック

「主動作筋」について

　本章の主要テーマは、筋は単独で働かないということである。活動する筋はどれも、利用可能な筋線維の一部（または全て）を提供しており、その配列によって平行方向に力（方向性のある力）を生じ、特定の関節で特定の運動を引き起こすことができる。例えば、線維が膝関節の前側を垂直に走っている筋は、伸展の主動作筋である。反対に、線維が膝の後側を垂直に走る筋は、屈曲の主動作筋である。

　拮抗筋という言葉は、特異的作用に対抗する筋を表すのにしばしば用いられる。上腕二頭筋を同心性に収縮させると（主動作筋）、肘関節の屈曲を可能にするためには上腕三頭筋が長くならなくてはならない（拮抗筋）。私はこれを拮抗関係とは考えず、むしろ協力関係、協定関係だととらえている。この精巧に調整された協力関係によって、なめらかな動きや、可動域（ROM）の全域にわたる制御された加速や減速が可能になり、筋や関節が保護され、適切な関節隙が確保される。主動作筋と拮抗筋の同時収縮を必要とする特別な動きがあり、**共同収縮**と呼ばれている。

　神経筋効率を得るためには、主動作筋、拮抗筋、協同筋、安定筋、中和筋が効率的かつ相乗的に機能しなくてはならない。

主動作筋、安定筋、運動連鎖

　脊柱や四肢に関わる軟部組織や筋骨格の損傷の多くは、筋の不均衡やコア筋系の脱力によって引き起こされる、あるいは持続化する。コア筋系が弱い人は、動的機能運動時にコア筋系を補うために主動作筋を用いる。一般に普及している機械を用いた運動は、酷使による損傷を引き起こす重要な要因だと思われ、多くの人々がこの種の装置を使いすぎている。

　コア系は、究極的には安定化のためのシステムである。コア系が最適に機能しなければ、その結果、身体の残りの部分の筋力、力、神経筋制御を利用して代用することになる。残念なことに、多くの人はコア安定化をなおざりにしたまま主動作筋の筋力や神経筋制御を運動によって発達させようとしており、さらにひどい場合には、非効率的でストレスの多い運動連鎖が確立してしまい、疼痛や損傷引き起こす。運動連鎖を理解すれば、頭部や頸部の疼痛を、離れた場所、時には足の筋や筋膜の張力や攣縮と結びつけることができるようになる。

　これらの関係を理解することで、視覚的、構造的、神経筋的評価を実施し、短く、堅く、スパズム性の（恐らくトリガーポイントがある）組織を特定することができる。これらの構造をまず治療し、筋膜を開放することで、ホメオスタシスに戻し、機能的運動課題を導入する基盤ができる。

安定化

運動分析では、通常、骨やセグメントの動きに重点を置く。セグメントを動かす筋力にも焦点をあてる。同等の力が**器官**と呼ばれる「安定」部分（または骨）にかかる。上腕二頭筋が橈骨に力を及ぼすと、肩甲骨への筋の付着部分（烏口突起と関節窩）にも同等の力がかかる。この場合、肩甲骨は肩甲骨に付着している筋によって与えられる安定化力のために動かない。

外側広筋、内側広筋、中間広筋、大腿直筋が脛骨粗面に力を及ぼすと、脛骨が動く。この例での安定化力は重力である。身体の重量が大きいため、筋は動かない。腹筋運動（床上で）を行うと、骨盤に向かって腹筋が胸郭を引っ張る。同等の反対方向の力が骨盤を引っ張るが、後方骨盤傾斜になることはない。それはなぜか？ 骨盤が後方に傾斜しないのは股関節屈筋によって生じる力のためである。股関節屈筋が付着している下肢の安定化を助けている力は何だろうか？ 常に、椎骨に働き、（運動連鎖で）後頭底まで及んでいる力とは？ **可動域のシャーキーの法則**（安定性がなくなると張力が生じ、その結果可動域が低下する）

運動連鎖の解剖学

腰椎-骨盤-股関節（LPH）複合筋系は、機能的運動時に動的な力を生成し、運動連鎖を安定させる。これらの深部骨盤筋の多くは骨盤内臓器を支え、腹圧の維持を助けている。29以上の筋がこのコアに片側性に付着している。すなわち、大腿直筋、半腱様筋、半膜様筋、大腿二頭筋、大腰筋／小腰筋、腸骨筋、腹直筋、内腹斜筋／外腹斜筋、腹横筋、錐体筋、腰方形筋、大腿方形筋、内閉鎖筋／外閉鎖筋、上双子筋／下双子筋、長内転筋、短内転筋、大内転筋、薄筋、恥骨筋、大殿筋、中殿筋、小殿筋、大腿筋膜張筋、脊柱起立筋（腸肋筋、最長筋、棘筋）、広背筋、多裂筋、梨状筋、肛門挙筋、尾骨筋。

筋膜連鎖や靭帯連鎖などのコア筋筋膜構造の主要な機能は、動的運動時に重心を支持基底面に維持することで姿勢制御をもたらすことである。

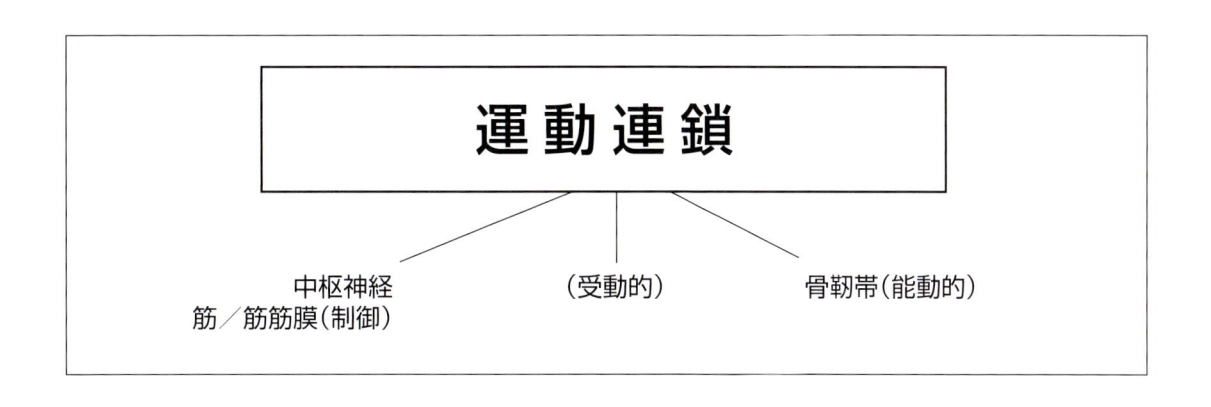

```
                    運動連鎖
          ┌────────────┼────────────┐
     中枢神経        （受動的）     骨靭帯（能動的）
  筋／筋筋膜（制御）
```

筋運動連鎖とサブリンク

　全身の安定性と位置づけにおいて筋収縮を調整する一次神経筋戦略が存在する。身体のシステムや構造は全て一体となって働いて機能的運動連鎖を確立し、究極的に相互依存してリンクを形成する。ヨーロッパの神経筋療法では、これらの戦略は、螺旋状/斜め連鎖、側方連鎖、後矢状連鎖、前矢状連鎖として知られている。他にもいくつかの二次連鎖やリンクが、深在性及び表在性に共存している。これらの連鎖やリンクはひとつの連続的な機能として存在し、それを通して力が変換され、骨膜を介して筋膜に、あるいは筋膜から骨膜に、つま先から頭まで、頭からつま先まで伝わっていく。

螺旋(斜)連鎖(S/OC)

　螺旋(斜)連鎖には、外腹斜筋、外腹斜筋(対側性)、内転筋、腸脛靭帯、前脛骨筋、長腓骨筋、短腓骨筋が含まれる。この連鎖には以下のリンクも含まれる：前鋸筋、同側の菱形筋、対側の頭板状筋。

側方連鎖(LC)

　側方連鎖には、腓骨筋、腸脛靭帯、大腿筋膜張筋、殿筋、外腹斜筋、内腹斜筋、同側の内転筋、腹斜筋(対側)が関わっている。側方連鎖には以下のリンクが含まれる：肋間筋、胸鎖乳突筋、頭板状筋/頸板状筋、斜角筋。

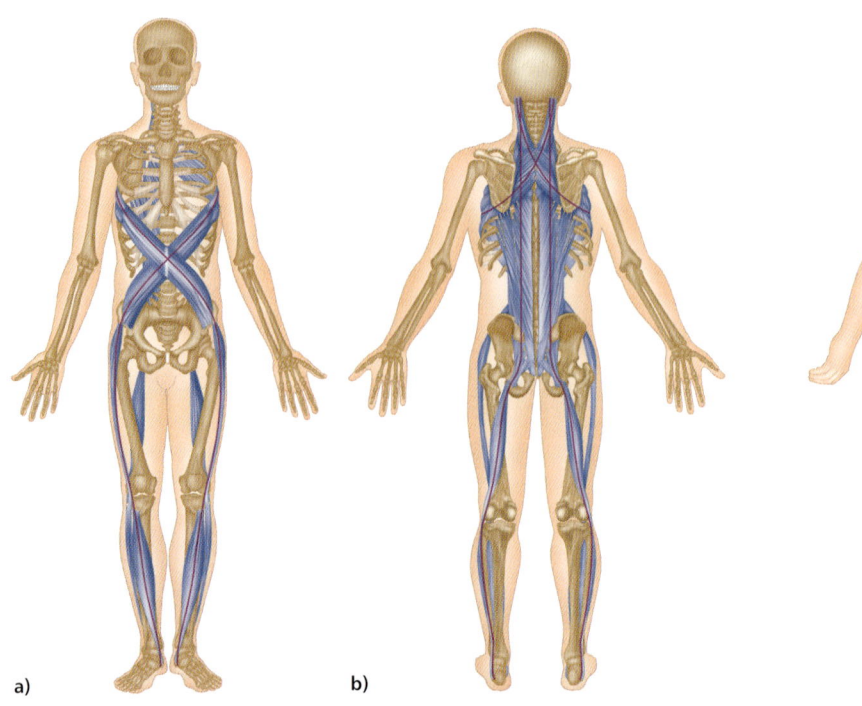

図4.1　螺旋(斜)連鎖(S/OC)　a) 前面像、b) 後面像。

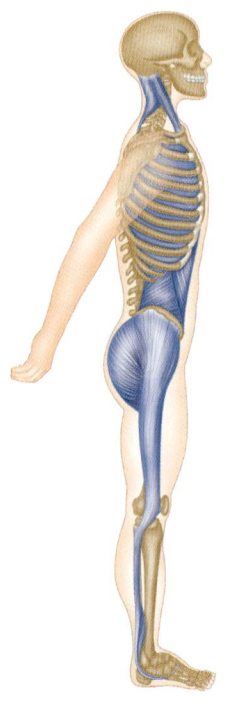

図4.2　側方連鎖(LC)

運動連鎖の解剖学　99

後矢状連鎖（PSC）

　後矢状連鎖には、胸腰筋膜とその上方と下方の筋リンクが含まれ、末梢及び脊椎の関節に運動と支持を与えている。中央部分のサブリンクには、腹横筋と内腹斜筋の後部線維が関わっている。骨盤底の筋には、錐体筋、多裂筋、最長筋の腰部、腸肋筋、横隔膜があり、コア筋と呼ばれている。もちろん、この関節支持系は、肩甲上腕や腰椎・骨盤帯・股関節（LPH）複合体にも存在している。

　深後部や矢状の連鎖には、局所的な深部の分節的に関連のある筋が関わっており、運動分節や関節に緊張を与えている（II型緊張）。

　表在性斜後方連鎖には、主動作筋やより全体的な筋がかかわっており、名前が示しているように主として表在性である。これらの筋は、主に疲労に対する抵抗力の高い相動性線維やＩ型線維である。

　後矢状連鎖には、後頭前頭筋、脊柱起立筋、胸腰筋膜、多裂筋、仙結節靱帯、大腿二頭筋（短頭）が関わっている。このリンクに、腓腹筋や足底筋膜を含めることができる。

　後斜リンク（POL）には、広背筋、対側大殿筋、胸腰筋膜がかかわっている。この連鎖には以下のリンクもつなげることができる：腸脛靱帯、前脛骨筋、腓骨筋。

図4.3　後矢状連鎖（PSC）

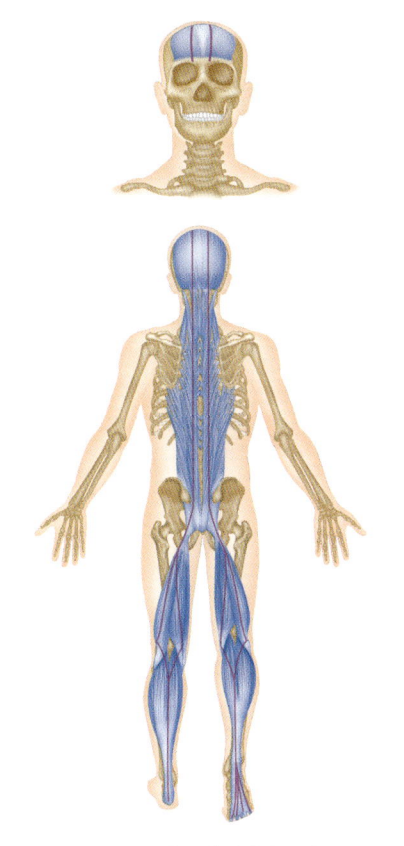

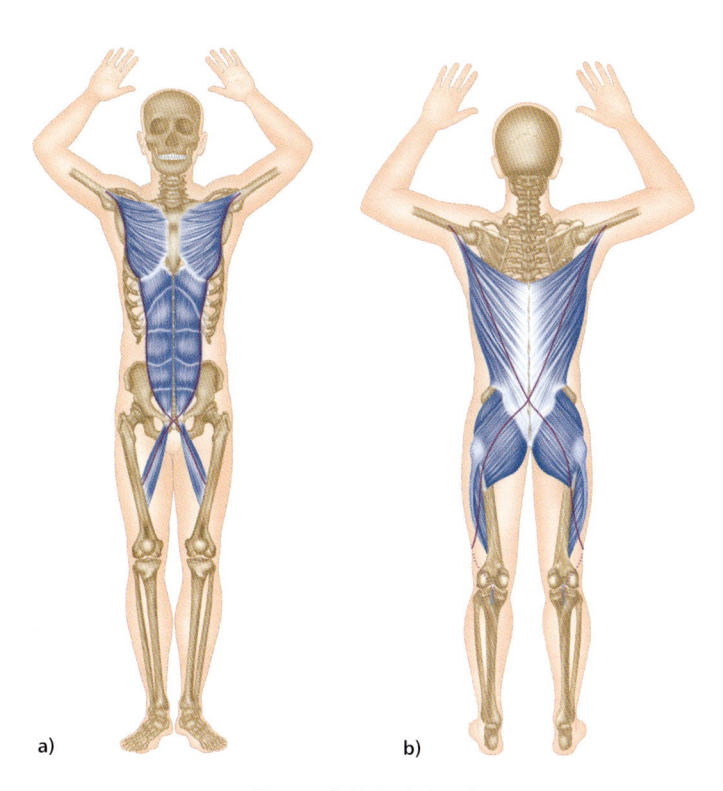

図4.4　後斜リンク（POL）
a) 前面像、b) 後面像。

前矢状連鎖(ASC)

　前矢状連鎖には、足背、脛骨骨膜、大腿直筋（膝関節筋を含む）、AIIS（下前腸骨棘）、恥骨結節、腹直筋、胸骨骨膜、胸鎖乳突筋、乳様突起の骨膜がかかわっている。

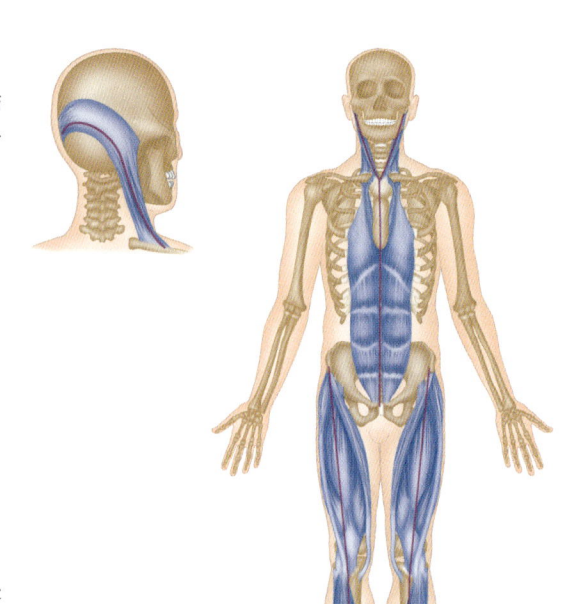

深部前連鎖(DAC)

　深部前連鎖には、足底面の内側弓（第1楔状骨）、後脛骨筋、内側脛骨骨膜、内転筋、粗線、坐骨枝と恥骨枝、小転子、腸骨筋、前縦靱帯、大腰筋、横隔膜腱中心、縦隔と心膜、胸膜、頸筋膜、斜角筋膜、頭長筋、舌骨と関連膜、下顎骨、後頭、帽状腱膜が関わっている。

図4.5：前矢状連鎖(ASC)

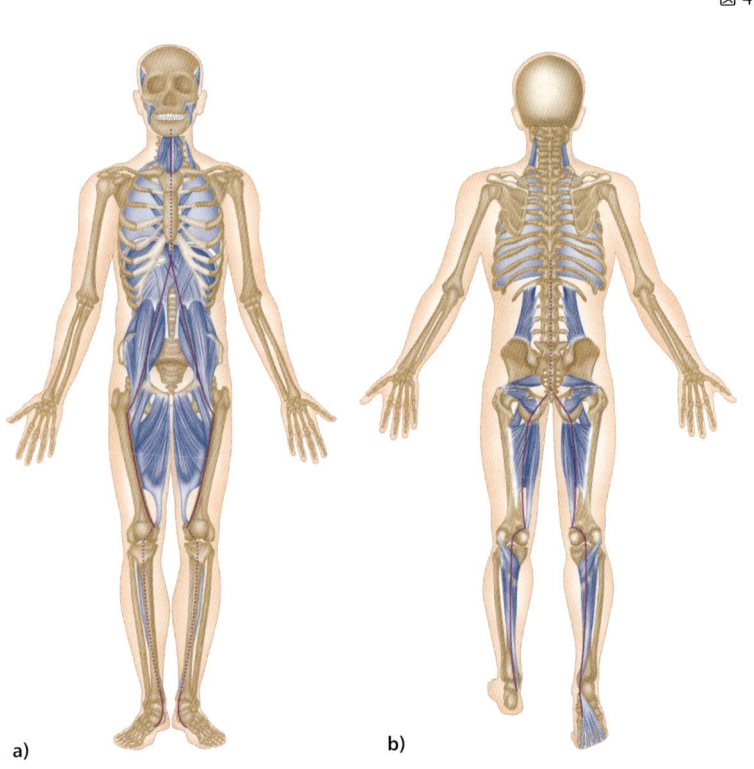

図4.6　深部前連鎖(DAC)　a) 前面像、b) 後面像。

筋の機能を調べる

　解剖学的に言うと、筋は筋膜の袋に包まれており、筋膜には筋線維が含まれており、筋線維で収縮が生じる。筋線維は筋腹にのみ位置しているが、結合組織である筋膜は腱に移行する。その後は、**骨膜**と呼ばれる骨の外層に移行する。骨膜は骨幹に沿って続き、別の筋の腱となる。こういった筋の捉え方は、医学生が筋について学ぶあり方と対照的である。

　筋に解剖学的個体性はあると思われるが、機能的な個体性はない。実際、人体にある筋は一つのみである。この筋は、上から下、前から後、横から横、生から死へとつながっている。筋は体重の約35%を占めており、体熱の85%は筋から生じる。

　筋膜は筋だけでなく、内臓や骨格も包みこんで覆っている。器官や内臓を覆っている筋膜は**漿膜下筋膜**と呼ばれている。皮膚のすぐ下の筋膜は**表在筋膜**と呼ばれている。結合組織が一続きにつながったもので、身体の離れた部分を互いに連結させている。胚発生時から、動脈系や消化器系などの連結管系は、筋膜面の連動系と連結している。例えば、脚の下腿筋膜は鼡径靱帯で腹膜腔を囲む横筋筋膜と結合し、続いて横隔膜と結合する。さらに肺を囲む壁側胸膜と結合し、続いて頸筋膜と結合する。

　筋機能を区分するという考え方から、バックエクステンション、レッグエクステンション、レッグカール、アブドミナルクランチなどのマシンを使った運動が創案されている。

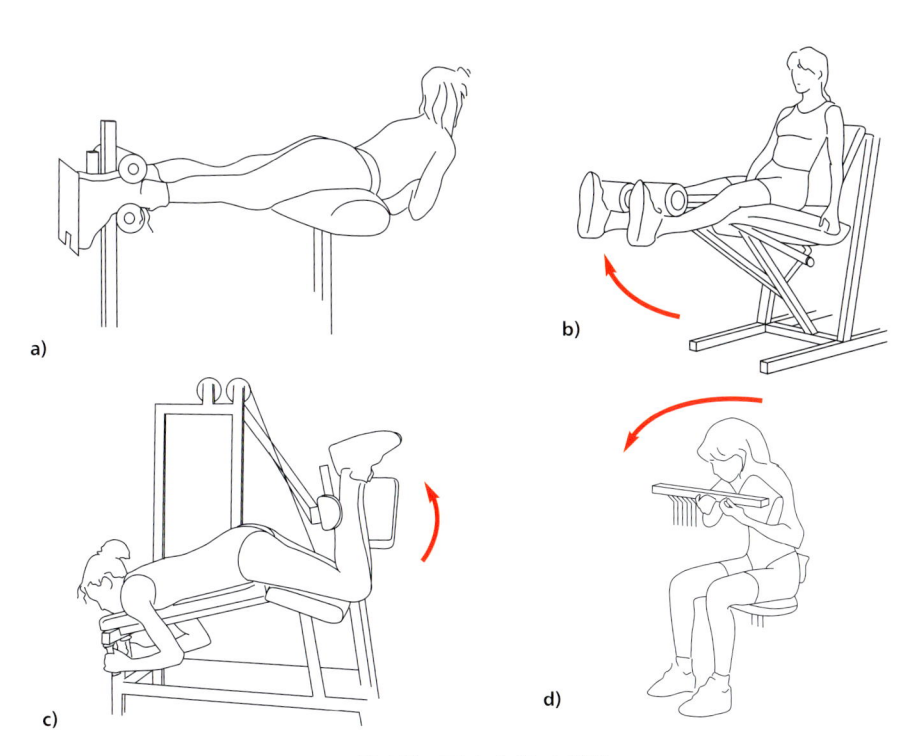

図 4.7　マシンを使った運動
a) バックエクステンション、b) レッグエクステンション、c) レッグカール、d) アブドミナルクランチ。

一つの筋を切り離して考え、その筋の筋力を高めようとする考え方をやめ、多方向かつ多次元的に神経筋の効率を改善するように勧める（運動連鎖全体の発火パターン）。作業をするということは、単一の筋を収縮させるということではなく、多くの筋を特異的な順序であるいは協調的に収縮させることであると認識することは重要である。加速、原則、安定化、無効化のために筋が収縮すると、生成された力は筋膜組織の連続的な連鎖に沿って促進される。ヒトの運動を全体的に捉える必要がある。

形の閉じ込めとは？

　形の閉じ込めとは、関節や靭帯の接触面のトポグラフィーが、安定性にどのように関わっており、荷重を受けている2つの関節面間の剪断や過度の並進運動をどのように軽減、予防するかということである

力の閉じ込めとは？

　力の閉じ込めは、荷重を受けている2つの関節表面間の並進を制御するのに必要な力に言及している。例えば、仙腸関節で剪断を制御するのに必要な力は圧縮である。下背と骨盤の安定筋は仙結節靭帯を介して筋膜と連結し、この圧縮をもたらす。腹横筋、多裂筋、骨盤底、下肢の大腿二頭筋が関わっている。

　まず「マシンを使った運動」を見ていこう。運動療法ではマシンを使った運動を取り入れている。だが、全身運動連鎖の機能的運動をプログラムに取り入れていない場合、筋優勢のリスク、神経筋の非効率性、適応性姿勢変化、損傷のリスクが増加する。

　マシンを使った運動は、神経筋抑制を促進し、その結果神経系が主動筋の活動を停止させることがある。それを避けるためには、機能的あるいは生活特異的な身体活動でコアを安定させることに重点を置く。

どのようにおこるのか？

　第1に、マシンを使った運動は通常一方向であるのに対し、機能的運動は三平面、すなわちあらゆる平面で運動が生じる。三平面運動は、加速、減速、動的安定化を必要とする。マシンを用いた運動の多くは、ヒトの体の動きや生活と機能的な関係がない。例えば、物を取ろうと腕を伸ばすときにアブドミナルクランチの腕の動かし方をすることはない（図4.7 (d)を参照）。

　さらに、体幹や股関節を固定してかなりの力を生成するため、反復的な動作によって不適切な運動パターンや不適切な姿勢（例、丸い肩）が助長される。とはいえ、マシンを用いた運動が必ずしも悪いというわけではない。

　中枢神経系（CNS）は、筋をグループとしてあるいは共同作用として動員し、不必要な運動が減るように運動を系統化している。その結果、円滑で無駄のない動きが得られる。共同作用を学んでいくうちに、運動はより身体構造に沿ったなめらかなものになる。

　筋の共同作用を理解すれば、機能解剖学や生体力学を理解できるようになるだろう。ヒトの体は、統合され連結された連鎖で運動を提供するように作られている。運動やトレーニングなどの身体活動では、これを反映しなければならない。

　筋の共同作用や「リンク」は、運動を協調的に系統化し、関節での不必要な運動を最小限にする。運動パターンが学習されると、CNSはこの協調を微調整して自動化し、時間と練習によって流暢にする。これは「促通の法則」の例である。

例：アイスクリームのコーンを食べている子供は、口に入るアイスクリームよりも顔につく方が多い。もちろん、成長に伴って、神経系も成熟する。練習や経験をつむと、アイスクリームを正確に口に持っていけるようになる。そのためには、タイミング、協調、反応時間、バランス、神経活動の集合的な「組み込み」が必要である。アイスクリームが顔につくというのは求められている結果ではなく、子供は**結果の知識やパフォーマンスの知識**として知られるフィードバックから学んでいく。これらはパフォーマンスの結果や全体的な運動連鎖の質と関係している。もちろん、筋、筋筋膜、関節、神経系にストレスをかけずに行動することを再学習するには、最教育が必要である。

作業特異的な神経筋共同作用が確立されれば、常に同じ筋を同じ順番に使うことでその作業を行うようになる。やがて、姿勢適応、不適切な神経活動、筋抑制、関節応力、究極的には損傷の素因となる。言い換えれば、何かを間違った方法で行うことを学んでしまうと、常に間違った方法でするようになってしまう。運動や姿勢が学習されてしまうと、神経学的なエングラムが確立され、筋が特異的な連鎖で動員され、その人がその作業をすると決まって同じ連鎖で行われるようになる。正しい方法は奇妙で不快だと感じるようになる。

萎 縮

委縮は、筋細胞の大きさや数の減少によって引き起こされる筋量の進行性減少と定義することができる。

肥 大

肥大には、筋線維の大きさ及び直径の増加が関わっている。ミトコンドリアなど筋線維を作っている多くのタンパク質の大きさや筋節内の数が増加することによって生じる。

汎適応症候群と局所適応症候群

局所レベルの変化が、より大きな全体像に影響する。ヒトの体の中では常時、刻々と変化が生じている。正の順応につながる変化もあれば、問題が生じる場合もある。少数の局所的なストレスの蓄積的影響によって、持続的な要求のためにより全体的な適応が生じることがある。

炎 症

炎症は、組織損傷に対する体の反応である。炎症は回避すべきものだとしばしば思われているが、組織損傷の修復や回復において重要な役割を果たしている。炎症は、熱傷、切傷、裂傷、化学的刺激、及び細菌やウイルスの侵入に対して反応し修復する第1段階をもたらす保護能力である。

炎症の比率やレベルが、組織が受ける外傷の程度と正比例していると言う点に潜在的な問題がある。組織損傷が起こると、一連の反応が生じ、ヒスタミンや他の刺激反応性の化学物質（キニンなど）が放出される。それによって、損傷部位で血管が拡張し、毛細血管壁の透過性が増す。血流が増加し、その結果体温が上がり、発赤する。毛細血管壁の変化によって過度の腫脹が生じ、血漿が間質液に流出する。これによって罹患組織内の圧力が増加し、特別な痛覚受容器（侵害受容器）を刺激し、その結果疼痛が生じる。疼痛や腫脹は、可動域を制限し、さらなる損傷のリスクを軽減する。

組織は血漿で満たされ、損傷組織で食細胞や白血球が増加する。食細胞は、損傷細胞残屑を貪食し、損傷部位を掃除し、感染の原因となる異物を取り除く。特殊化した凝固物質がくっつき、失血を防ぎ、漏れをふさぐ。組織は次に新しい組織の再生にとりかかる。大抵の場合、もとの組織の損傷に対する特異的な適応として、身体はさらなるコラーゲン線維を生み出す。これは同じ部位で損傷が再発生するリスクを軽減するための保護的なメカニズムである。だが、最初のコラーゲン線維は、筋線維配列の軸に沿って組織化されているが、付加的なコラーゲンはしばしば組織化されておらず、その結果瘢痕組織が生じる。損傷回復の早期の運動が不可欠であるのはそのためである。多くの人たちが損傷をあまりに長期間安静状態に保ち、上肢損傷の場合、日常活動に上肢を使うことさえ避けている。こういったことは有害で、回復が遅れるだけでなく、瘢痕組織が増加し、可動域が失われる。

組織損傷後に続く一連のイベントは、筋の固定と痙縮である。最初の炎症は正しい治癒の不可欠な段階であり、コントロールする必要がある。その結果生じる保護的な痙縮（及びトリガーポイント発生）が真の罪人で、運動や身体活動を推奨する前に、それに取り組んでホメオスタシスに戻す必要がある。この痙縮に取り組まずに運動を開始すると、一時的な緩和が得られるだけである。身体活動をやめると、問題が再発する。ミッシングリンクは、スパズム性組織をまず治療し、段階的な機能的身体課題で筋を再教育することである。

患者評価

リハビリプログラムなどの運動療法を処方したり、神経筋療法を実施したりする前に、完全かつ総合的な患者評価をしなくてはならない。運動連鎖姿勢評価を実施し、患者のヘルス・ヒストリーを詳細に調べる。

いかなる評価においても、姿勢コンポーネントを含めることが肝要である。クライアントや患者を知るために、動機調査のための面接も不可欠である。水に入りたがらない患者に、水中での身体活動への参加を勧めても意味がない。患者の話に耳を傾けることが大事である。患者が何を達成したいと望んでいるか、患者の好きなものと嫌いなもの、患者の現在の日課や仕事を明らかにしなければならない。そうすることで、クライアントや患者と一緒に、患者のライフスタイルにあった効果的かつ安全なリハビリのための運動療法プログラムを見つけることができる。適切なタイムフレームの中で、現実的な目標を特定することができる。

筋の短縮、相対的な筋力低下、可動域、神経筋反射、姿勢の対称性について調べるフレームワークが必要である。こういった問題が、疼痛や呼吸機能の変化の原因や誘因になることがある。栄養学的及び心理社会的な影響も考察しなければならない。

応力によって短縮する筋は：腓腹筋、ヒラメ筋、内転筋、大腰筋、大腿筋膜張筋、大腿直筋、梨状筋、腰方形筋、脊柱起立筋、大胸筋/小胸筋、大円筋、上部僧帽筋、肩甲挙筋、胸鎖乳突筋。

抑制される傾向のある筋は：前脛骨筋/後脛骨筋、前鋸筋、内側広筋斜頭、中部/下部僧帽筋、膝関節筋、偏菱形、腹横筋、小円筋、内腹斜筋、棘下筋、多裂筋、後部三角筋、深部頸筋。

疼痛、関連痛、感覚変化がある領域に陰影をつけるよう患者に指示する。患者の愁訴の原因となるトリガーポイントがあると思われる筋を特定する上で視覚的な助けとなると思われる。

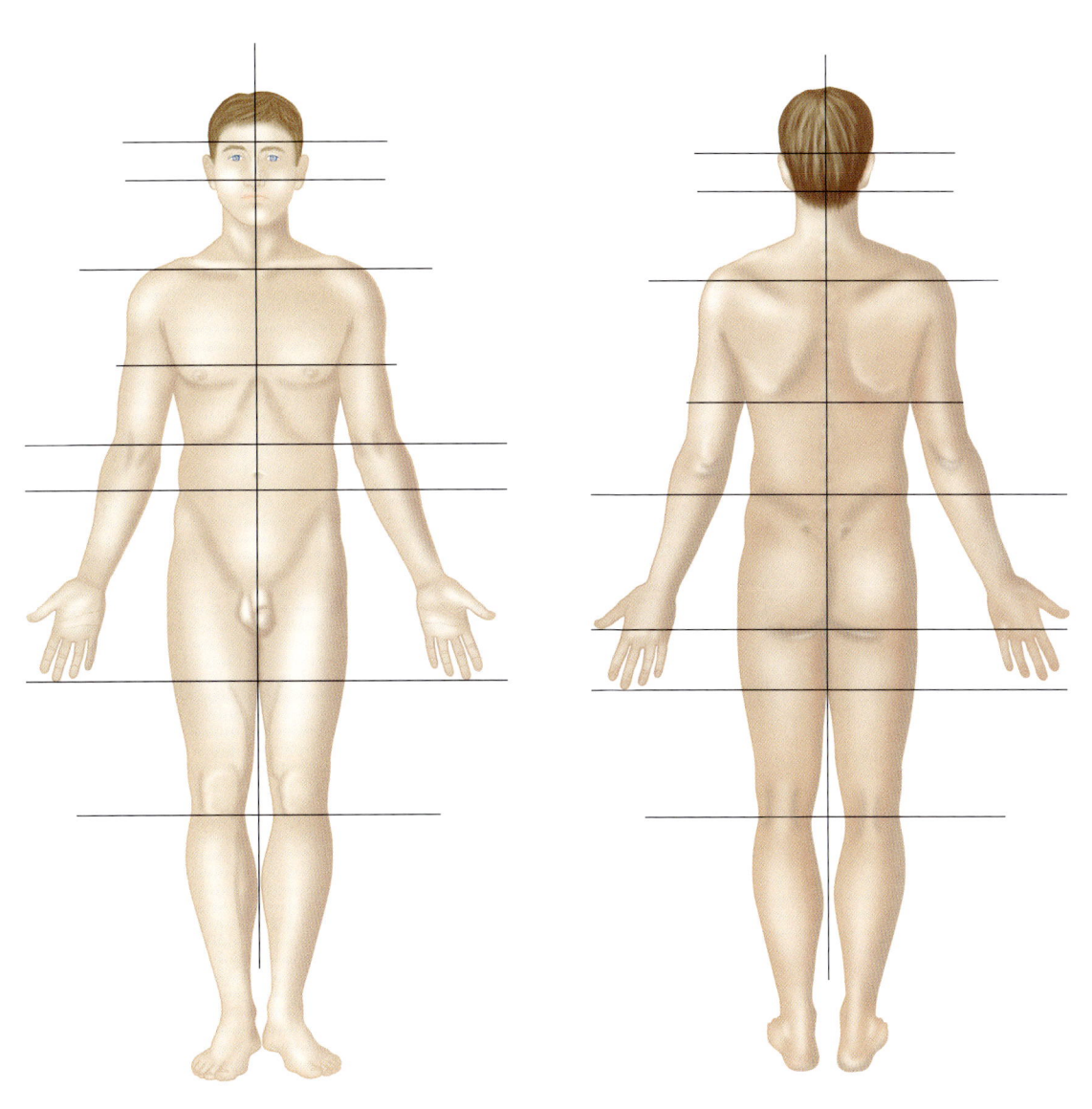

図4.8　患者が疼痛、関連痛、感覚変化がある領域に陰影をつけるための身体輪郭図

トレーニングの原則

　身体活動は、健康やフィットネスの技術と関連のあるコンポーネントを提供することができる。リハビリテーションでは、関節の健康の改善と神経筋効率が得られるようにこれらをうまく組み合わせて提供することに重点を置く。以下の原則を考慮しなければならない：段階的な負荷、特異性、可逆性、変動、個人差。では、これらの原則をより詳細にみていこう。

段階的負荷
　適切な身体活動を行うことで、最適な身体的、生理的適応やパフォーマンス適応が得られる。運動療法のプログラムは、適切な段階的適応が得られるように、効率的かつ安全なレベルの身体努力を提供する。構成要素には、量（反復回数）、強度、収縮速度、筋動作、回復期間、トレーニング頻度、運動面、運動選択、実施順序などがある。

特異性
　身体活動によって生じる適応は、課せられた運動学的及び運動力学的要求に特異的である。選択した活動の結果は、運動単位同期化、発火頻度による調節、運動単位関与、力発生速度に特異的に関連している（神経筋特異性）。患者の日常活動と似た、あるいは関連のある運動を選択することで、患者の生活に特異的な運動パターンを改善することができる。これは Specific Adaptations to Imposed Demands（身体は課せられた要求に対して特異的に適応する）SAID と呼ばれている。

可逆性
　この原則には、2つの変動がある。1つ目の変動は、患者が身体活動をやめると、獲得した改善や神経筋効率が消失するということである。2つ目の変動は、損傷を負った、弱くなった、あるいは機能不全の組織の状態をホメオスタシスに戻すことである。リハビリテーションが成功すれば、身体活動の焦点は神経筋効率を維持し、今後の損傷のリスクを軽減するための基盤を提供することである。

変　動
　与えられる刺激に関連して変化が求められる。運動速度の変化（加速と減速）と全運動面の安定化が得られなければならない。運動療法は、段階的で系統的な身体活動に必要な多平面、多次元のトレーニングを患者に提供しなければならない。

個人差

運動療法プログラムをデザインするにあたっては、患者のニーズと現実的な目標を考慮しなければならない。従って、患者の年齢、医学的な健康状態（損傷などの病歴）、性別を考慮する必要がある。身体活動プログラムを以下のように段階的に進行させる。

- 単純でなじみがある運動からプログラムを開始し、3つの運動面全てが関わるより複雑な運動へと進める。

- 単純な静的課題から始め、より動的な運動に進む。

- 最初はゆっくりと、その後速度をあげる。

- 効果的かつ適切な偶力が得られるように、触覚、視覚、言葉によるサポートをする。

- 初心者にはローフォースが適しており、ハイフォースにあげていく。

- 片腕の運動から始め、両腕の運動に進む。

- 静的ストレッチングを避け、動的な可動域（DROM）を勧める。

ステップ1

病歴質問票に記入してもらう。クライアント/患者に、血圧、冠動脈心疾患、あるいは他の重篤な慢性疾患の病歴がある場合、かかりつけの医師から書面で許可をもらわなければならない。療法士や運動療法専門家にとって特に重要な病気があり、患者の担当医に特別なガイドラインや禁忌について相談しなければならない。患者の病歴を知ることで、患者についてよく知った上で治療戦略や適切な身体活動に関して決断するための重要な情報を得ることができる。例えば、腰痛によって、腰椎・骨盤帯・股関節（LPH）複合体に対する安定筋の神経制御が低下し、その結果脊柱の安定が低下する。下肢の損傷、特に足首の損傷は、大殿筋と中殿筋の神経制御を弱め、肩の損傷は、SITS筋の神経筋遅延と関連がある。クライアント/患者に関する手紙や文書は全てファイルにとじて置かなければならない。

クライアントの記録について

クライアントの記録は、厳密に個人的なもので守秘義務があり、患者の所有物である。他の専門家にクライアントの情報を伝えることができるのは、クライアントから書面で許可をもらったときだけである。記録は全て施錠して保管し、7年間まで保持しなければならない。

ステップ2

ステップ2では、患者にシルエットを与え、疼痛や強い感覚のある領域に陰影をつけてもらう。赤のフェルトペンを使って行う。これによって、患者の疼痛パターンや感覚変化を視覚的にとらえることができる。トリガーポイントの関連痛パターンと関連していることがある。

ステップ3

姿勢評価-運動連鎖評価は、患者にあった瞬間から開始する。患者の動き、及び静的姿勢についての注意深い観察から、貴重な洞察が得られる。患者の歩き方も観察しなければならない。例えば、マッチしたペースとリズムで腕が均等に振られているかどうか、片方の腕が短くないか、あるいは体に近づいていないか？ 直立時に、腕を両側にたらし、手は半回外位、小指はズボンの縫い目に沿っているか？ 肘のラインと胸郭のスペースを観察する。片方がもう片方よりも光が見えることはないだろうか？

左右対称かどうかを見るには解剖学的ランドマークを用いる。だれにでもわずかな差はあるものだが、大きな差があれば、短縮性、スパズム性、高緊張性の組織を特定し、抑制された筋を見つけるのに役立つ。患者が意識しすぎないように、気をそらすことは有用である。その場で6秒間行進し、次に目を閉じて繰り返すように指示する。行進をやめる際に、体を引っ張り上げ、おなかをひっこめる傾向がある患者がいる。目を閉じて回旋させると、軽度の失見当識が生じ、本当の姿勢のより現実的な像が得られる。患者から3〜4メートル離れて立つことで、全体的な補償や局所的な補償を特定できる。

姿勢についての考察

例、頭位傾斜、前方頭位、頭位回旋、肩の高さの差、前寄り/後寄りの肩帯、片脚立ちで一方の脚の方が好まれる、ひざロッキング、顕著なあるいは平坦な脊柱曲線、脊柱側弯症、膝蓋骨のポジショニング、扁平足、外側（内側）に向いた足。

前部正中矢状面

前部正中矢状面には、鼻中隔、胸骨、へそ（臍）、恥骨結合が含まれる。

前部横断（水平）面

前部横断（水平）面には、頭冠、眼、耳、肩峰、ASIS、腸骨稜、ひじの屈曲線、指先、膝蓋骨、腓骨頭、内果が含まれる。

前頭面

前頭面には、耳道、上腕骨頭、大転子、腓骨頭、外果、PSISに対するASIS。

正中矢状面

後部正中矢状面には、後頭隆起、脊髄突起、仙骨結節、尾骨が含まれる。

後部横断（水平）面

横断（水平）面には、肩鎖関節（AC）、肩甲骨下角、腸骨稜、PSIS、殿溝、アキレス腱が含まれる。

目盛付き体重計を2つ用意し、1つの体重計に一方の脚、もう1つの体重計にもう一方の脚をのせて患者を立てらせる。両方の脚にできるだけ均等に体重をかけるが、若干の差があっても正常である（最適な姿勢を探す）。注意すべき重要な差は、

- 頭部はまっすぐであるか、片方に傾いていないか、曲がっていないか？
- 両方の眼は同じ高さか？
- 両方の耳は同じ高さか（乳様突起）？
- 耳垂と肩峰の距離は左右対称であるか？
- 鼻はまっすぐであるか？
- 下顎骨の正中線は、口を開けた時と閉じた時に、まっすぐ（垂直）な線になっているか？
- 肩鎖関節は同じ高さか？
- 腕のポジションに関して明らかな内旋/外旋はあるか？
- 肘に軽微な屈曲があるか？
- 指先は水平か？
- 背面が前側に45度傾いた場合、手はわずかに回内するか？
- 指を弛緩させると、わずかに湾曲するか？
- 腕と胴体の間のスペースは左右対称か？
- 胴体の全体的な様子はバランスがとれているか？
- 胸郭は左右対称か？
- 肋骨の下角と腸骨稜の間の距離は両側で同じか？
- ASISは両側で同じ高さか？
- 大転子は互いに同じ高さか？
- 膝蓋骨は均等で、同じ高さで、左右対称に見えるか？
- 腓骨頭前面は同じ高さか？
- 果は均一か？
- 足が内側（外側）に曲がっているように見えるか？
- 足底弓は正常か/高いか/扁平足か？

ステップ 4
ステージ 1、2、3 に基づき NMT 療法を開始し、リハビリテーションのための対症的な運動療法も含める。

マッサージ
　組織をウォームアップさせる、固着または付着した組織を離す、血液供給を増加させる、交感神経系の緊張を低下させる、筋膜に影響を与えるために、NMT の補助としてマッサージを行うのは有用である。NMT 介入を補う中間段階や治療を終了するために用いられる。

　ある種の癌、脳卒中、骨粗鬆症など、間違った状況や不適切な状況でマッサージをするのは危険である。フリクション（摩擦）などのマッサージテクニックは、線維性や瘢痕性の組織を破壊し、局所的な炎症の原因となることがある。このアプローチは高度の技術と知識が求められ、患者に不当な疼痛を与えることがあってはならない。肘を患者の筋深くに差し込み、組織をフリクションすれば、誰だってしりごみする。これは、組織を治療する危険かつ無知なやり方である。ほとんどの場合、不適切な組織損傷、炎症、挫傷が生じ、患者のストレスが増加する。

　理学療法士は、自分の指に反復性緊張を生じさせることなく、適宜 T バーを使って、圧力や軽度の摩擦を与えるべきである。T バーは比較的安価で、インターネットで購入することができる。マッサージには以下のようなバリエーションがある。

軽擦法
　掌など広い表面を使って行うウォームアップテクニックである。求める効果によって、速くしたり遅くしたり、長くしたり短くしたりする。速く、短くすると刺激とり、ゆっくり長くするとリラックス効果がある。他のバリエーションに、フォルタリングや圧縮、またはその併用がある。療法士の手と患者の皮膚の間で摩擦が生じる。オイルやクリームの量が少ないほど、フリクションの効果が大きい。

揉捏法
　揉捏法にはさまざまなバリエーションがあり、筋をそっと持ち上げて骨から離し、筋をもみほぐす。揉捏法は、通常揉捏と圧縮を行う。深部の循環を高めるために、筋を回旋させ、つまみ、圧縮する。揉捏方は、血行を刺激し、筋や神経組織からのエネルギー副産物の除去を助ける。

叩打法
　叩打法では、手を交互に使って打診的な動きを敏速に与える。筋を軽くたたき、活力を与える。ストロークには多くのバリエーションがあり、手の端や、指先を使ったり、握りこぶしで行ったりする。叩打法は攣縮している筋から緊張とスパズムを取り除こうとする。

ヨーロッパ神経筋療法の法則

　神経筋療法士は、神経学的法則に基づいて理学療法を行う。これらの法則は、急性及び慢性の疼痛パターンを示し、疼痛がどうやって体全体に分散するかを示している。神経系は、1秒あたり30刺激で、正常な筋緊張を生じるようになっている。外傷が原因で神経系が損傷組織を1秒あたり75刺激で刺激すると、より独創的で恒常的な方法で反応し、疼痛を分布させなければならない。

　片側性の法則、すなわち、「軽度の刺激が1つ以上の感覚神経に与えられると、通常片側、刺激された側のみに運動が生じる」左殿部に軟部組織損傷が生じた場合、治療を受けなければ、比較的短期間のうちに殿部に痛みが生じる。治療を受けないまま鎮痛剤を飲み、熱いシャワーをあびて痛みを紛らわすと、翌日には当初から痛みのある損傷側だけでなく、反対側にも痛みが生じる。

　これは2番目の法則、**対称の法則**を示しており、すなわち「刺激が強まると、刺激された側だけでなく、反対側の同種の筋にも運動反応が生じる」実際的な観点から言うと、療法士が患部でない側を治療できれば、損傷を負って痛みのある部分に直接NMTを適用しなくてもある程度取り組むことができる可能性があるということである。

　損傷を正しく治療しないと、もともとの損傷部位で痛みが強まり、反対側の殿部にも弱い痛みが生じる。これは3番目の法則、**強度の法則**を示しており、すなわち「反射運動は通常刺激側でより強く、時に反対側の運動強度が同じになることがあるが、通常は顕著でない」

　第4の法則は**放射の法則**で、「興奮が増加し続けると、上方に伝播し、上位の脊髄セグメントからの遠心性神経を介して反応が生じる」つまり、もともとの損傷部位から脳に向かって上方に疼痛が放射し、その後軽減せずに外に向かって放射し、身体の全ての筋を全体的に収縮させる。治療しないままおいておくと、将来的には、動かすと決まって痛み、激しい頭痛が生じ、頭からつま先まで全ての筋が全体的に収縮する。神経系と筋骨格系に悪影響が生じ、呼吸器系、心血管系、リンパ系、消化器系、内分泌系などの身体の他のシステムにも悪影響が及ぶ。

　これは第5の法則、**全身化の法則**を示している。すなわち、「刺激が非常に強くなると、延髄に伝播し、そこから脊髄のあらゆる部分に刺激が放射し、身体の全ての筋の全体的な収縮を引き起こす」急性損傷(圧縮)、慢性損傷(反復性微視的損傷)、筋の不均衡、関節の機能障害、悪い姿勢は、姿勢の否定的変化の基盤となり、神経組織の完全性を損なう。組織の外傷によって、累積的な損傷サイクルとして神経性反射メカニズムが開始される。こういった変化によって、微小なレベルで形態的障害が生じ、その結果神経内浮腫、組織低酸素、微小血管飢餓、トリガーポイント形成によって化学的刺激が生じる。他の法則には、

促通の法則

　ニューロンが他のニューロン群ではなく、特異的なニューロン群を介して独自のコースをたどると、今後も同じコースをたどるようになり、この経路を通るたびに抵抗が減少する。ニューロンの集まり(運動前ニューロン、運動ニューロン、節前交感神経ニューロン)が部分的あるいは閾値下興奮状態にあるときに、促通が生じる。その結果、より少ない求心性刺激でインパルスの放出が引き起こされる。

アルント・シュルツの法則

　弱い刺激は生理学的活性を引き起こし、中等度に強い刺激は活性を支持し、強い刺激は活性を遅延させる。非常に強い刺激は活性を抑止する。

デイビスの法則
　中等度の張力のかかった靱帯や軟部組織は、張力が絶え間なく続けば、新しい物質を加えることで引き延ばされる。一方、靱帯や他の軟部組織が途切れることなく緩んだ状態にあると、軟弱な物質（副産物）が取り除かれると徐々に短くなり、結合している骨組織に対して伸張前と同じ関係を維持するようになる。

ヘッドの法則
　感受性が低い身体部位（器官など）に加えられた痛みを伴う刺激は、その部位が感受性の高い領域（体幹の一部）と密接な中枢性関連がある場合（すなわち、分節性供給が同じ）、その領域で刺激が加えられた場所よりも強い痛みが知覚される。

ヒルトンの法則
　関節に分枝を出す神経幹は、関節の筋と筋の挿入部分覆う皮膚にも分枝を出している。それぞれの神経根は、血管、器官、腺にも供給している。従って、神経経路に沿ってこれらの組織に伝わる興奮が波及して、他の組織を亢進し、これらの二次的な組織でも機能障害や疼痛が生じる。例えば、罹患胆嚢に対する興奮が、胆嚢に供給する神経と同じ神経に支配される領域の上にある筋を刺激する。

フックの法則
　身体を伸展させるあるいは圧迫させるために使われる応力は、身体の弾性限度を超えない限り緊張に比例する。

シェリントンの法則
　すべての後部脊髄神経根は、皮膚の特異的領域（真皮節）に供給し、隣接する脊髄分節の線維が皮膚領域に侵入している。

ウォルフの法則
　骨の形状及び機能、あるいは機能のみのあらゆる変化に続いて、内部構造の明確な変化や、外部構造の二次的な変化が生じる。これらの変化は通常、体重負荷応力の変化に対する反応を示している。

神経筋テクニック

　神経筋テクニック（NMTq）という用語を用いる場合、局所的な筋骨格機能障害の評価と治療のテクニックをさしているということを理解しておく必要がある。筋骨格機能障害には主として筋筋膜トリガーポイント、圧痛点、うっ滞領域、瘢痕組織、線維形成、浮腫、過敏症としびれがかかわっており、指を使ったテクニックを用いる。

　NMTテクニックではまず評価を行うが、療法士の判断で治療に移行する。NMTによって、療法士の指の下の組織の変化を特定する。指圧（虚血性圧迫）とストロークによって、主患部の場所を突き止め、特定し、治療する。療法士は質感、感受性、輪郭、痛点の違いを観察しながら組織を調べ、患者にフィードバックを促す。特に、疼痛、不快感、感覚変化の程度について尺度を確立しなければならない（0～10）。療法士は、軽度の不快感（5～8）を生じるレベルで施術し、大きな疼痛（9～10+）は避けなければならない。

　NMTqの実施にあたっては、急いで進めないことが重要である。療法士の指の下で組織が柔らかくなり、より深くの組織を触診し、調べることが可能になる。トリガーポイントは筋線維の中にあるため、NMTqはトリガーポイントを特定するのに優れている。母指を用いたNMTテクニックでは、その他の指は支点や母指の回旋軸の役割を果たす。

　1度に調べる組織の表面積は「4インチ」（4インチ毎に約1.5秒）で、次のポジションに移る。療法士が望む方向に親指を進める。親指に伝わる力は、腕の長軸に沿って伝わる。これらの力は下肢で生成され、コアを通って腕に伝わる。

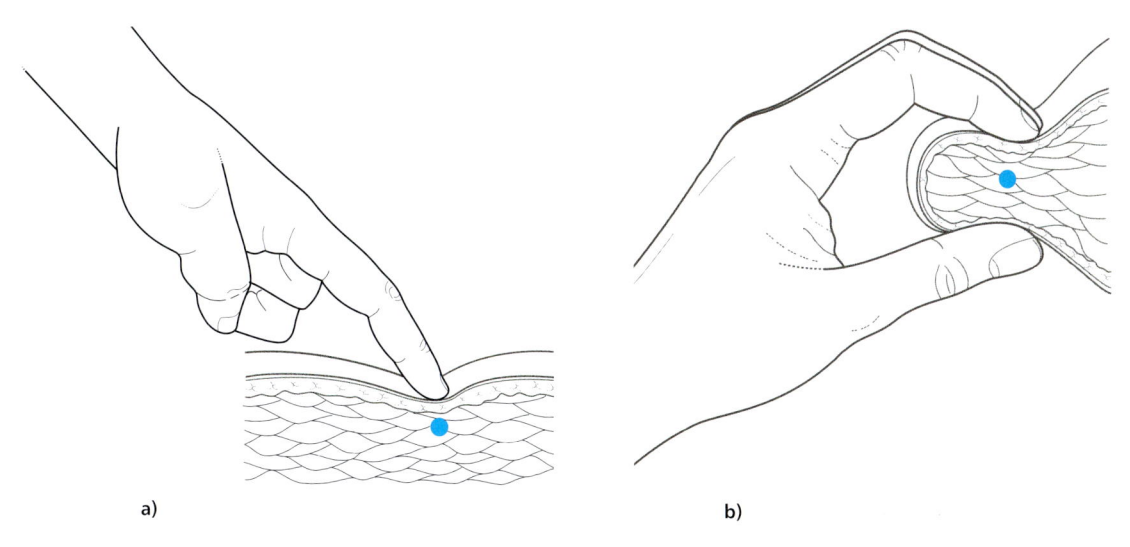

a)　　　　　　　　　　　　　　　　b)

図4.9　a）フラット・フィンガー触診、b）挟み触診

筋エネルギーテクニック

筋エネルギーテクニック(MET)は穏やかな抵抗性の施術で、正確に制御されたポジションから特定の方向に、特定の期間(通常10秒間)軽度(25～30％)の反対力に対して特定の筋を穏やかに収縮させるように患者に指示する。収縮のタイプは、

等尺性収縮
起点と付着点の距離は同じままである。運動は起こらず、筋線維は短くなるが、最初だけである。

等張性求心性収縮
筋の長さが短くなる。患者は療法士が課す抵抗に穏やかに打ち勝つ。

等張性遠心性収縮
筋の長さが長くなる。療法士は特定の可動域で抵抗に打ち勝つ。このバリエーションが最も強力で、付着がはずれることがあるため、軽度の構造的損傷が生じることがある。前述したように、治療後の痛みが予測される。

METでは、患者は療法士が加える低強度の特異的抵抗に対して穏やかな力を与える能力を求められる。特異的な面の特異的な可動域内で、最初のバリア(運動に対する抵抗の最初の徴候)を確立し、急性または慢性の状況に応じて多くのバリエーションを用いる。急性の状況では、最初に制限を感じたポジションから、低強度の収縮をするように求める(1型線維を標的とする)。

慢性期にはこのバリアを避け、療法士は患者が機械的利点を得られるように少し後戻りする。関節が標的の場合のMETは若干違ってくる。関節を治療する場合(または急性期には)、軽度の収縮後に伸展は行わない。

ほとんどの筋エネルギー手技は、等尺性収縮後弛緩(PIR)を用いる。等尺性収縮後に不応期があり、筋紡錘の活性が低下するために、標的筋からの強い抵抗がなく、その間に標的筋の受動的延長が達成される。

別のバリエーションに、相反性抑制がある。標的筋の拮抗筋が収縮すると標的筋が抑制され、従って収縮力が弱まるという事実を利用する。その例の一つが、ハムストリングを抑制する大腿四頭筋である。

適 応
- 制限された関節を動かす。

- 短くなった筋と筋膜を通常の長さに戻す。

- 非対称性で弱いあるいは抑制された筋に神経筋効率をとり戻す、または緊張亢進を軽減する。

- 循環、呼吸、神経筋関係を改善する。

- 運動連鎖の遠位疼痛を修正するために、治療的入力を行う。

禁　忌

骨折や他の重篤な骨の病気などの病変が疑われる場合、METは勧められない。神経筋療法士は、正確な確定診断を得るために患者を専門医に紹介する。診断が確定すれば、特定の状況（例、関節炎、骨粗鬆症など）に応じて正しいレベルや強度のアプリケーションを患者に合わせて調整する。

軽度の収縮後、約5秒間の休息期間をとって、伸張前に患者の筋の緊張を減少させる。急性の設定では、理学療法士は収縮期後の筋の伸張は避けなくてはならない。

パルスMET

この方法は、療法士が加える抵抗に対する一連の急速ではあるが穏やかな拍動性収縮を必要とする。通常、1秒あたり1回の収縮で十分である。療法士は、関節に対して1つの特異的な角度で施術する、あるいは穏やかに患者に打ち勝ち、新しい可動域で四肢や身体をゆっくりと動かす。患者が過努力しないように四肢をサポートすることは有用だと思われる。この手技に適した身体部分もあれば、そうでない部分もある。適切であれば、この手技を自宅で行えるように患者に指導することができる。収縮努力後の組織の伸張は自由選択である。息を止めないように患者に指導する。標的四肢の正しいポジショニングによって機械的利点が得られ、患者は組織や関連のある関節にさらに応力を加えることなく収縮させることができる。

上肢帯交差性症候群：新しい見方

上肢交差（下肢交差も同様）症候群では、短くなった筋も長くなった筋も、どちらも潜在的な能力より弱くなる。他の書籍では、上肢交差症候群における筋の関係は、一方の筋が固く短くなり、拮抗する筋が弱くなると書かれている。短くなった筋も、長くなった筋もどちらも弱くなることを理解することが重要である。短縮、スパズム、収縮した筋は弱くなり、拮抗する筋は抑制され、長く、固くなり、弱くなる。

短く弱い

大胸筋と小胸筋、僧帽筋上部、肩甲挙筋、胸鎖乳突筋。

抑制され弱い

僧帽筋下部と中間部、深部首屈筋、前鋸筋、菱形筋。

上肢交差パターンが認められる場合、以下の運動連鎖が起こる。後頭のC1（環椎）とC2（軸）が過伸展し、頭部が前方に移動する。頸椎下部から第4胸椎に応力が加わる。僧帽筋上部と肩甲挙筋が短くなり緊張過度になると（収縮、拘縮、痙縮）、肩甲骨の回旋と外転が起こる。その結果、肩甲骨が安定性を失い、上腕骨に過度の要求がかかり、機能的効率を維持するために、肩甲挙筋、僧帽筋上部、棘上筋を必要とする。このため、回旋筋腱板損傷、肩の不安定性、二頭筋腱炎、胸郭出口（入口）症候群、頭痛のリスクが高くなりやすい。

運動連鎖のその他の関連性

頸部が過伸展し肩甲骨が回旋・外転すると、肩が丸くなり、胸壁前部がしまり、呼吸機能の完全性が低下し、内臓や腹部を圧迫する。脊柱起立筋が抑制され、斜角筋前部及び中部などの深頸筋が短くなる。短い斜角筋は、第1及び第2肋骨を引き上げる作用があり、胸鎖乳突筋は鎖骨を引っ張る。この引き上げに対して腰筋が引き下げ、大腿骨の内旋を引き起こし、下部連鎖とリンクが変化し、足のポジションに影響する。

MTでは、NMT特別検査を行ってまず短い筋を特定し、筋紡錘非活性化とGTO反応のある介入を行う。抑制された筋は筋紡錘の刺激を必要とする。標的筋を伸張させ、叩打法や吸角法などの速いテンポの手技で筋紡錘を刺激する。

ポジショナルリリース（PR）とストレイン/カウンターストレイン（SCS）

運動は生きているあかしであり、睡眠は運動を伴う活動である。眠っている人を観察し記録すれば、睡眠が不活性や静止からほど遠いことがわかるであろう。それどころか、睡眠中にさまざまなポジションに移行し、またもとに戻る。多くの人は胎児のポジションのいくつかのバージョンから眠りに落ちる。夜の間に何回も移動し、回旋し、向きを変え、ねじり、曲がる。これは自然の摂理版ポジショナルリリースだと私は考えている。活動的な一日の後の、神経筋プログラミングあるいはパラメータの「リセット」だと考えることができる。

ルフィニ受容器は関節包に位置し、関節のポジションや速度及び運動の方向を報告する（図3.12参照）。この情報は大脳皮質内の高次脳機能で処理されるため、局所的な分節レベルに直接的な影響はない。前述のゴルジ腱紡錘（GTO）と筋紡錘は、張力及び筋の長さと速度の「経時」変化を処理している。GTOと筋紡錘はγ及びαニューロンによって脊髄に直接連結しており、特に局所的な脊髄レベルで影響を及ぼす。筋紡錘は、ポジショナルリリースとストレイン/カウンターストレインにおいてまず念頭に置くべき事柄である。

筋紡錘、GTO、ルフィニ受容器などの神経筋フィードバックシステムは、多くの体性痙縮や疼痛性障害の中核を成している。ルフィニ受容器（Rf's）は、関節包内に位置している。Rf'sはポジション、速度、運動方向に反応する。筋の長さの変化速度が急に変化すると、神経放電が通常より大きくなり、組織が裂け、即時に収縮反応が生じ、筋がスパズムする。筋の静止長の特異的なホメオスタシスと関連のあるパラメータが、変化する。すでに短くなっている筋を長くしようとすると、急性の激痛が生じる。

要するに、筋は筋がすでに長くなっていると考えているため、長くしようとするとかなりの神経荷重となり、その結果疼痛が生じる。組織損傷が生じると、プロスタグランジン、トロンボキサン、ロイコトリエン、リン酸塩P、神経毒、モノヒドロキシ脂肪酸などの化学物質が放出される。これらの化学物質が、炎症反応を促進し、その結果痛覚過敏になり、血管収縮が生じる。局所的に白血球、補体活性化因子があふれ、ヒスタミン、セロトニン、ブラジキニンなどの発痛神経ペプチドが放出される。

ポジショナルリリース法は、外傷部位や損傷部位の局所的組織の弛緩を確保する方法である。過度の緊張を取り除くことで、特異的な局所レベルの血液供給を改善し、神経学的睡眠状態におくことで、神経筋フィードバックメカニズムのリセットの機会を与える。栄養血液供給の増加と、間質循環の改善によって、有毒な刺激物質や炎症介在物質の除去が促進される。その結果、組織の緊張や保護的な反射が減少し、そういった物質の放出がさらに低下する。

PRとSCSテクニックは、非常に単純でありながら疼痛のない可動域を回復させる驚くべき潜在能力がある。脊髄の個々の分節を、神経活動で満たすことができる。

神経の研究者や専門家は、固有受容器、侵害受容器、高次中枢から特異的分節に向けられるインパルスの量や振幅が、通常のルーティング経路の容量を超えると、電気化学的放出が開始され、側副路に影響すると述べている。これがスピルオーバーである。

スピルオーバー

　神経活動のスピルオーバーは、同側性、対側性、垂直性に起こる。局所セグメントへの組織フィードバックから生じるインパルスが閾値に達することがあり、閾値を超えてしまうと、中枢神経系によって誤解釈されることがある。胆嚢の疼痛として登録されるよう意図された求心性インパルスが、肩の疼痛として知覚されることがある。本書で述べたように、単純反射弓（伸展反射、図2.6参照）は、多くの疼痛症候群の基盤であり、NMTなどの有資格理学療法士の実際的な介入なしでは解消しない。刺激された筋紡錘活動や他の受容器に起因する過度の放出からのスピルオーバーは、炎症や疼痛の自己永続的な源となる。ポジショナルリリースとSCSは、特異的セグメント内で神経の興奮レベルを減衰する効果があり、ホメオスタシスに戻る可能性が生じる。

　私がまだ駆け出しだった頃、レオン・チャイトーは、さまざまな状況で患者の多様なニーズを満たすためにPR/SCSの多くのバリエーションを理解する必要があることを私に教えてくれた。PR/SCSでは、神経筋療法士は通常、指を使った神経筋テクニックを用いて場所を突き止め、患者から言葉によって疼痛の強度やレベル、痛点の圧痛についてフィードバックを得る（患者から言葉によるフィードバックが得られない場合、指を使ってレベルを示すなど他の方法を用いる）。これがトリガーポイントの場合もあれば、そうでない場合もある。単に、筋や組織の疼痛点の場合もある。療法士は、言葉によるフィードバックをモニターとして使いながら、疼痛が軽減されるポジションに身体や四肢を導く。

　神経筋療法士が用いる他の方法は、必ずしも言葉のフィードバックに依存しておらず、療法士は組織に手を差し込み、触診し、探し、耳を傾け、楽なポジションを見つけ出す。療法士の手や指は、脳の知的な延長である。筋の関わりを正確に評価するためには、触診技術の開発が重要である。治療を通して触診圧は一定でなければならない。圧痛点や痛点の評価に圧力は有用であるが、リリース中には必要ない。痛点が常に必要なわけではなく、ポジショナルリリースのバリエーションでは必要でない場合がある。ポジショナルリリースでは、患者の四肢、身体、筋、筋膜、身体部位を、組織が不適切に緊張し、短くなり、硬化し（スパズム性）、拘縮したポジションから、快適なポジションに持って行く。それにより正常な神経血管活動が回復する可能性がある。この治療反応を達成するには、解剖学や触診技術とともに、神経生理学や循環についての知識が必要である。患者の状況やニーズにあった独自の治療戦略をたてるには、PR/SCSの微妙な差を理解しなければならない。

　本書は、運動によるモビライゼーションやポジショナルリリース・テーピングなど、PR/SCSの多くのバリエーションを網羅してはいない（Chaitow, L., 2006 参照）。

　筋が突然異常に長くなった場合、神経学的変化と循環の変化が併発していることがある。瞬時の固有受容性反応のために、痛みを感じる時に能動的に収縮している筋に拮抗する筋の静止長の変化が生じることがある。その結果生じる筋痙縮は、求心性筋紡錘反応として知られている。結果は、相反する固有受容フィードバックである。

筋の固有受容器は、筋の新しい短い状態を長くなっていると記録し、パラメータをリセットする。スパズム性の筋を長くしようとすると、保護的な反射性収縮と疼痛が生じる。この攣縮によって、虚血性環境ができあがり、線維から十分な酸素供給が奪われ、低酸素状態になる。時間とともに、この環境からトリガーポイントが形成される。ブラジキニン、リン酸塩P、プロスタグランジンなどの血管神経刺激性物質が、促通と呼ばれるプロセスによって神経感作を生じさせる。無機リン酸と乳酸の濃度が高くなり、筋の酸性度が高くなり、さらに接触過敏になる。私はこの現象を産生対除去のジレンマと呼んでいる。特定の化学物質の産生が、特異的な部位からの除去をはるかに上回る場合、感受性が高くなる。この状態が長く続くほど、神経のオーバーロード、エントラップメント、**クロストーク**のリスクが高くなる。

　クロストークには、オーバーロードし、互いに直接インパルスを渡す軸索が関わっている。その結果、攣縮、血管運動、疼痛インパルス、反射メカニズム、交感神経作用の障害が生じる。そのため、局所的及び全身的なNMTリハビリテーションが必要になる。局所アプローチでは、ポジショナルリリース法、筋エネルギーテクニック、トリガーポイント療法、あるいはこれら全てを穏やかに併用する。NMTでは、これを**統合神経筋抑制テクニック（INIT）** と呼んでいる。質の高い指診を行うためのポイントは、

- 最大の快適さが得られるように、時間をかけてあなたの位置を決め、あなたから患者に力を移動させる

- あなたの骨盤と肩が力の方向と一直線になるようにし、まっすぐな動きにする

- 手や指をそっと置き、ゆっくりと探す。手や指の声に耳を澄ます

- 組織を突いたり押し込んだりしない

- 更に神経介入するために、肘または指で圧力をかける場合、患者に動くように指示する

- あなたが取り組んでいる組織に、軟化や粘性が生じることがある。

- この段階では急がずに、深呼吸、瞬き、ため息などの自律的な合図に気をつける。

- 深在筋膜や浅在筋膜は骨周辺で結合するため、骨周辺の組織の解放に時間をかける。

- 患者の反応と呼吸を監視する。ゆっくりと施術し、手技と患者の呼吸をシンクロさせる。

- 枕やクッションを使って患者をポジショニングし、流動感を得る。これにより深部組織にアクセスするのに必要な力が少なくて済む。

- 施術している皮膚の下の解剖学的構造を思い浮かべる。そのためにはヒトの解剖学に熟知していなければならない。

- 常に温かい手と指を使う。冷たい手や指で触らない。

「スピードは敵である」

PR の統一ガイドライン

- 特別な検査など推奨されている試験や評価をまず行う。

- 標的筋の現在の ROM をまず示すように必ず患者に指示する。

- 相対的短縮及び（または）疼痛の発生を評価する。

- 疼痛点について筋を調べる（痛点がトリガーポイントのこともあれば、単に疼痛のある点の場合もある）。

- 虚血性の圧力を加える―疼痛レベルがレベル 10 中 8 に達した場合、報告するように患者に指示する。

- 虚血性圧迫を 5 秒間続け（パート 1）、圧迫を 2 秒間解除する（パート 2）。

- 患者が疼痛レベルが下がったと感じるまで、この「2 パート」サイクルを続ける。数サイクル必要なことがあり、辛抱強く続ける。

- 疼痛レベル 10 中 5〜8 になるように虚血性圧迫を行う（患者のフィードバック）。

- ゆっくりと、気をつけて、標的筋/四肢を、短縮されたポジションに受動的に移動させる。

- 筋/四肢を快適なポジションになるように移動させ、束縛感や拘束感が生じないようにする。優れた触診（手で聞く）と患者のフィードバックを組み合わせて、快適なポジションあるいは疼痛が軽減（通常 75%程度の軽減）するポジションに標的筋を位置づける。

- 虚血性に加圧してこのポジションを 16 秒間持続する、あるいは虚血性加圧なしに 90 秒間持続する。

- 標的筋/四肢をスターティングポジションに受動的に戻す。

- 適切ならば、軽い神経筋ストレッチを導入する。

PR の 10 の一般的ルール

1. 容易な運動を行う。
2. 疼痛を避ける。
3. 筋の起始と停止に近づける。
4. 拘束や障壁から遠ざかる。
5. 損傷や傷害のオリジナルポジションを再現する。
6. 患者が標的組織を収縮させないようにする。
7. 組織の軟化を触診する（指で聞く）。
8. 動的中立を見つける。
9. ゆっくりとスターティングポジションに戻る（受動的）。
10. 適宜 MET を組み入れる。

患者への助言

PR/SCSなどの治療後に、生理学的順応に伴って機能が変化し、治療後の痛みが生じる期間があるかもしれないことを患者に知らせる。この痛みは数時間から数日持続することがある。痛みや苦痛を和らげるには、3～6分間シャワーの冷水をかける。

圧痛点の使用に関するガイドライン

前部圧痛点は、圧痛点に向けた屈曲、側方屈曲、回旋を必要とする。後部圧痛点は、圧痛点から離れる伸展、側方屈曲、回旋を必要とする。最も近位と内側の圧痛点、最も痛みが強いと思われる圧痛点にまず注意を集中する。最も内側の圧痛点は、側方屈曲や回旋をそれほど必要としない。後部圧痛点は、触診した疼痛点から離れる側方屈曲が必要なことがある。

バリエーション

NMTでは、**安楽**と**束縛**という言葉を使う。束縛は、抵抗や過度の緊張の最初の徴候だと考えられる。安楽は、可動域内に拮抗する緊張や制限がないことをさす。それぞれ直接的なテクニックと間接的なテクニックを用いる2つの手法がある。直接法では、制限的な障害や束縛に立ち向かう。間接法では、制限的な障壁から回避する。

歪みの誇張

このバリエーションは、通常、痙縮など筋や軟部組織の傷害の急性期に用い、四肢は傷害によって屈曲（または伸展）のポジションに追い込まれる。四肢や身体部位を伸展させようとすると、激痛が生じる。こういった場合、疼痛点は必要でない。このバリエーションでは、歪みが誇張するように患者を移動させ、患者がかなりの疼痛の軽減、通常70～75%の軽減を報告するまで、回旋させて微調整する。疼痛の軽減が50%しかない場合、療法士は伸延、圧縮、寒冷療法、穏やかなロッキング、振動などの付加的なベクトルを試してみる。この段階で、能動的または受動的呼吸期に最大3秒間息を止めるのも有用である。

療法士は、重力や支持を効果的に使い、この誇張されたポジションに標的筋/四肢を保持する。支持材、クッション、枕を利用して四肢や筋を受動的ポジションに保つ方法を患者に指導する。このポジションを適切な期間保持し、場合によっては90秒から数分、さらに長く保持することもある。

このバリエーションの追加として、標的組織に相反性抑制（RI）を与える。そのために療法士は、患部を基本肢位に戻す際に、患者の対抗筋に穏やかな抵抗（利用可能な力の50%ほど）を加える。このアプローチは対抗筋を収縮させ、筋紡錘活動がROM全体に渡って鈍くなるため、標的組織が正常な静止長に戻る絶好の機会をもたらす。

筋抑制のこのバリエーションは、標的筋を収縮する際に推奨されている作用力の25～30%よりも大きい作用力を可能にする。この状況で、標的筋に対抗する筋を収縮させる。作用力に比例する反応を促進するためにより大きな作用力を用いることができる。課せられた需要に対する特異的な適応の例である。

緊張のポジションの再現

損傷を負ったあるいは痛みを感じたときに何をしていたか患者が覚えている場合、このバリエーションから必要な治療介入が得られる。

患者は、息子（または娘）がサッカーをするのを見ていたとする。右脚を左脚の膝の高さの大きな岩の上に置き、右の前腕を大腿の上に置いて体重をささえ、右脚の上にのりかかっていたとする。息子（または娘）が突然ゴールを決め、興奮して腕と体を持ち上げ、その拍子に岩の上の脚が滑って地面に落ちる。その結果股関節屈筋の痙縮が生じる。

患者は、さらに屈曲するのは容易だが、伸展しようとすると下背に激痛が走る。損傷が生じたときにとっていたポジション（前方屈曲）を再現し、微調整しながらそのポジションを保持すると、有益な治療転帰が得られ、組織が正常なあるいは正常に近い神経活動に戻る。療法士は受動的に補助して患者の右脚を床に置き、患者は能動的に胴体を伸展させ、大殿筋と脊柱起立筋を収縮させ、標的筋に RI を与える。

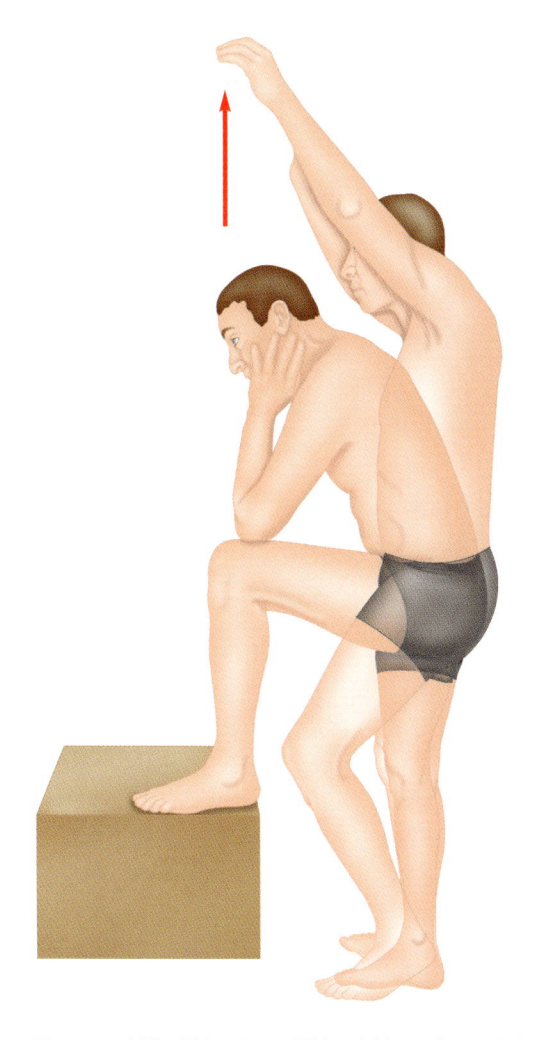

図 4.10　突然の運きによって腰筋の痙縮と下背の関連痛が生じる。

反対点の手順

このアプローチでは、療法士は、疼痛や制限に気付いたときに「活動中」の筋の反対の筋や組織の疼痛点を探す。当然ながら、このバリエーションを用いることができるのは、損傷が生じたときに何をしていたか患者が思い出すことができる場合のみである。疼痛が認められる筋の反対の筋に疼痛点はないということを強調する必要がある。例えば、上腕二頭筋の場合、肘に疼痛が生じ、治療のための圧痛点は上腕三頭筋（収縮している筋の反対の筋）で探す。

単純な例として、左肩と頸部に疼痛があり（右利き）、可動域がかなり減少し、腕から第3指、第4指、小指にかけて感覚の変化がみられる患者を担当したことがある。患者は三角筋の疼痛も訴えていた。初期評価で、疼痛の問題が始まった時間と場所を特定できるか尋ね、患者は4年半前だと答えた。

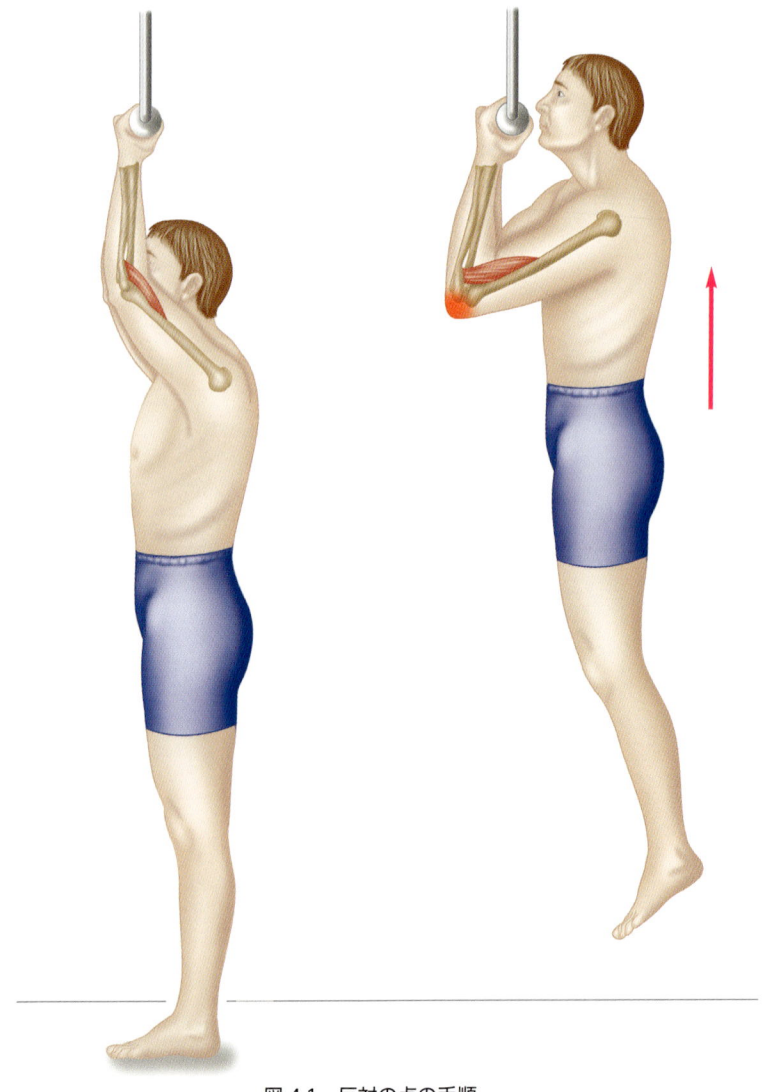

図4.1　反対の点の手順
この例では、上腕二頭筋が収縮すると肘に疼痛が生じる。治療の圧痛点を上腕三頭筋（収縮している筋の反対の筋）で探す。

患者から得た情報は、患者の筋にホメオスタシスを取り戻すための基盤となった。患者は、サーブの構えで(左腕で)テニスボールを上に投げようとした(これは重要な情報である)。その瞬間頸部に鋭い痛みが走った。患者は腕をおろし、少し待ち、同じ動きを繰り返し、今度はサーブを完了した。その後数日間、症状はさらに強くなった。それから4年半にわたって、疼痛が複雑かつ非論理的なパターンで現れた。

この症例で疼痛が生じた時に収縮していた筋と反対の筋は、広背筋、大円筋、僧帽筋下部(ボールを持つ腕と同側)、僧帽筋上部、腰方形筋(ボールを持つ腕と反対側)であった。まず広背筋を治療し、ROMがほぼ完全に回復し、疼痛が取り除かれた。続く治療と運動療法プログラムで、患者はテニスができるようになった。

スタッキング(機能性または促通性テクニック)

この素晴らしいバリエーションは、運動面に関する知識が関わっており、優れた触診技術が必要である。療法士は、標的組織や四肢の運動の質と可動域について注意深く評価する。標的四肢や組織をNMTで言うところの**動的中立(DN)**状態にすることに重点を置く。次に療法士が補助しながら、このポジションを一定期間保持する。保持期間は90秒から数分である。DNのポジションをテープで固定し、テーピングやストラッピングで数時間受動的に支持することができる。

「動的中立は、組織が働いている構造の運動が、自由で、制限がなく、正常な生理的限界の範囲であるときに、組織が自然にとる状態である・・・動的中立は静的な状態ではなく・・・
生活運動や生活活動中の正常な継続状態で、機能障害のある領域が戻るべき状態である」

チャイトー、L.(2006年)。

右の肩甲上腕関節に運動制限のある患者が例として挙げられる。療法士は、患者の右側、やや後方に立ち、できるだけ表面を覆うように肩関節に左手を置く。

右手を使って前額面で腕を受動的に移動させ、組織の緊張の変化を評価し、外転と内転の拘束を探しながら、最も制限の少ないポイントを見つける。このポイントが、次の運動面のスタートポジションで、例えば、矢状面の屈曲や伸展に進む。この場合も、療法士は腕を受動的にゆっくりと動かし、最も安楽なあるいは制限の少ないポジションを保持する。

療法士は、次の面、横断面で上肢を回旋させる。新たに見つかった安楽なポジションを適切な期間(例、90秒)保持する。圧縮や伸延などの付加的なベクトルを適用することができる。ある運動面の上に別の運動面を積み重ねることで、**動的中立**、すなわち**安楽な組み合わせポジション**が得られる。安楽なポジションを適切な期間保持する。身体全体の別の関節でも同じ方法で行うことができる。

硬化テクニック

詳細な検査と評価を行う(適切ならば、NMT の指テクニックやスキンドラッグ評価を行う)。療法士は、加水分解が増加した組織を特定せることができる。加水分解は、横突起領域を覆う組織のトリガーポイント活動など、交感神経性動揺の増加に対する生理的反応である。患者を腹臥位に寝かせ、療法士は疼痛が特定された筋の反対側に立つ。片手で疼痛点やトリガーポイントに圧力をかける。患者は、10 中 8 までの疼痛スコアをつける。

反対の手の母指球をトリガーポイントのすぐ近くの反対の棘状突起の外側に置く。疼痛に向けて直接圧力をかけることで、標的組織が不活化し、疼痛が軽減し始める。ほとんどの PR/SC 法と同じように、疼痛を 70～75% 以上軽減させるために微調整する。

虚血性圧力について

組織に圧力をかけることで、指のすぐ下の組織に対する血液供給を大幅に減少させることができる。圧力から解放すると、新鮮な栄養分に富む血液が増加し、望ましい治療結果が得られる。フィードバックメカニズムとして疼痛を生じるために虚血性圧力を用いる場合、圧力をかける時間は最大 16 秒までにすることを推奨する。組織を短縮した状態でこれ以上保持する場合は、虚血性圧力を取り除き、指を組織にあてて、スパズム性活動の変化や減少を感じ取り記録する。

虚血性圧力は常に必要とされるものではなく、場合によっては禁忌である。患者が激痛を訴える場合、組織の感受性が高すぎるか脆弱なためで、虚血性圧力を避けるべきである。

統合神経筋抑制テクニック(INIT)

INIT のステップ 1 では、標的筋に NM テクニックと(適切ならば)虚血性圧力を用いてトリガーポイント(あるいは単に疼痛点)を特定する。

ステップ 2 では、動的中立ポジションを見つけ、この安楽なポジションを適切な期間保持する。

ステップ 3 では、患者に特定の関節角度で(動的中立)標的筋を等尺性収縮させ、その収縮を 8～10 秒間保持させる。この段階でしばしば息こらえがみられる。息こらえは、若い人や病歴のない患者ではほとんど問題ない。ただし、高血圧や低血圧などの病状のある患者に、筋収縮時や努力時に息を止めないように指導する。ステップ 4 で、療法士は受動的に標的筋を穏やかに伸展させる。ステップ 5 で、療法士は伸展させた筋を安静ポジションに戻し終了する。

圧痛点を再評価し、標的筋を数回穏やかに収縮させることで四肢や身体部分を動かすように患者を指導する。痛みや制限のない可動域を増加/改善するために、患者にフィードバックを求める。

無限のバリエーション

臨床経験を踏んだ療法士は、適切だと判断した様々なバリエーションを行うことができる。患者の組織に耳を傾ければ、組織に何が必要かおのずとわかってくる。これは、解剖学、神経生理学、触診技能に基づく直観的なスキルである。

シャーキー・スプレー＆ストレッチ（凍結療法ストレッチ）

スプレー＆ストレッチは常に適切なわけではない。この効果的な方法が適している筋や組織もあればそうでない筋や組織もある。スプレーに有害反応を示す患者もおり、スクリーニング段階で特定する必要がある。患者や療法士がスプレーを吸い込まないように注意しなければならない。適切なトレーニングを受けずにスプレーを使用してはならない。頸動脈や甲状腺にコールドスプレーをかけることは避けなくてはならない。

1型遅筋線維（酸化的または好気性線維）には、筋延長に対して感受性が高く反応する筋紡錘が多く含まれている。大殿筋など、2型速筋線維（糖分解または嫌気性線維）は、筋紡錘がはるかに少なく、従って筋紡錘活動による神経筋影響のために短くなる傾向はあまり見られない。短いあるいはスパズム性の筋を同定する特別な検査をすれば、このテクニックは疼痛や感覚変化に対する戦いの重要な戦闘手段の一つとなる。

シャーキー・スプレー＆ストレッチ・テクニックは、まず、標的筋を延長ポジションにして筋紡錘を刺激する。患者に不快感が生じることがあるが、不適切な疼痛が生じることがあってはならない。このストレッチの結果、筋紡錘活動に反応して筋が収縮する（単シナプス反射弓）。この段階で、療法士は起始点から停止点に向けて延長した線維の方向にコールドスプレーをかけ、適切な場合はさらに運動連鎖の方向にスプレーをかける（皮膚を傷めたり、アイスバーンが生じないように注意する）。

コールドスプレーをかけた後、療法士は標的筋をスターティングポジションまたは安静時ポジションに戻さなければならない。標的筋を解剖学的安静時ポジションよりも受動的に短縮し、このポジションを1〜2秒保持するバリエーションもある。その後療法士は皮膚をふき、その領域を十分に乾燥させる。正常な神経筋パラメータを回復させるために、患者はこの領域をゆっくりと能動的に動かすことができる。

シャーキー・スプレー＆ストレッチは、付着した組織を切り離す優れた方法であることがわかっているが、翌日や数日後に患者はしばしば筋痛を経験することに注意しなければならない。私は、1986年に英国で開催されたフィットネス・インストラクター会議でこのストレッチ・テクニックを初めて紹介した。当時、センセーションを巻き起こした。20年以上たった今、臨床経験を踏み、治療結果を目撃し、私は以前にも増してこのテクニックを推奨する。

患者（及び療法士）の口を覆って、スプレーを吸い込まないように注意しなければならない。部屋を適切に換気し、この方法を行いやすい十分の広さの部屋を用いる。クリームやオイル、スプレーで悪い影響が生じる人がいることがわかっている。評価段階で、患者に尋ねる必要がある。

全ての療法士が、緊急の応急処置についての適切な知識を身につけ、そういった場合に効果的に対処するためのシステムを導入することを強く推奨する。例えば、ストレッチ状態で、標的筋上で湿った角氷を上下に移動させる。最初から直接氷を皮膚にあててはいけない。この場合、氷をあてたまま静止してはならない。角氷を湿らし少し溶かすことで、アイスバーンのリスクを回避することができる。療法士は角氷を直接持たないように気をつけ、ティッシュペーパーを使って指に挟む。

結合組織リリース（CTR）（別名軟部組織リリース（STR））

　CTRは用途の広い素晴らしいテクニックで、さまざまなバリエーションがある。前述したように、完全な可動域と制限のない安楽な運動を確保するためには、重大な線維距離（CFD）を保つ必要がある。CTR/STRでは、筋の起始、停止、腱のタイプ（あるいは腱膜）、筋線維の方向についての知識が必要である。筋線維が互いに付着し、筋が隣接する筋、構造、筋膜に付着する。

　CTR/STRは、組織の一部をトラップし（結合組織ロック）、組織内のあらゆる線維を含め、結合組織ロックの下に残っている組織をストレッチポジションに移動する。指（または肘）のへら部分を筋に入れ、指（または肘）のすぐ下の組織を固定し、特定のポイントから虚血性圧力と延長力を組み合わせて受動的に（療法士）あるいは能動的に（患者が四肢や身体部分を動かす）適用する。

　表面から開始し、より深部に進みながら、療法士は結合組織ロックと延長運動を繰り返し、指や肘の下の付着した組織にマッチするリズムやペースを作り出す。そうすることで、線維や組織の付着関係をくずし、可動域や運動の質を改善する。CTR/STRの性質から、微細な組織損傷や炎症が生じる。この治療後、通常12〜20時間以内に筋が痛むことがあると患者に知らせておかなければならない。これは一時的な現象で、1日かそこらで軽減し消散する。

　治療前または治療後に軽擦法で標的筋を穏やかにマッサージすることで、CTR/STRを補う。オイルやクリームの使用は任意で、潤滑剤の量を減らすことでより効果的に薄いタオルを通してあるいは直接、皮膚をつかんだり固定したりできる。

　このテクニックの素晴らしいバリエーションは、遠位指骨の前面を使って広範にわたって圧力をかけ、筋活動の求心性収縮時の筋線維の広がりを促進することである。わかりやすい例として、患者がマッサージテーブルの端に座っているとする。療法士は（片手または両手の、両手の方が望ましい）遠位指骨の前面を患者の四頭筋にあて、膝を屈曲させた状態で母指で穏やかに圧力をかける。患者に膝関節で脚を伸展させるように命じ、療法士は腕を外旋させる。筋が収縮すると筋線維が離れる。

　療法士が穏やかに補助することで、重要な線維距離を促進する効果的な介入が行える。さまざまな身体領域で指や肘を使って、より正確なあるいは少数の線維を標的とする。

禁　忌
　あらゆる骨の病気、筋裂傷、皮膚の開口。

メカノセラピー（身体の可動化または調和テクニック）

　メカノセラピーは、結合組織や関節を通して（療法士が与える）コントロールされた受動的な動揺と穏やかな振動を用いる。患者は交感神経系の高い緊張を「解放」することができる。互いに絡まった電線の束を、周期的な運動で、穏やかに振ってほぐすのと似ている。メカノセラピーによって、筋線維を穏やかにほぐす。

　このテクニックは過度の組織緊張や制限のある領域を特定するための診断手段として用いることができる。療法士は片手（例えば右手）を腹臥位の患者の仙骨にあて、患者の全身を振動させ、骨組織の上で軟部組織が揺れるようにする。療法士はあいている手を動いている組織にあて、左と右の運動の自由度と質を比較する。

　このテクニックは過度の組織緊張や制限のある領域を特定するための診断手段として用いることができる。片手（例えば右手）を腹臥位の患者の仙骨にあて、療法士は患者の全身を振動させ、骨組織の上で軟部組織が揺れるようにする。療法士はあいている手を動いている組織にあて、左と右の運動の自由度と質を比較する。療法士は自分の所見を視覚的に確認することができる。内旋や外旋によって四肢のポジションを微妙に変える、あるいは関節の下に戦略的にクッション置いて正しい介入を行うことで、振動によって与えられたエネルギーが制限なく流れるようになる。

オイル、クリーム、スプレー、ローションの使用

　過敏症の発症リスクを避けるために、塗布に対する既知の有害反応が患者にないか療法士は確認しなければならない。どんな場合でも、オイルやクリーム大量に使用する前に、小量を皮膚表面に使用してみる。療法士がよくおかす間違いは、ヒートクリームの使用に関してである。状況によって、例えばイベント前のマッサージで、療法士が発熱性のクリームを使用することがある。運動選手の中には、競技の前にヒートクリームマッサージを希望する人がいるためである。

　ある個人に1回クリームを使用すること自体に問題がなくても、何回か使用した場合、そのたびに体にクリームが吸収されるという点に問題がある。そのための手だてを講じる必要がある。

注　記

　運動選手の担当医、トレーナー、コーチに、クリーム、スプレー、オイルの使用について必ず相談する。オイル、クリーム、スプレーの中には禁止薬物が知らずに含まれていることがある。選手が自分で選択したクリームやオイルを提供してもらうのが最善の策だと思われる。

主な骨格筋の概要

5

顔面、頭部、頸部の筋

体幹の筋

肩、腕、手の筋

殿部と大腿の筋

脚と足の筋

《本章の使い方》

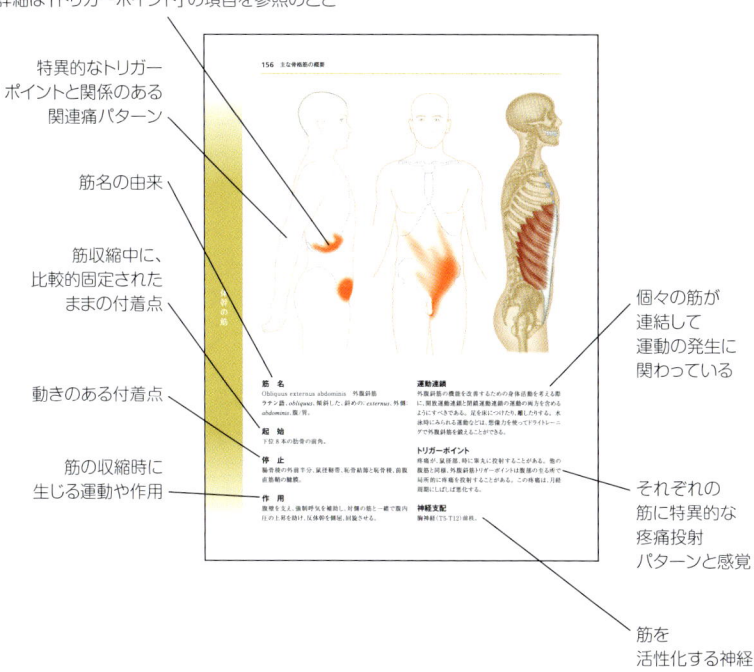

赤で示した部分は、関連痛や感覚変化が最もよく見られる部位。
詳細は「トリガーポイント」の項目を参照のこと

- 特異的なトリガーポイントと関係のある関連痛パターン
- 筋名の由来
- 筋収縮中に、比較的固定されたままの付着点
- 動きのある付着点
- 筋の収縮時に生じる運動や作用
- 個々の筋が連結して運動の発生に関わっている
- それぞれの筋に特異的な疼痛投射パターンと感覚
- 筋を活性化する神経

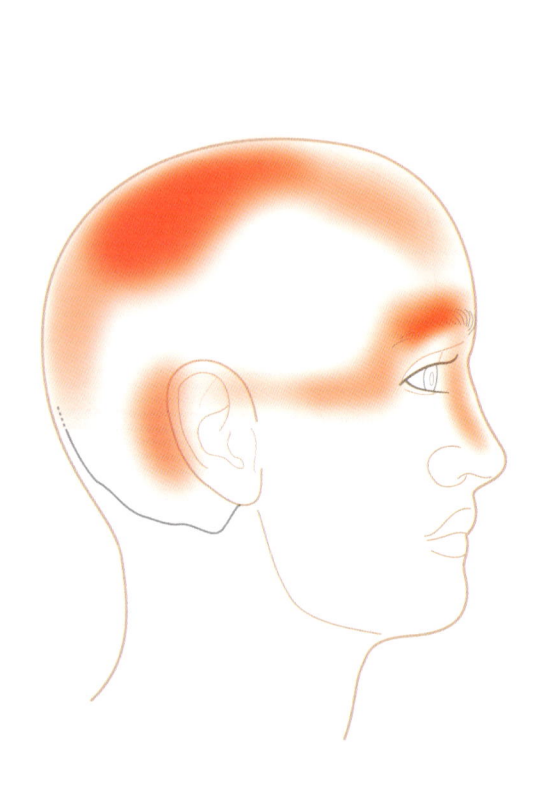

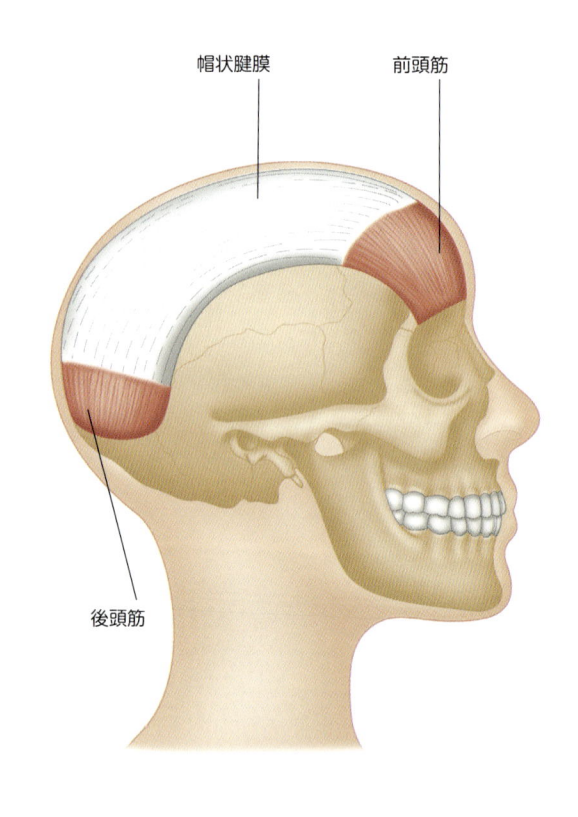

顔面、頭部、頸部の筋

図中ラベル：帽状腱膜、前頭筋、後頭筋

筋 名
Epicranius 頭蓋表筋（後頭前頭筋）
ギリシャ語、*epi-*、上に：ラテン語、*cranium*、頭蓋。

起 始
後頭：後頭骨の上項線の外側3分の2。
　　　側頭骨の乳様突起。
前頭：帽状腱膜。

停 止
後頭：帽状腱膜。
前頭：眼と鼻の上の筋膜と皮膚。

作 用
後頭：後方に頭皮を動かす。前頭筋が眉を上げて、額にしわを寄せるのを補助する。
前頭：前方に頭皮を動かして、額の皮膚に水平にしわをつくる。

運動連鎖
これは基本的には、**帽状腱膜**と呼ばれる強い筋膜接合を伴う2つの筋である。ハムストリングス（例、大腿二頭筋）や足底筋膜などの筋の痙縮によって、このエリア全体に緊張が生じ、最終的に頭部や頸部に張力が生じ、頭痛の原因となる。後部バックライン運動連鎖に沿った張力によって、帽状腱膜が短縮し、その結果帽状腱膜や頸椎の過伸展が生じる。その結果、後方に骨盤が傾斜し、歩行中や走行中に眼の高さが水平になる。このようにして、トリガーポイントが形成される。

トリガーポイント
同側の額を通って前頭から上方に疼痛が投射される。後頭は疼痛を眼球または眼の奥に投射する。耳後部を通って鼻に疼痛が伝わることがある。疼痛が強くなると、光や音に対して敏感になる。「頭の中の」激しい痛みを訴える患者もいる。調査の結果、後頭部のトリガーポイントは、疼痛を再出現した。

神経支配
第Ⅶ脳神経／顔面神経。

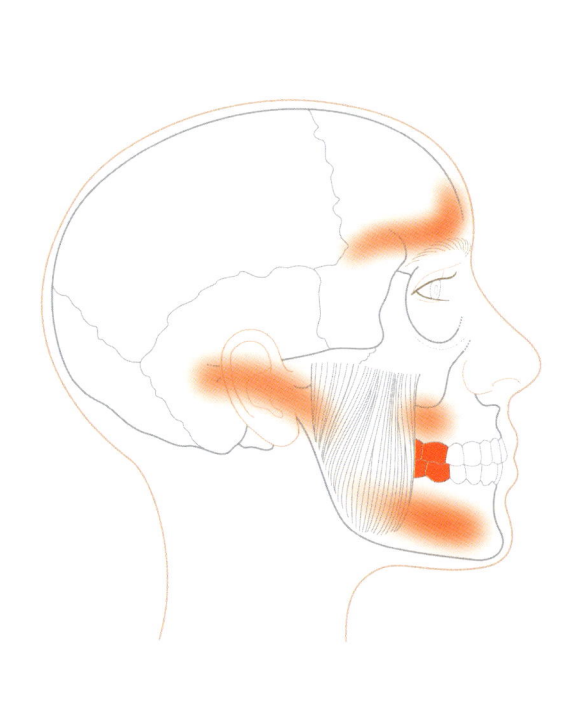

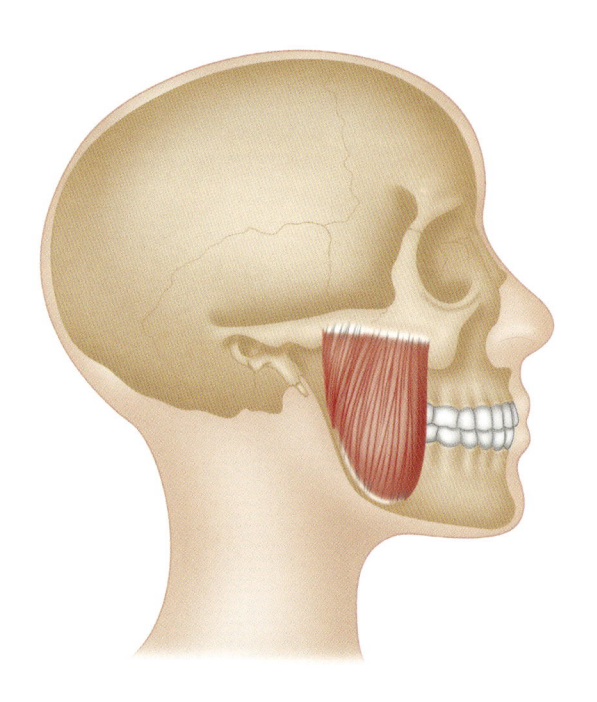

顔面、頭部、頸部の筋　**131**

筋　名
Masseter　咬筋。
ギリシャ語、*master*、咀嚼筋

起　始
上顎骨の頬骨突起、及び頬骨弓の前3分の2（浅部）。頬骨弓の表面深部（深部）。

停　止
下顎角と下顎枝外面、及び下顎骨節突起。

作　用
顎を閉じる。下顎骨の挙上と顎のわずかな前突出。

運動連鎖
頭部が前出すると、咬筋に不当なストレスが加わる位置に下顎が位置する。へたなテクニックで腹筋を使い過ぎることによって、顎舌骨筋、肩甲舌骨筋、顎二腹筋などの拮抗筋が痙縮する。これにより咬筋が抑制され、その結果トリガーポイントが形成され、筋内に硬直や緊張が生じる。正しいテクニックで腹筋をトレーニングすることを学ぶことで、正常な筋機能を回復することができる。関連する後頭下筋の変化は、頭部と顔面の筋のホメオスタシスの変化につながる。顎関節のポジショニングの変化は、頸椎の位置にも影響を及ぼす。顎関節のアライメントを矯正するには、全体的なレベルでコア効率に注意しながら、局所的なレベルで咬筋と翼状突起を治療する必要がある。理想的な解決策は、適切な、段階的運動療法で補助しながら、神経筋療法を併用することである。

トリガーポイント
咬筋は複合筋で、疼痛は眉、上顎、下顎（前方）、及び上下の臼歯に投射される。歯痛のある人は当然歯科医の診察を受ける。明らかな病変がない場合、疼痛の原因となるトリガーポイントから関連痛の可能性を除外することが、患者にとって得策である。それ以外に関連のある感覚として、圧力や温度の変化に対する過敏症が挙げられる。疼痛が、顎関節と内耳に投射することもある。それが必ずしも疼痛についてではないことを念頭に置いておく必要がある。咬筋のトリガーポイントは、頭痛の重大な原因である。

神経支配
第Ⅴ脳神経／三叉神経。

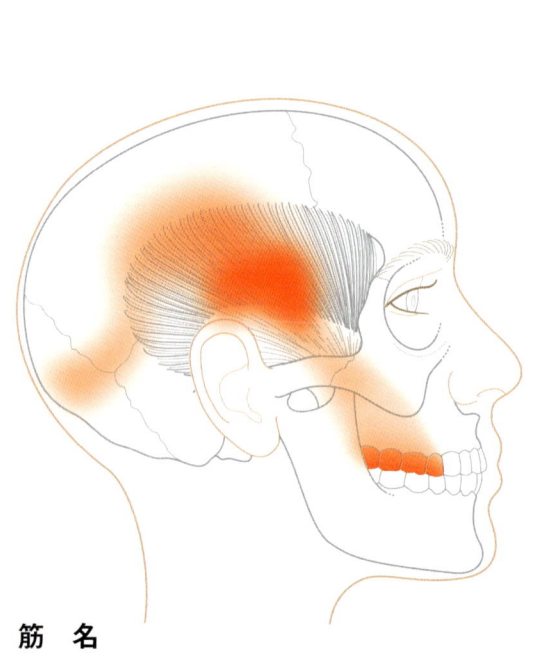

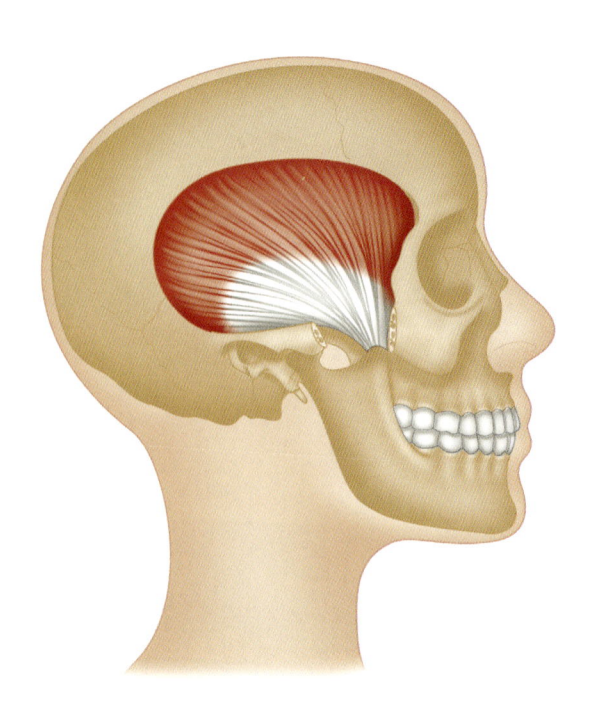

顔面、頭部、頸部の筋

筋 名
Temporalis　側頭筋
ラテン語、頭部の側面に関係する。

起 始
側頭筋膜と側頭窩全体の深部。側頭窩の底は、頬骨、前頭骨、頭頂骨、蝶形骨、側頭骨で構成されている。

停 止
下顎骨筋突起の内側/外側尖部と深面及び下顎枝の前縁。

作 用
顎を閉じる(下顎骨を上げる)、下顎の側方偏位と歯の噛みあわせを補助する。耳を引き上げ、頭皮全体に緊張を引き起こす。

運動連鎖
側頭筋は、咬筋に対する協同筋である。発達しすぎた僧帽筋上部は、側頭筋と関連した問題の誘因であるが、見落とされることがある。側頭筋が短縮は歯の食いしばりを引き起こし、歯の感受性が高い固有受容器の保護を損なう原因となる。側頭筋の機能不全の結果、平衡感覚障害、眩暈、悪心、難聴、耳鳴、三叉神経痛、視力の問題が生じる。頸部、顔、頭部の筋は、コアとして全体的な筋機能にとって重要である(LPH)。ガムを噛むなどの習慣が反復的なストレスや緊張の原因となることがある。側頭筋は外側リンクにとって重要な筋で、側頭筋の痙縮によって顎関節のポジショニングが損なわれることがある。側頭筋の痙縮が脳脊髄液の正常な流れを低下させ、他の筋を抑制する。こういった場合には、神経筋介入が必要になる。

トリガーポイント
側頭筋は咬筋の協同筋であるため、咬筋の抑制が側頭筋に連鎖効果を及ぼすことがわかる。側頭筋と咬筋がトリガーポイントを発現させ、張力が生じ、顎を下に引っ張る舌骨上筋や舌骨下筋の過緊張力に対抗する。この場合も、恐らく頭部の前方への移動が明白に見られる前位である。疼痛は上方に伝わり、同側の額を通過する。疼痛が耳のすぐ上に波及し、後頭部のうなじに入る。頭痛患者では、側頭筋について検討すべきである。上歯や下歯と歯肉は最も一般的な側頭筋の疼痛パターンである。眉の上の深部痛も報告されており、時折頭部の同側や後側で生じる。この部位と関連のある筋は、疼痛投射パターンに基づいて、筋運動連鎖の一環として治療する必要がある。

神経支配
第Ⅴ脳神経/三叉神経からの前深側頭枝・後深側頭枝(下顎分枝)。

筋 名
Pterygoid medialis　内側翼突筋
ギリシャ語、*pterygodes*、翼のような：ラテン語、*medius*、内側

起 始
深頭は上歯の後の翼状突起外側板の内側から起こり、浅頭は上顎結節で起こる。

停 止
どちらも下顎の内側（窩）角に着く。

作 用
下顎骨を持ち上げ、顎を閉じ、左右に顎を動かす際に外側翼突筋を助ける作用。

運動連鎖
下肢長の左右差により機械的ストレスが生じ、首の筋、特に胸鎖乳突筋にトリガーポイントが形成される。今度は胸鎖乳突筋が、主トリガーポイント部位となり、翼状筋に副トリガーポイントが形成される。著者は、強制と静的伸張での筋強化することを推奨しない。これにより短期的に症状がなくなるが、長期的には問題が増強されると思われる。トリガーポイントを取り除くことに重点を置くことは重要であるが、神経筋の全身の運動連鎖が関わる身体活動プログラムをその後に行う必要がある。

トリガーポイント
疼痛は、顎関節と上顎洞の中に深く投射される。これらのトリガーポイントは、関節炎や副鼻腔炎と頻繁に間違えられる。疼痛が、耳鳴の原因因子になることも報告されている。また、下や口の奥に疼痛が生じ、嚥下が困難になることもある。

神経支配
第Ⅴ脳神経／三叉神経（下顎分枝）。

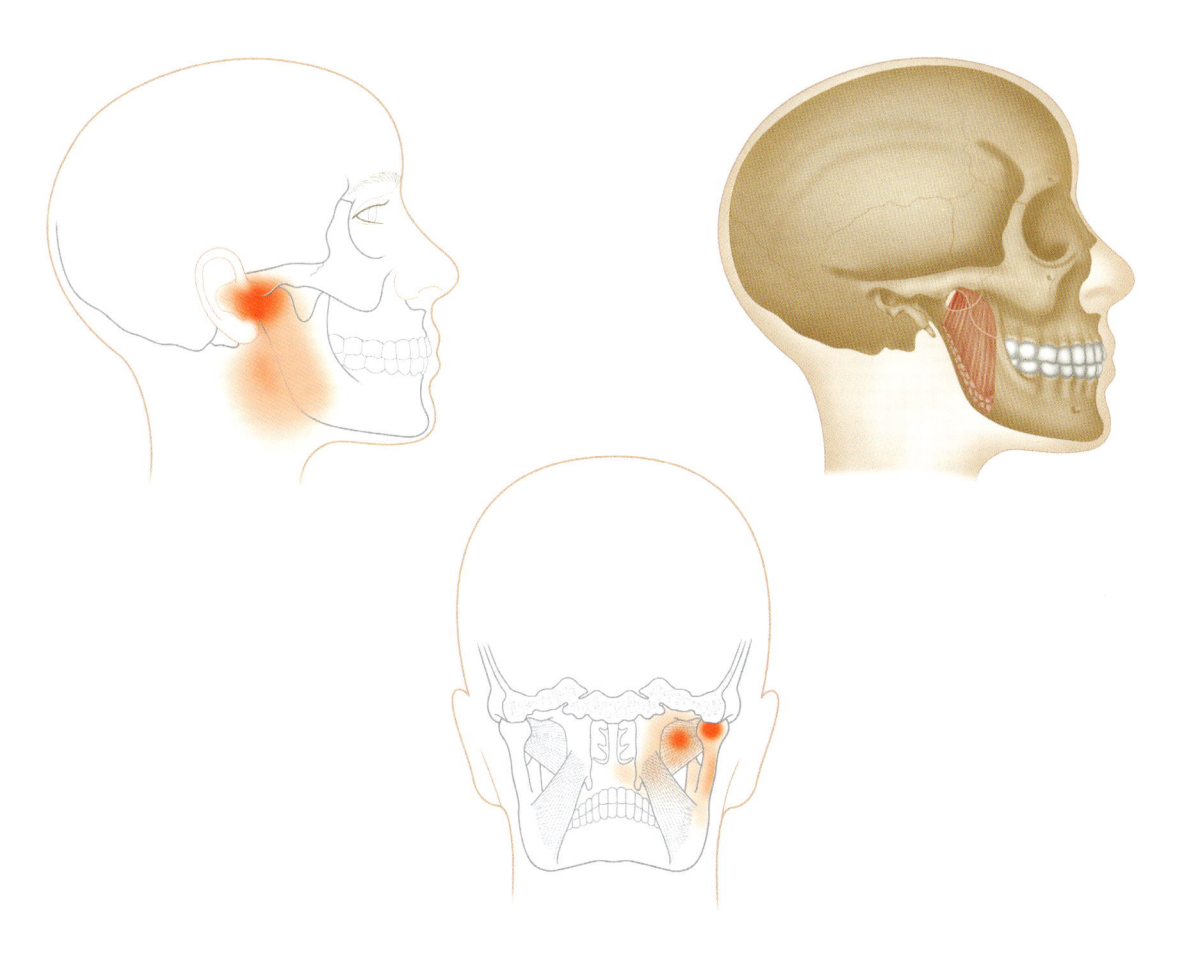

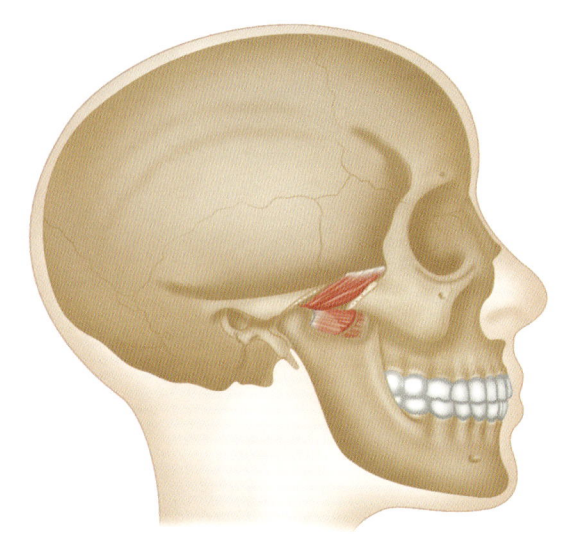

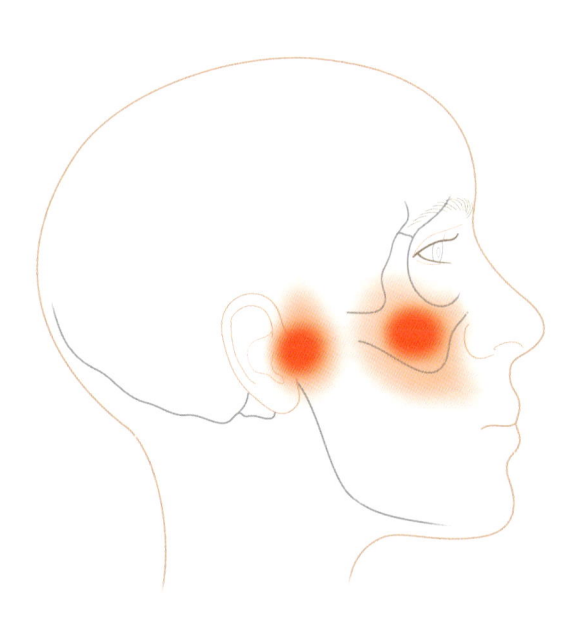

顔面、頭部、頸部の筋

筋　名
Pterygoid lateralis　外側翼突筋
ギリシャ語、*pterygodes*、翼のような：ラテン語、*lateral* 外側。

起　始
上頭は、蝶形骨大翼の外側面、及び蝶形骨の翼状突起外側板の内頭に付着する。

停　止
顎関節の関節包と関節円板及び下顎頸。

作　用
口を開き、下顎を突き出し、左右に動かす。

運動連鎖
片側骨盤を含む下肢長の左右差か機械的ストレスが生じ、首の筋、特に胸鎖乳突筋にトリガーポイントが形成される。今度は胸鎖乳突筋が、主トリガーポイント部位となり、翼状筋に副トリガーポイントが形成される。著者は、強制と静的伸張での筋強化することを推奨しない。これにより短期的に症状がなくなるが、長期的には問題が増強されると思われる。トリガーポイントを取り除くことに重点を置くことは重要であるが、神経筋の全身の運動連鎖が関わる身体活動プログラムをその後に行う必要がある。

トリガーポイント
疼痛は、顎関節と上顎洞の中に深く投射される。これらのトリガーポイントは、関節炎や副鼻腔炎と頻繁に間違えられる。疼痛が、耳鳴の原因因子になることも報告されている。また、下や口の奥に疼痛が生じ、嚥下が困難になることもある。

神経支配
第Ⅴ脳神経／三叉神経（下顎分枝）。

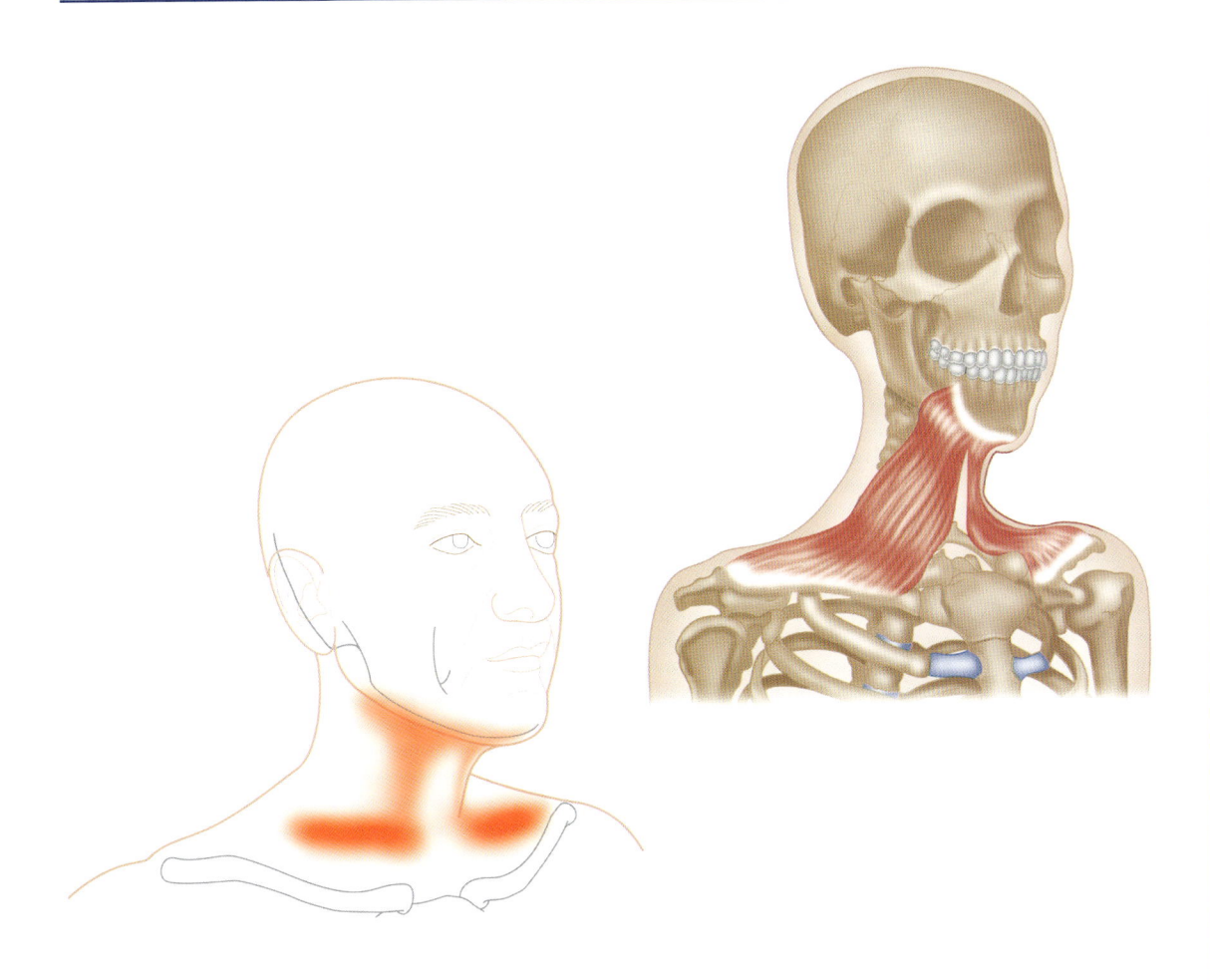

筋 名
Platysma　広頸筋
ギリシャ語、*platy*、広い、平らな。

起 始
頸部と胸部の上4分の1（時に肩に及ぶ）の皮膚と浅在筋膜。

停 止
関連する筋を含め、頤と顎の皮下筋膜。

作 用
口を開く補助をし、努力や恐怖の表情を生み出す。
口角から下唇を外下方に引く。

運動連鎖
広頸筋は皮筋で、ウマはこの筋を使って不愉快な昆虫を追い払う。この筋が極度に緊張すると、口が下方に引っ張られ、胸部の皮膚が上方に引っ張られる。甲状腺上の組織が腺機能に影響を及ぼすことがあるので、腺機能障害が認められる場合は、これらの組織の検査が推奨される。専門医への紹介が推奨される。神経筋の非効率性や適応不足によって広頸筋にストレスがかかり疲労が生じると、広頸筋がしばしば痛めつけられる。短く堅い咬筋が広頸筋を抑制すると、特に睡眠中に歯ぎしりが生じる。

トリガーポイント
この外筋のトリガーポイントによって、上胸部や下顎骨にチクチク刺すような痛みが生じることがある。広頸筋の線維は、口輪筋（口）、鎖骨下筋、胸筋などの顔や上胸部壁の関連する筋と結合する。トリガーポイントが発現し、咽喉前部の硬直を引き起こし、瞬きが増えることがある。

神経支配
第Ⅶ脳神経／顔面神経（頸枝）。

顎舌骨筋　　　顎舌骨筋　　　茎突舌骨筋

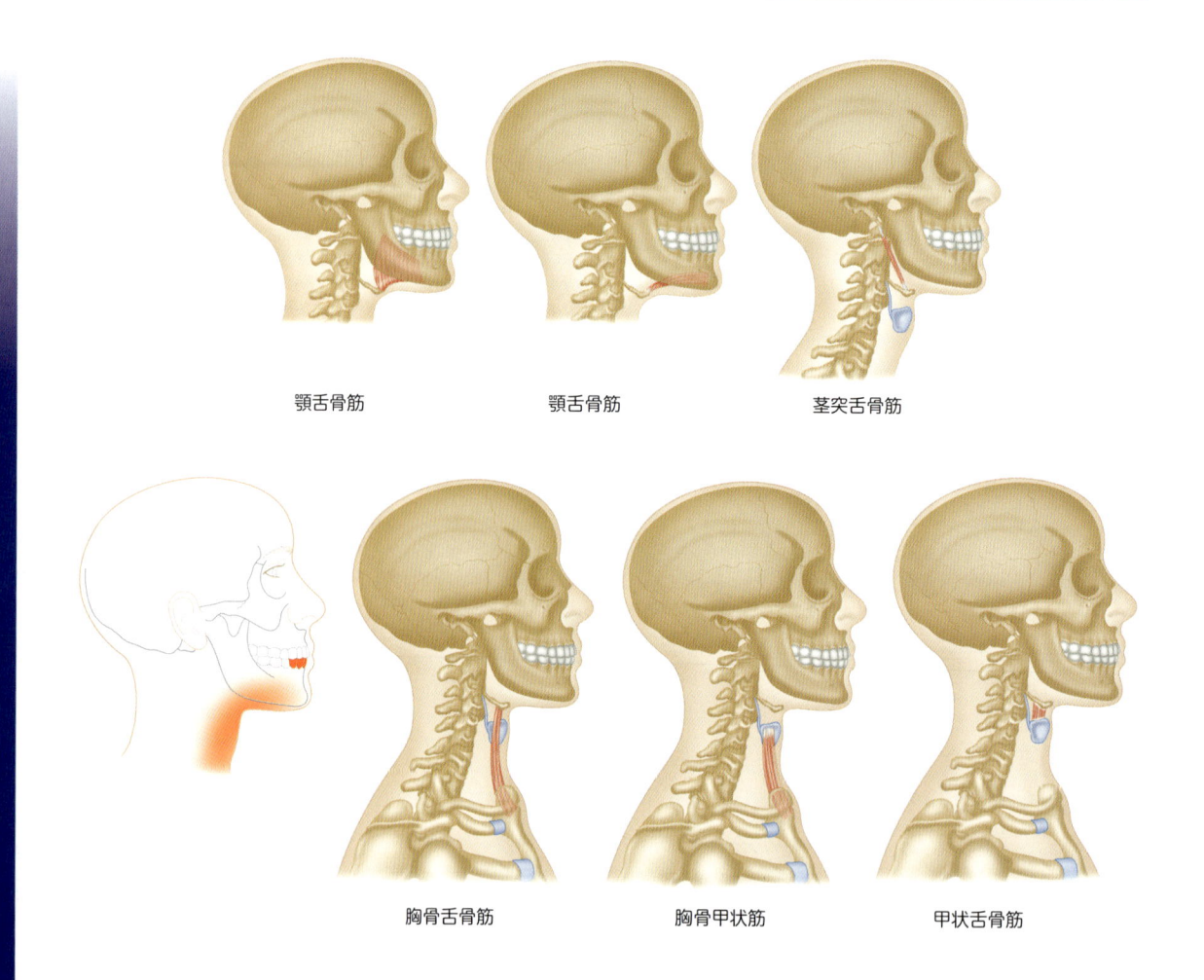

胸骨舌骨筋　　　胸骨甲状筋　　　甲状舌骨筋

筋　名
Hyoids　舌骨筋
ギリシャ語、*hyoeides*、ギリシャ文字のユプシロン（Y）に似た。

起　始
舌骨筋群の多くの筋は、下顎骨、側頭骨、胸骨柄、鎖骨、第一肋骨の肋軟骨、甲状軟骨に付着する。

停　止
舌骨

作　用
これらの筋は全て、舌骨のポジショニングに影響を及ぼす。特に、他の筋が何らかの機能を担っているときに、舌骨を安定させる。

運動連鎖
舌筋（舌骨に付着しない）は、起上がり時に舌骨を保持するために収縮する。このような場合、舌骨に起始しない舌の筋は、口蓋の正常な位置を保持するために働く。

トリガーポイント
これらの筋でトリガーポイントが形成されると、下前歯や頸椎全体に疼痛が投射され、多くの場合前頸部痛が生じる。間違ったトレーニングに起因する腹横筋と内腹斜筋の抑制と胸鎖乳突筋と後頭下筋のスパズムがあいまって舌骨筋のトリガーポイントが形成されると著者は考えている。

神経支配
頸神経（C1-C3）ワナ。

顔面、頭部、頸部の筋

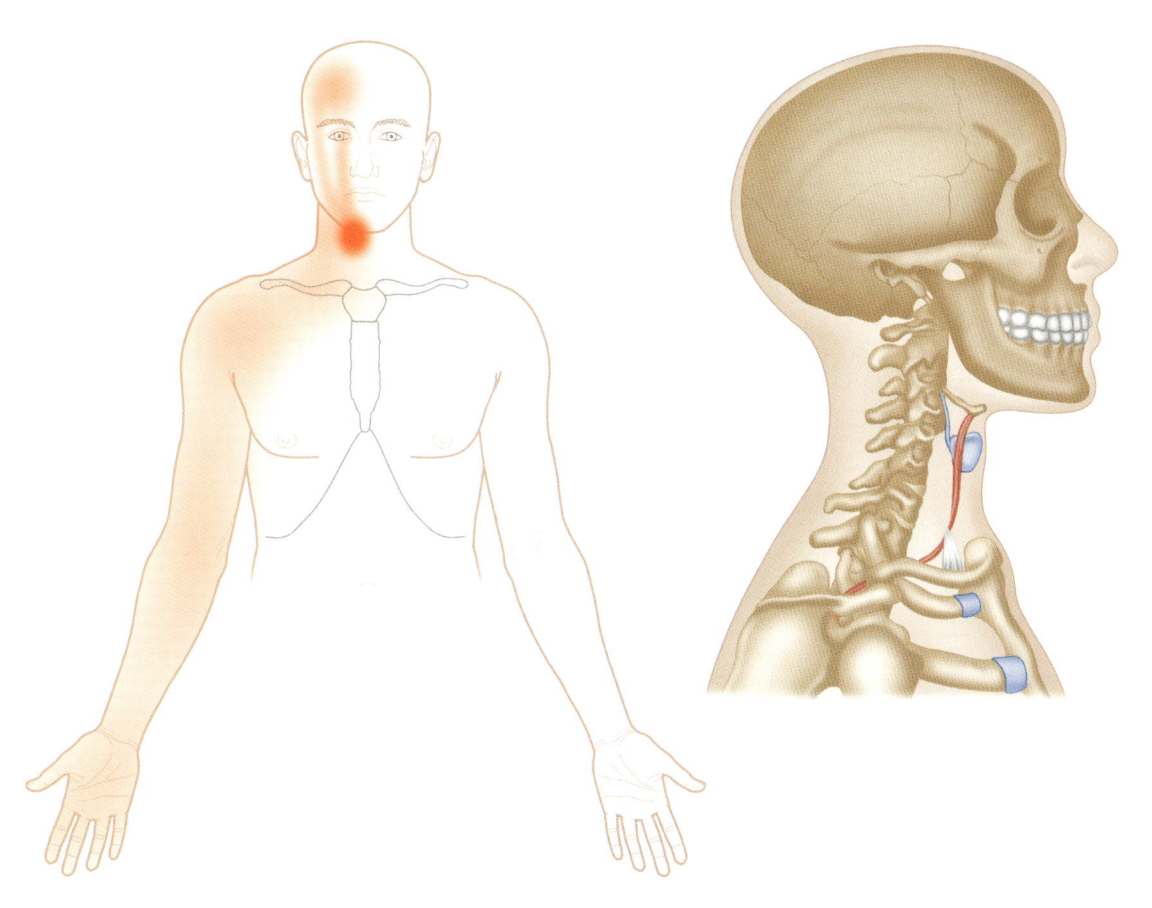

筋 名

Omohyoideus　肩甲舌骨筋
ギリシャ語、*omos*、肩；*hyoeides*、ギリシャ文字のユプシロン（Y）に似た。

起　始

後：乳様突起または側頭骨上の乳突切痕。
前：下顎骨の下縁。

停　止

舌骨に対する共通腱によって。

作　用

舌骨を押し下げる。

運動連鎖

この筋は、上横行靭帯が肺尖に筋膜結合しているため、肺を文字通り持ち上げることができる。舌骨筋は、努力吸気にとって重要な筋である。これらの筋が必要な力を提供できないと、当然ながら、有酸素作業能の改善や、身体活動によるストレス下での呼吸が難しくなる。よって、反対側への頭部の傾斜や肩甲骨の降下が減速する。

トリガーポイント

患者は、しばしば咽頭炎と嚥下困難を訴える。私の経験から言うと、この筋が同側の肩や、さらには頭部へ疼痛を伝えることがある。舌骨上の圧痛も認められている。肩甲舌骨筋が原因で、肩、頸部、腕、手、及び肩甲、鎖骨、下顎、下顎領域の疼痛が生じることがある。嘔吐などによってこの筋を激しく使うことによって生じると思われる。注意しなくてはならないことは、トリガーポイントは二次的、すなわちリウマチ性筋炎、強直性脊椎炎、非強直性リウマチ性脊椎炎、痛風性筋炎などの疾患の結果生じることで、最初にこれらの疾患を除外しなければならない。

神経支配

頸神経（C2、C3）ワナ。

顔面、頭部、頸部の筋

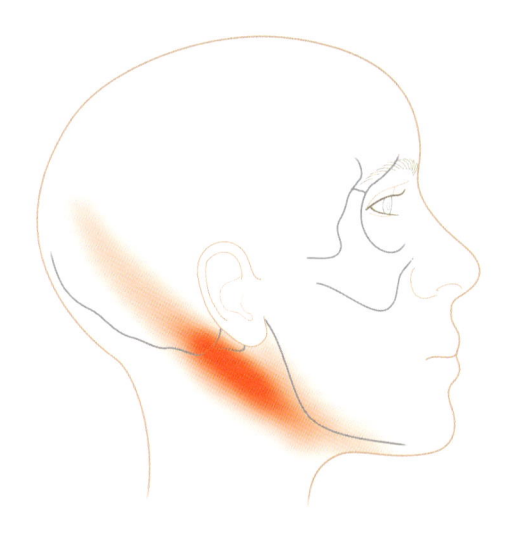

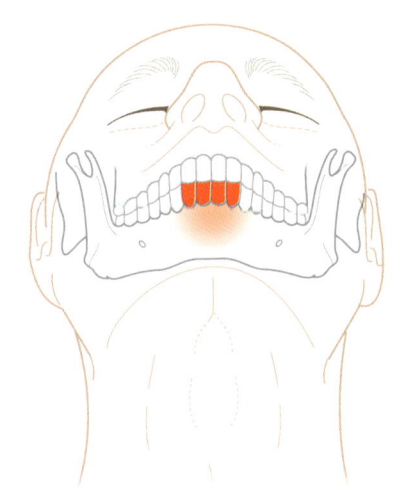

筋　名
Digastricus　顎二腹筋
ラテン語、2つの筋腹を有する。

起　始
前腹：下顎骨の下縁の内側の二腹筋窩、下顎結合の近く。
後腹：側頭骨の乳突切痕。

停　止
中間腱上の筋膜スリングによって舌骨の骨体に付着する。

作　用
舌骨を持ち上げる。下顎骨を降下させ、引っ込める。

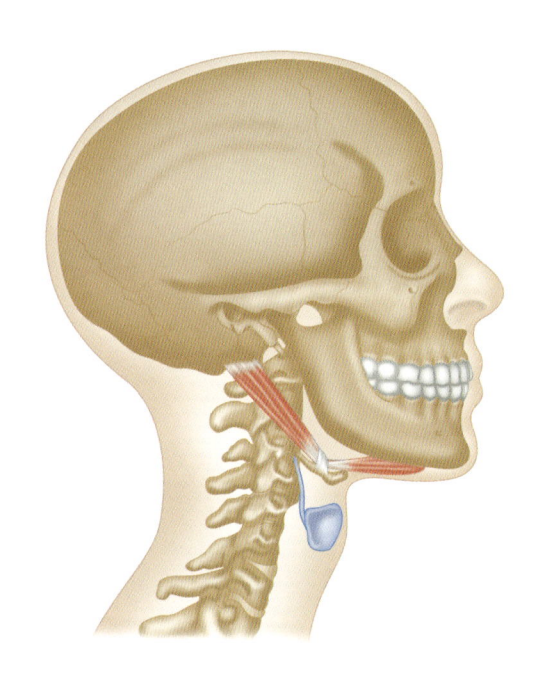

運動連鎖
顎二腹筋が、噛み砕くあるいは腹筋運動などの運動中に適当な張力を生じることができるようにしなければならない。舌が正常な位置にない場合、顎二腹筋はこの張力を生じることができず、その結果、胸鎖乳突筋が硬直し短縮される。そのため頭部前方位になり、トリガーポイントが運動連鎖を下げる。

トリガーポイント
前歯、前下顎骨、胸鎖乳突筋上部（時に後頭底部）、顎下の咽頭に疼痛が生じる。顎二腹筋のトリガーポイントは、後頭前頭のサテライト・トリガーポイントの原因となり、耳に疼痛を投射すると報告されている。

神経支配
前腹：顎舌骨筋神経、第Ⅴ脳神経／三叉神経から（下顎分枝）。
後腹：第Ⅶ脳神経／顔面神経。

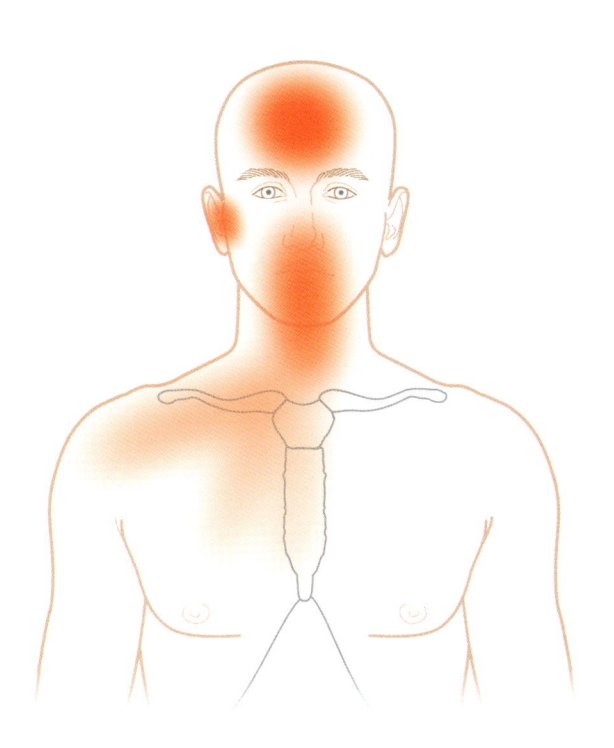

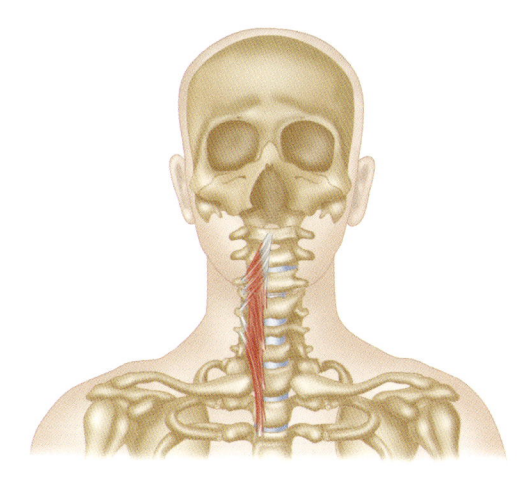

筋　名
Longus colli　頸長筋
ラテン語、*lonlgus*、長い；*colli*。首の

起　始
頸長筋は、頸椎上部及び胸椎の前外側面にあり、3つの部分（上斜部、下斜部、垂直部）に分けられる。第1及び第2頸椎の前面に付着し、第3-第5頸椎の横突起から、第1-第3胸椎の前面に及ぶ。

停　止
環椎前結節と頸椎 C5-6 横突起前結節。

作　用
頸椎を両側に屈曲させ、片側の収縮が反対側への回旋と側頸屈曲を助ける。

運動連鎖
不適切な首の動きによって頸長筋が短く硬くなることがあり、その結果、斜角筋が短くなり、腰筋が短く硬くなる。それが横隔膜の活動に影響し、その結果トリガーポイントが形成され、頸部、上背部、下背部の疼痛の原因となる。反復運動中のテクニックが未熟な場合、頸部の頸長筋から下肢側面の腓骨に至る運動連鎖に問題が生じ、扁平足になることもある。頸部伸展を両側とも減速させ、同側回旋と側屈は片側に減少させる。

トリガーポイント
嚥下に関する一般的な問題、前頸、口、耳、頭部の疼痛、及びのどのしこり感。患者が咽頭痛を訴えることもある。罹患側の上胸部を渡って同側の三角筋に疼痛を投射するトリガーポイントや胸部全体の圧迫感が生じることもある。鎖骨前から舌にかけての疼痛を報告する患者もいる。腰筋が短縮しスパズムが生じることで、頸長筋や頸部の関連筋のトリガーポイント発現に重大な影響が及ぶ。椎骨レベルから同側の眼に至るまで、深部のかすかな急性の感覚として局所的な疼痛が報告されている。頸長筋が胸鎖乳突筋の疼痛の真の源であることがあり、胸鎖乳突筋の疼痛の治療の際に検討してみる価値がある。

神経支配
頸神経（C2-C7）前枝。

顔面、頭部、頸部の筋

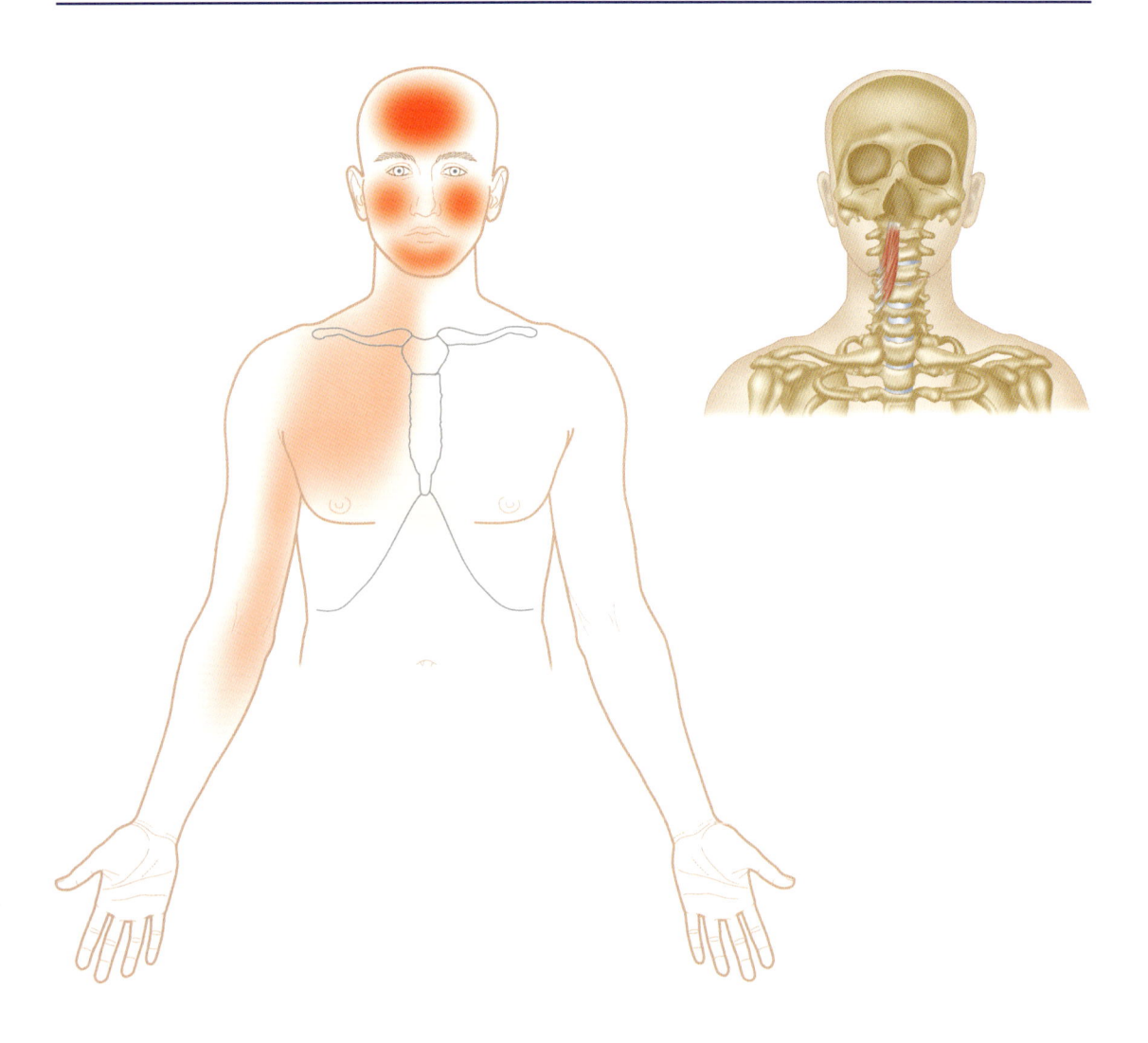

筋 名
Longus capitis　頭長筋
ラテン語、*longus*、長い；*capitis*、頭の。

起 始
第3、第4、第5、第6頸椎の横突起の前結節。

停 止
後頭部の基底部の下面。

作 用
頸部と頸椎上部を屈曲させる。

運動連鎖
頭長筋は、頸部伸展を減速させる。頭長筋治療の一環として、短縮した腰筋を治療するのは価値がある。下部連鎖筋のスパズムに対する反応として、トリガーポイントが形成されている可能性があるためである。

トリガーポイント
頭長筋は頭部、顔、歯、顎の全般的な疼痛の原因となることがあり、または腕や胸壁にも疼痛を投射する。患者は咽喉前に痛みを覚え、嚥下困難を訴える。のどのしこり感や副鼻腔痛が報告されている。

神経支配
頸神経(C1-C4)前枝。

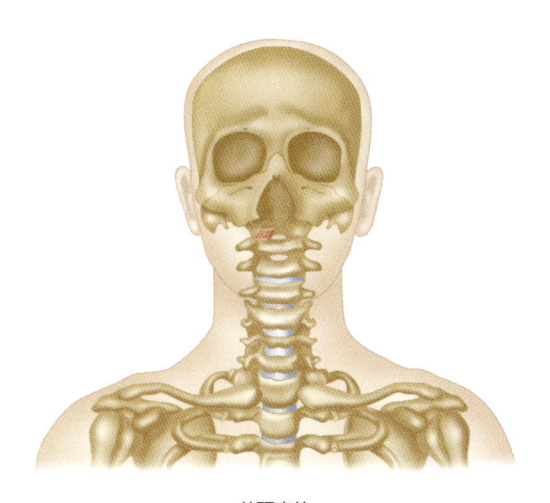

前頭直筋 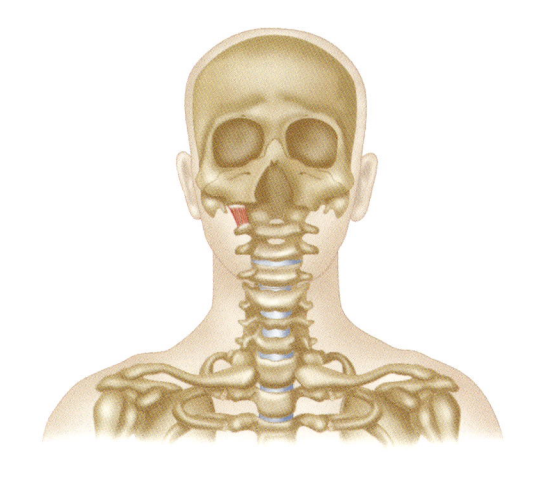　　　　　　　　　　　　　　　　　　外側頭直筋

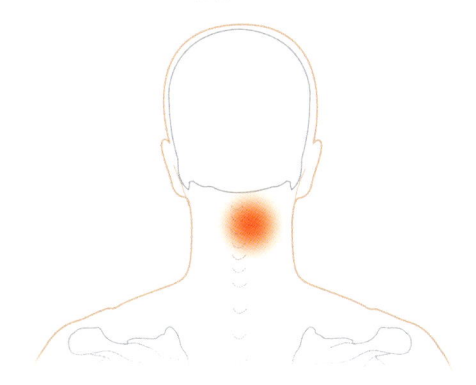

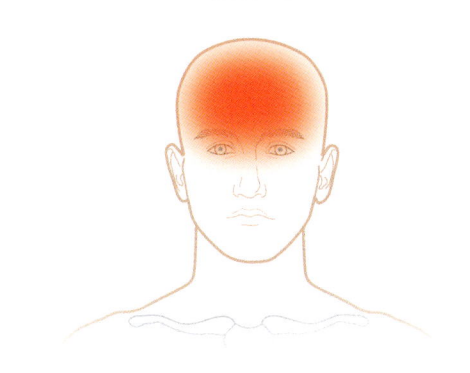

筋　名
Rectus capitis（anterior、lateralis）頭直筋（前、外側）
ラテン語、*rectum*、直；*capitis*、頭の；*anterior*、前；*lateral*、外側。

起　始
前：環椎の外側塊の前面。
外側：環椎の横突起。

停　止
前：基底部分。
外側：頸静脈突起。

作　用
前：頭部の屈曲。
外側：同側への側屈。

運動連鎖
頭部の伸展及び反対側の屈曲時に、減速させる。頭直筋のスパスムや短縮は、固有受容器の反応遅延や物にぶつかる傾向の基盤となり、タイミングを間違えたり、正確さが低下する。後部の筋膜連鎖を重視するとともに、胸鎖乳突筋と頭部の位置に注意しなければならない。運動連鎖の観点から、かなり離れたところにある足底筋膜が頭直筋機能障害の真の源となることがあることを念頭に置く必要がある。

トリガーポイント
この筋のトリガーポイントが頭痛を引き起こす（あるいは真の片頭痛を強化する）ことが報告されている。頭部の至るところで、重症の片頭痛様疼痛として知覚される。疼痛の場所を特定することはできないが、頭蓋全体に広がっているように感じると患者が言うことがある。他の後部頸筋同様、これらのトリガーポイントが、頸椎性頭痛の原因となることがある。眼が明るい光に対して過敏になり、患者は集中しにくくなる。後頸部の疼痛は触ると耐えられない。しびれ、うずき、灼熱感などの感覚の変化が頭皮に生じることがある。トリガーポイントが血流を減少あるいは遅延させ、神経組織を阻害することがある。

神経支配
頸神経（C1、2）前枝間のループ。

顔面、頭部、頸部の筋

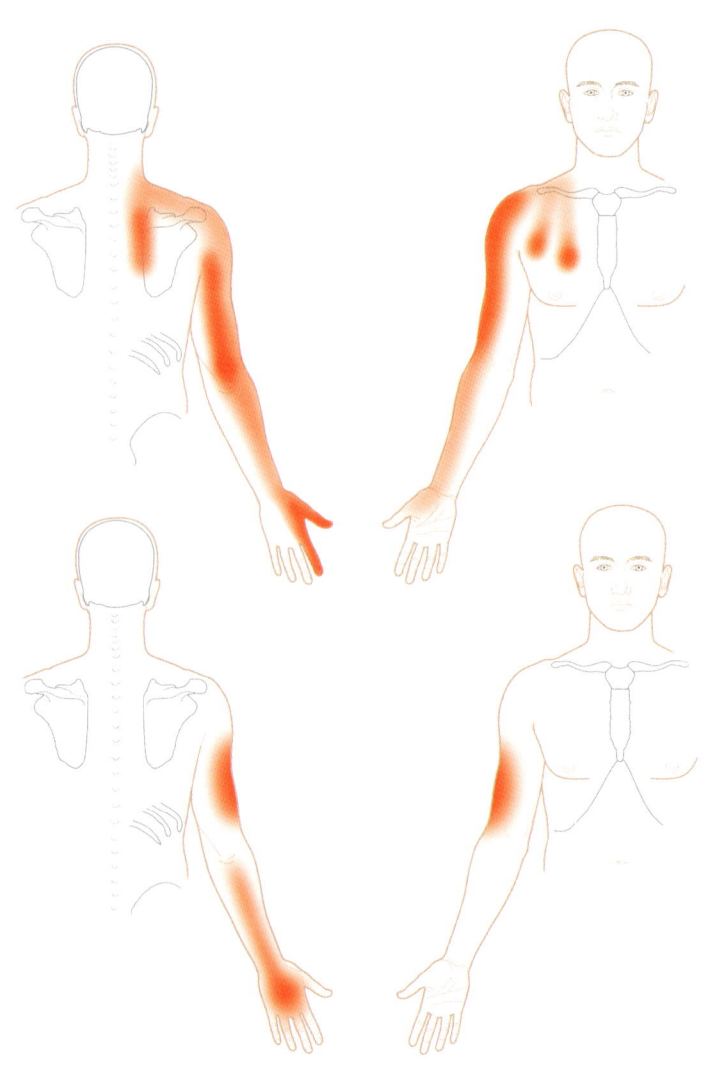

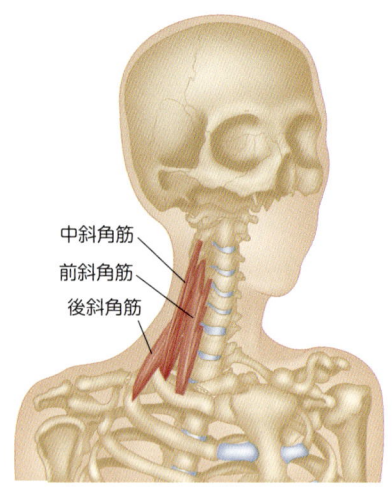

筋　名
Scalenes　斜角筋群
ギリシャ語、*skalenos*、不均等な。

起　始
すべての頸椎の横突起。

停　止
第一肋骨および／または胸膜上膜。後斜角筋は、第1、第2肋骨に付着する。

作　用
呼吸のために、肋骨を引き上げる。収縮筋の反対側に回旋する。収縮側に側屈する。両側に、頸を屈曲させる。

運動連鎖
腰筋の短縮の原因となるトリガーポイントによって斜角筋群が影響し、その結果収縮して胸郭を引き上げ、呼吸効率に影響する。

トリガーポイント
疼痛としびれが、前胸部、上背、外側前肩に生じ、腕を伝って母指と第四指に至る。斜角筋群は様々な筋線維長の複合筋群で、従って多くのトリガーポイントが形成される可能性がある。このようなトリガーポイントの位置をうまく特定するには優れた触診技術が必要となる。

神経支配
頸神経 C3-C8 前枝。

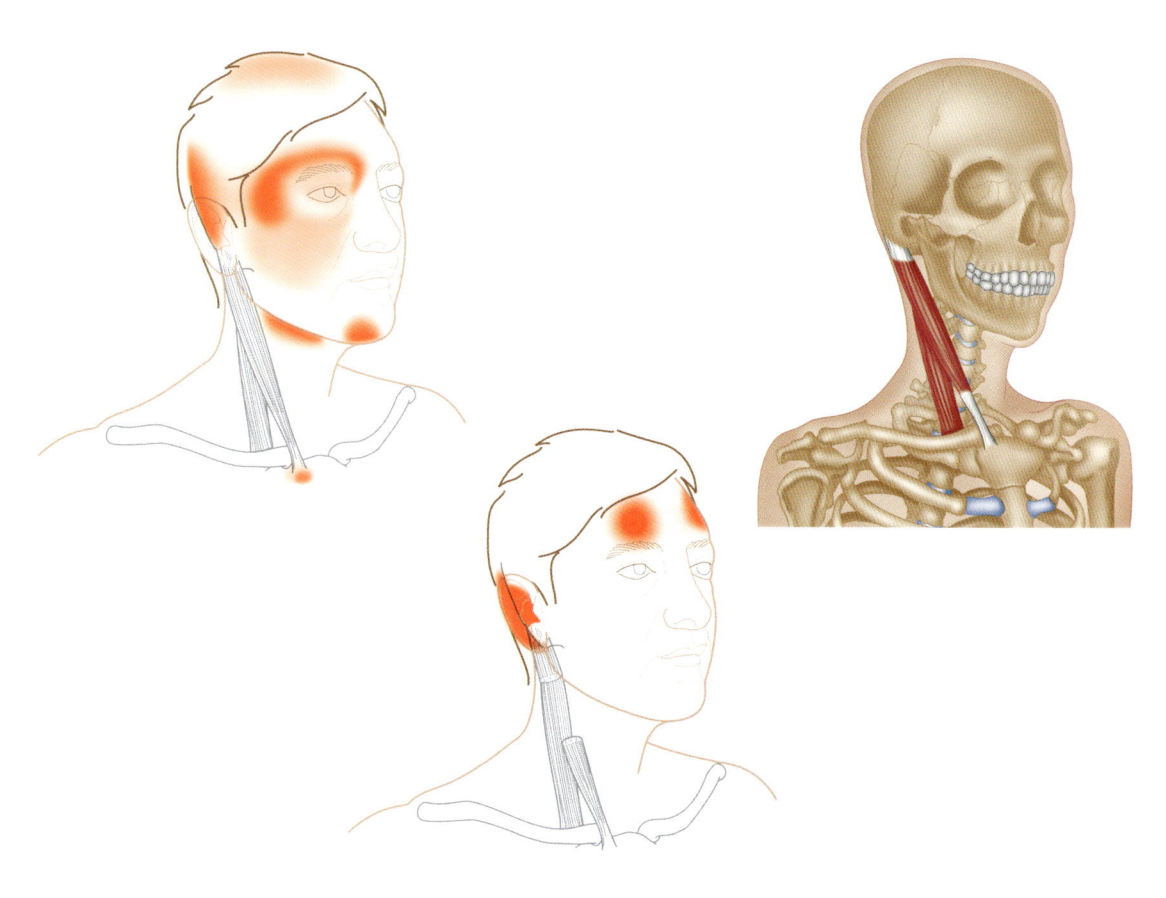

筋 名
Sternocleidomastoideus（SCM）胸鎖乳突筋
ギリシャ語、*sternon*：胸骨：*kleidos*、鍵、鎖骨：*mastoid*、乳房状の、乳様突起。

起 始
胸骨柄と鎖骨の内側部分（二頭）。

停 止
側頭骨の乳様突起

作 用
収縮側と反対に回旋し、収縮側に側屈する。頸椎（首）を両側に屈曲させる。

運動連鎖
一般的に言って、ほとんどの人が腹筋運動をした際に痛みや張りをかんじるのはこの筋である。短縮すると、首上の頭部のポジションが変化し、その結果頭部前傾（FHP）になる。FHPによって運動連鎖痛の基盤ができ、姿勢の変化によって代償、歩行の変化、代償不全が引き起こされる。丸い肩は、胸鎖乳突筋の短縮がその根底にある。

トリガーポイント
胸鎖乳突筋は複合筋群で、関連痛を引き起こすだけでなく、バランス、視覚障害、全身症状などの問題の原因となる。SCMトリガーポイントは、解剖学的位置のために、リンパ節腫脹と間違えられることがある。額前面の頭痛、眼の奥の痛み（視力低下やかすみ目を伴う）、嚥下時の疼痛、耳の奥の痛み（難聴を伴う）、頭頂部の痛みとして関連痛が知覚される。SCMトリガーポイントのある患者の中には、三叉神経痛に似た疼痛がある人もいた。こういった疼痛は、静脈洞炎と診断されることがある。まれな関連痛として、奥歯の歯痛、前頭の反対側に疼痛が生じることがある。胸骨柄の疼痛も報告されている。こめかみ、舌、咽喉、首の横側に疼痛が投射されることもある。

神経支配
第XI脳神経／副神経；頸神経（C2、3）からの固有受容性感覚のための感覚供給。

顔面、頭部、頸部の筋

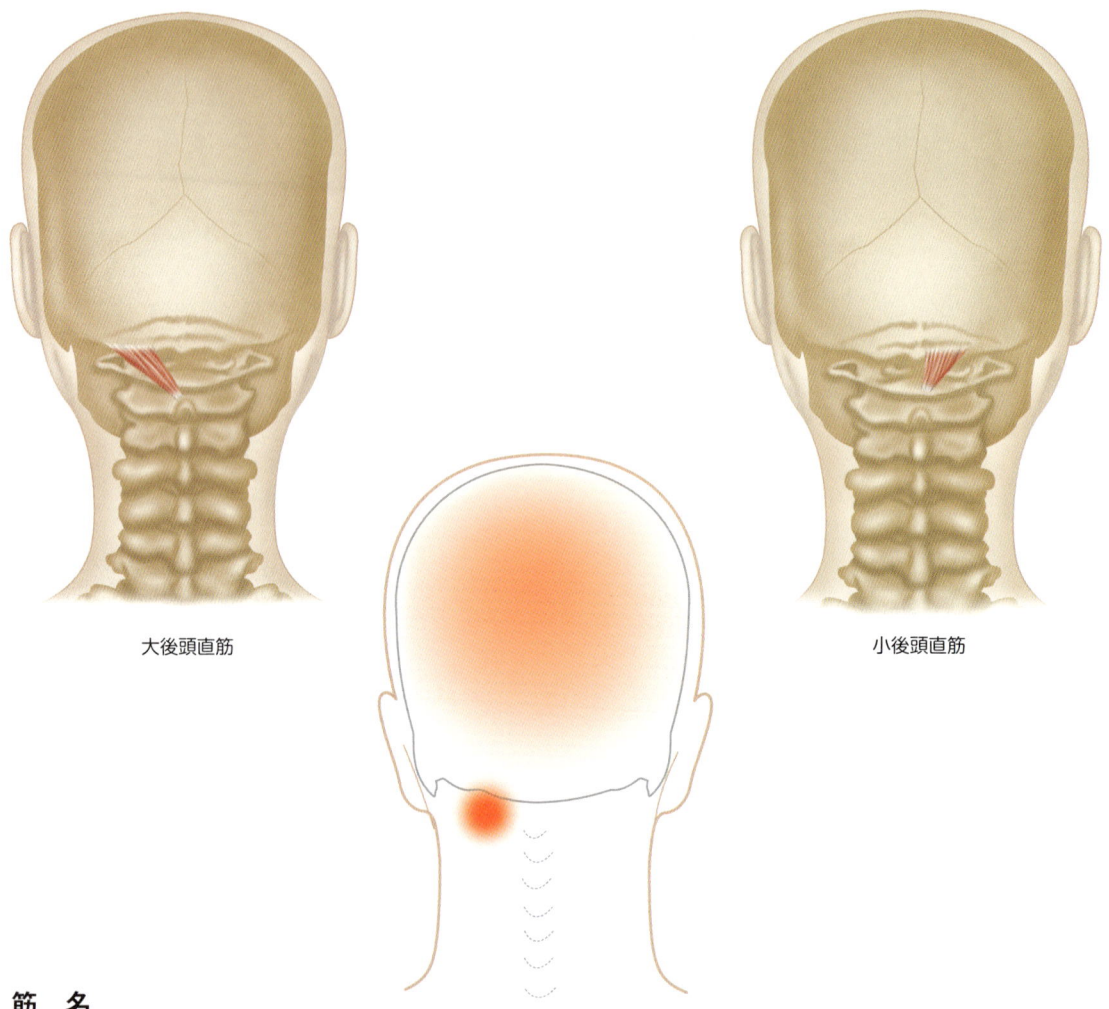

大後頭直筋　　　　　　　　　　　　　　　　小後頭直筋

筋　名
Rectus capitis posterior（major, minor）
後頭直筋（大、小）
ラテン語、*rectum*、直； *capitis*、頭の； *posterior*、後； *major*、大； *minor*、小。

起　始
環椎後突起（Gl）。

停　止
下項線の内側半分。

作　用
環椎後頭関節の伸展と回旋。

運動連鎖
これらの筋は、体の位置を適時に適所で報告するために重要である。筋紡錘が豊富で、頭部の位置について脳に情報を送り、運動を起こす上で重要な作用を担っている。これらの筋は硬膜を介して脊髄や脳に付着しており、脊髄の健康や、脳脊髄液の正常な流れにとって重要である。

トリガーポイント
これらの筋は、多くの患者が頭痛と呼ぶ、片頭痛に似た疼痛を引き起こす。患者は頭の奥に痛みを感じるが、疼痛の場所を指さすことはできない。片頭痛はしばしばこの筋が原因だと考えられている。

神経支配
後頭下神経（第1頸神経［C1］後枝）。

顔面、頭部、頸部の筋　145

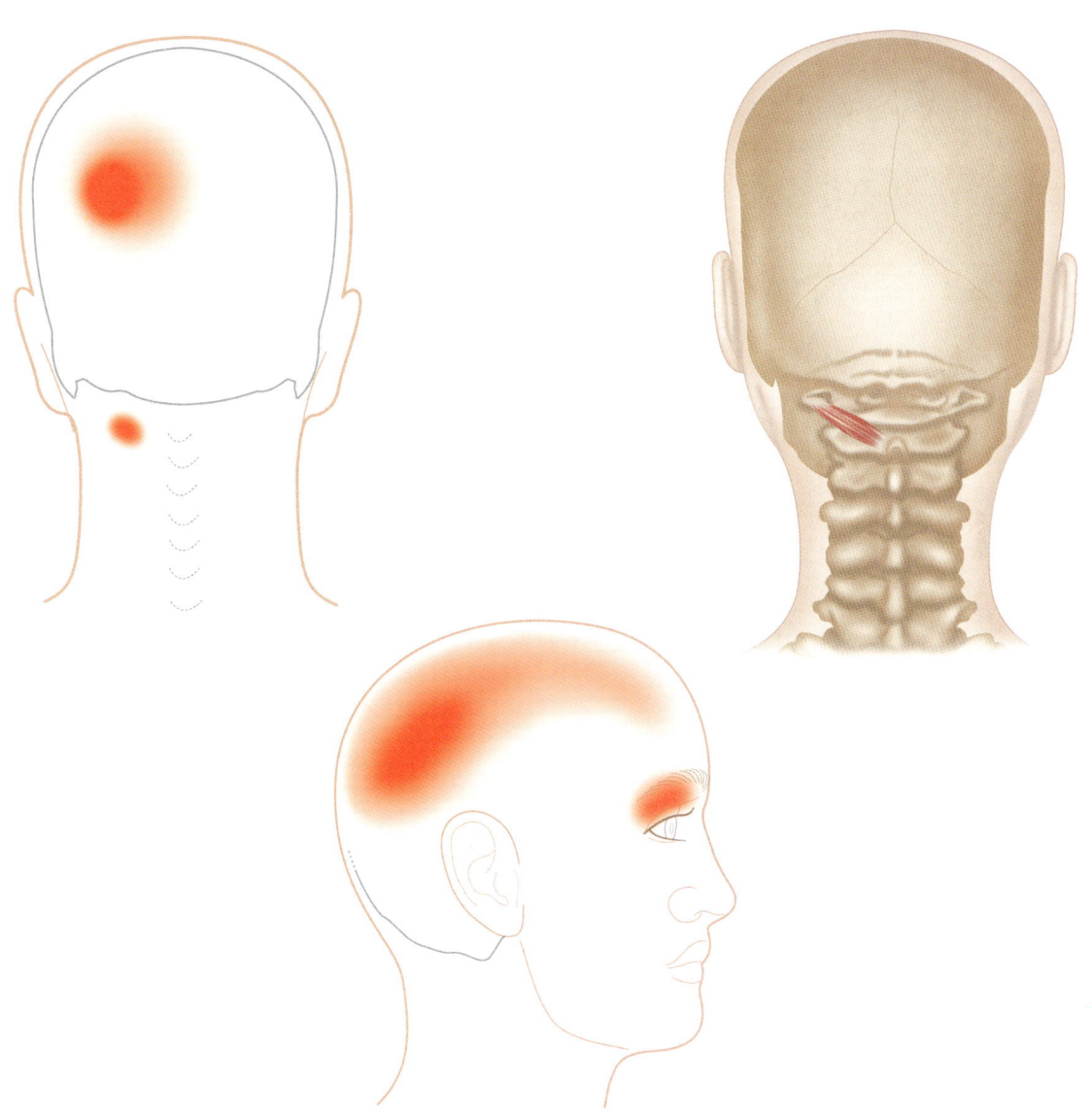

筋　名
Obliquus capitis infrrior 下頭斜筋
ラテン語、*obliquus*、傾いた、斜めの； *capitis*、頭部の； *inferior*、下

起　始
頸椎 C2 軸椎の棘突起。

停　止
環椎の外側塊（C1）。

作　用
環軸関節を回旋させる。

運動連鎖
頭部ポジションの変化は、わずかな変化でも最終的に下頭斜筋の状態に影響する。

トリガーポイント
疼痛、特に片頭痛の人は、通常後頭部から目に向けて放たれる疼痛を訴える。この痛みは下頭斜筋の関連痛で、同様のパターンの疼痛を訴える患者の治療計画に含める必要がある。

神経支配
後頭下神経（C1 の後枝）。

146　主な骨格筋の概要

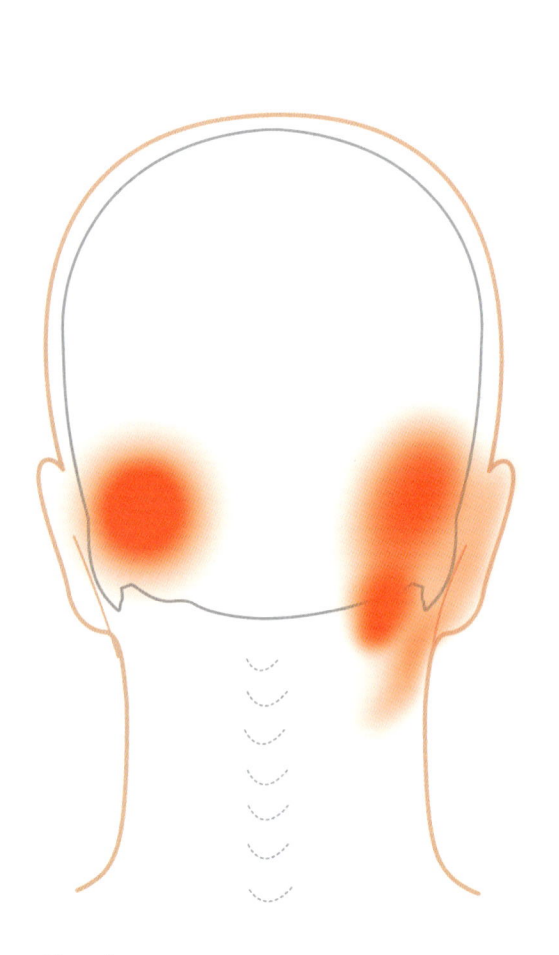

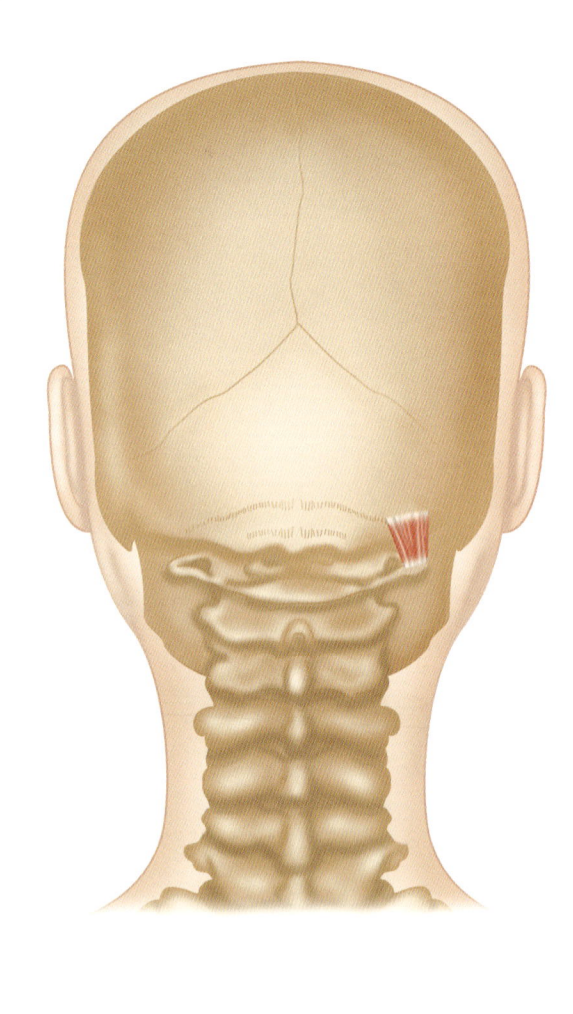

顔面、頭部、頸部の筋

筋　名
Obliquus capitissuperior　上頭斜筋
ラテン語、*obliquus*、傾いた、斜めの；*capitis*、頭部の；*superior*、上。

起　始
環椎（C1）横突起の外側塊。

停　止
下項線の側方半分。

作　用
環椎後頭関節を側屈させる。

運動連鎖
頸での頭部の屈曲と反対側への伸展を減速する。筋紡錘が豊富で、上頭斜筋と下頭斜筋のポジショニングは、効率的な姿勢にとって重要である。

トリガーポイント
この筋は、後頭骨の外側面上に、鈍い、深い疼痛を引き起こし、頭骨の外から耳に疼痛を投射する。

神経支配
後頭下神経（第1頸神経［C1］の後枝）。

体幹の筋　147

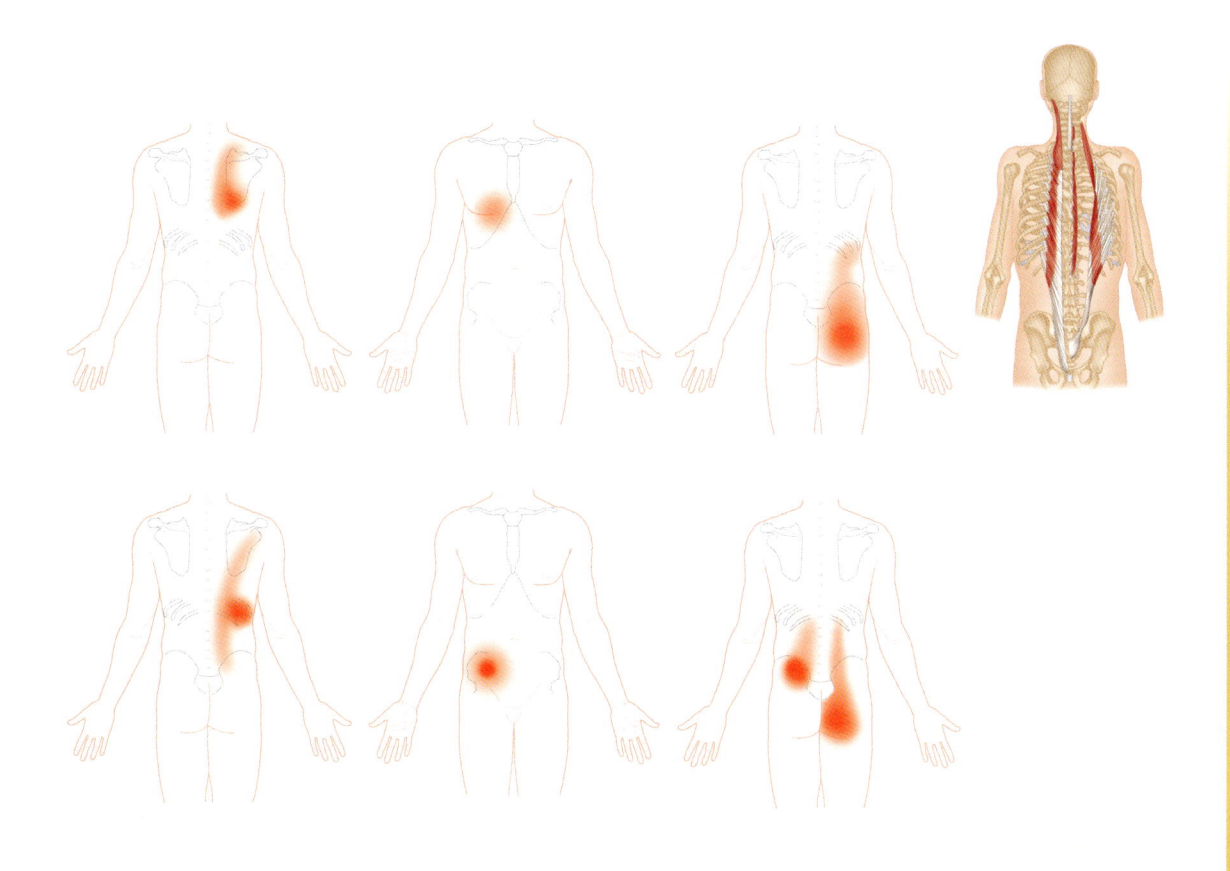

筋　群
Erector spinae 脊柱起立筋
ラテン語、*sacrum*、神聖な：*spinalis*、脊髄の。

起　始
多くの脊柱起立筋は全て、さまざまな角度で腸骨や仙骨の稜、腰椎棘突起、第11、第12胸椎に付着する胸腰筋膜と結合している。

停　止
後方肋骨、胸椎と頸椎の棘突起や横突起、側頭骨の乳様突起に付着する。

作　用
脊柱起立筋が脊柱を伸展させ、回旋筋や多裂筋が反対方向に脊柱を回旋させる。半棘筋は、脊柱と頭部を伸展させる。

運動連鎖
この筋群には、腸肋筋、最長筋、棘筋が含まれる。これらの筋は、前屈、側屈、回旋を減速する。これらの筋は、正常な歩行時の腰椎の主な安定筋である。

トリガーポイント
これらの筋は、腰部の起立筋から腰仙部に疼痛を投射することがある。後頭下のトリガーポイントによって通常疼痛は上方や外側に投射されて重症の頭痛を引き起こし、胸部中部のトリガーポイントは前胸壁や腹部に疼痛を投射する。肋骨の痛みとして認識される疼痛は、しばしばトリガーポイントと関連がある。反復的な背臥位の腹筋運動や正しい舌の位置に舌骨を安定化できないため、口腔底で噛み砕くことが原因である。これらは、腰筋、斜角筋、胸鎖乳突筋、足底筋のトリガーポイントを永続化させる。

神経支配
頸神経、胸神経、腰神経の後枝。

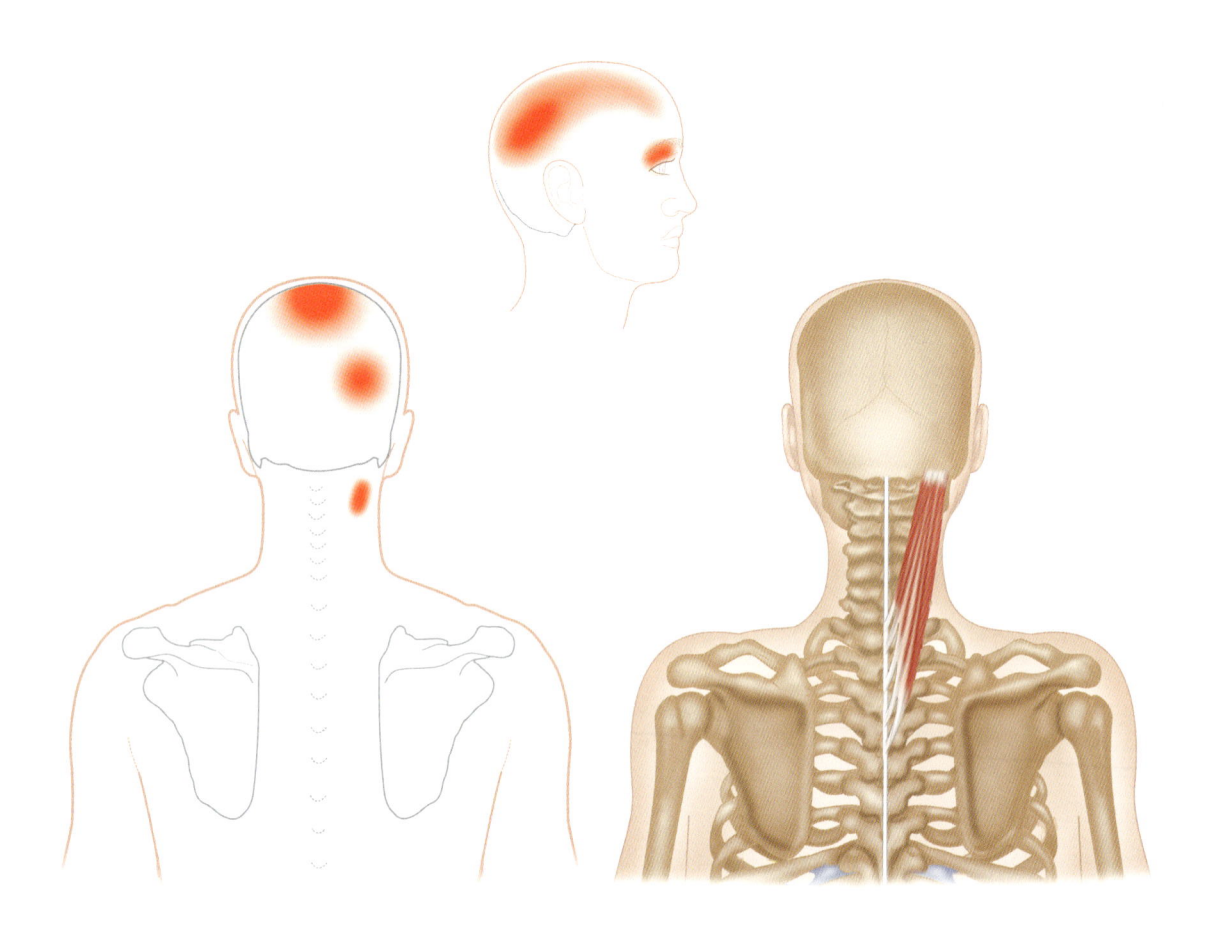

筋　名
Splenius capitis　　頭板状筋
ギリシャ語、*splenion*、包帯：ラテン語、*capitis*、頭部の。

起　始
項靱帯の下面。C7とT1-4の棘突起。

停　止
乳様突起（後部）。

作　用
頭部と頸部を両側に伸展させる。同側に頸部を側屈・回旋させる。

運動連鎖
コンピュータ使用時の姿勢が悪い、あるいは悪い姿勢で読書をすることで、頭板状筋にストレスがかかることがある。コンピュータの画面より下に眼があると、オペレーターはこれらの筋を活性化して見上げるため、時とともに頸椎が過伸展する。そのため骨盤が前方に傾いて頭部が屈曲し、眼は再び水平になる。

トリガーポイント
患者が緊張型頭痛を訴える場合、頸椎後部の筋を全て調べる必要がある。頭板状筋も、頭蓋の関連痛の原因となることがある。頭部の運動には頭板状筋が何らかの形で関わっているため、頭部の適切なポジショニングにとって重要である。疼痛が頭頂まで広がり、同側の眼の奥に伝わる（胸鎖乳突筋の場合と同様）。眼が重くなり、かすみ目や頭痛がしばしば報告される。眼の重篤な疾患が除外された場合、トリガーポイントが愁訴の原因である可能性は高い。

神経支配
中間部及び下部頸神経の後枝。

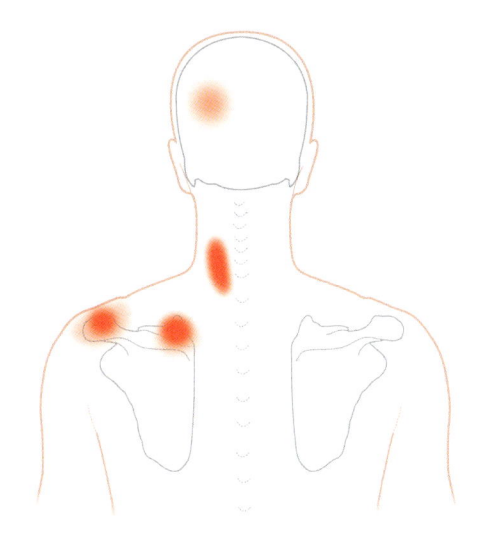

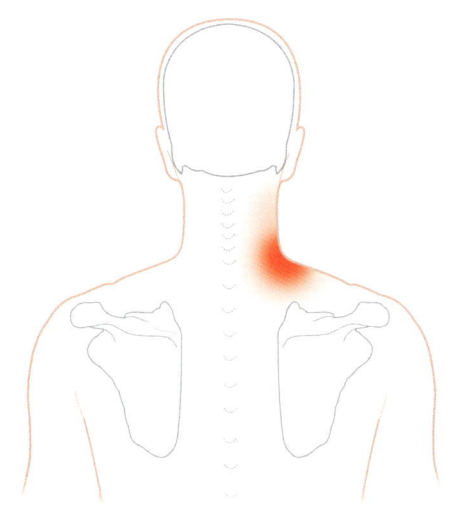

筋　名
Splenius cervicis　頸板状筋
ギリシャ語、*splenion*、包帯；**ラテン語**、*cervix*、頸部。

起　始
項靭帯。第七頸椎部棘突起。

停　止
C2（軸椎）の棘突起。

作　用
脊柱を伸展させる。脊椎を直立させ、立位で脊椎を引き上げる。

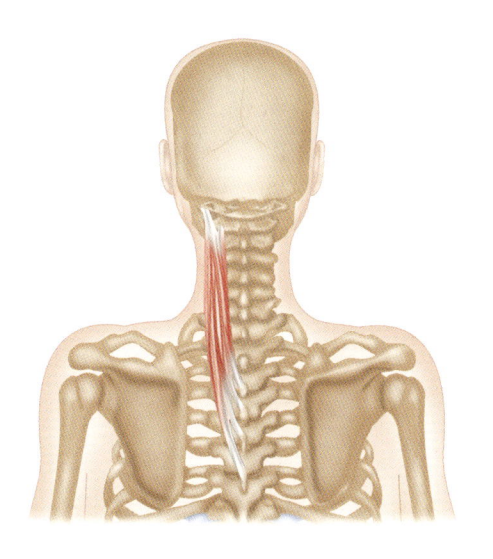

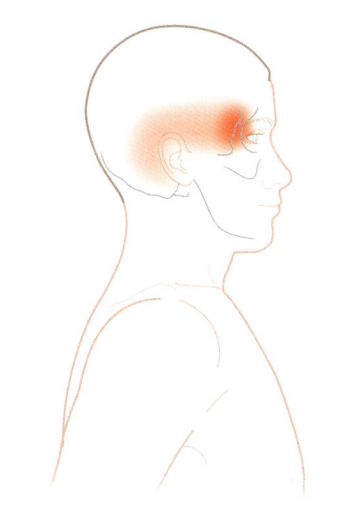

運動連鎖
頸板状筋などの頸筋は、コア筋系と同じように全身の運動にとって重要である。頸板状筋が短縮すると頸椎や胸椎の位置がずれ、第4層の筋（板状筋、半棘筋、多裂筋、回旋筋）や肋骨のポジショニングに影響する。

トリガーポイント
肩甲骨上角や肩峰突起に関連痛が生じる。緊張型頭痛の原因となり、側頭骨や後頭骨上に疼痛を感じる。

神経支配
脊髄神経の後枝。

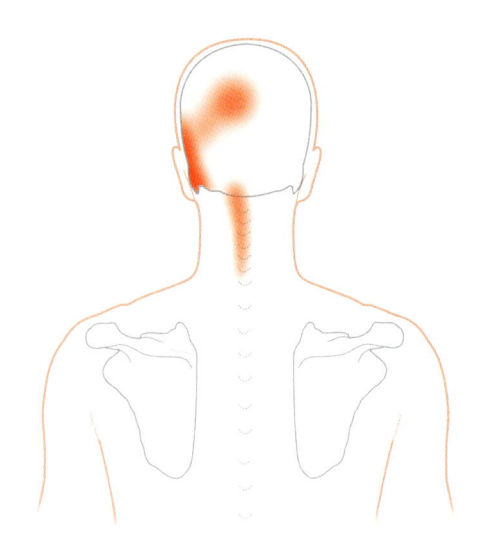

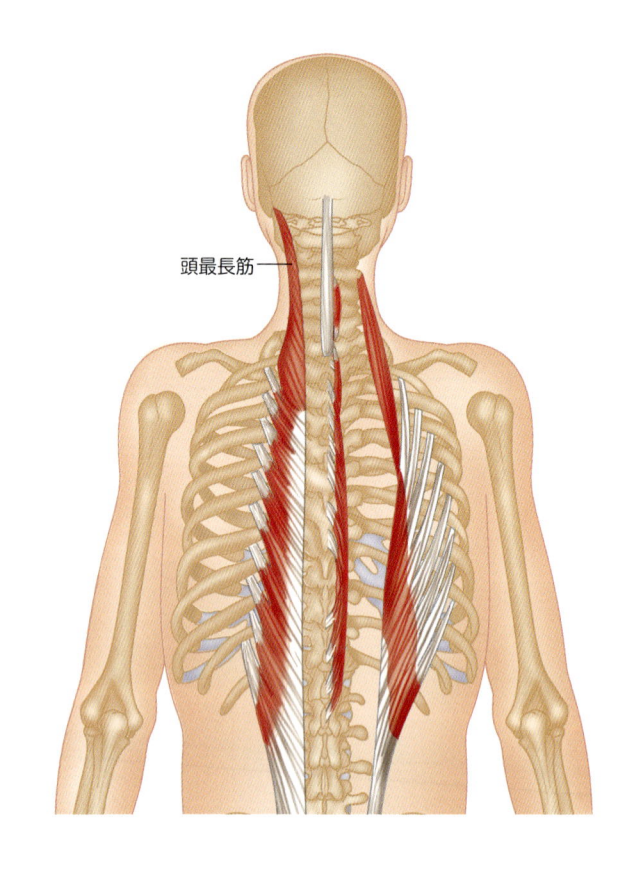

筋 名
Longissimus capitis 頭最長筋
ラテン語、*longissimus*、最長：*capitis*、頭部の。

起 始
胸椎の上5つの横突起と第5-7頸椎の関節突起。

停 止
乳様突起の後縁。

作 用
この深部頸筋は頭部を伸展させ、顔を同側に回旋する。

運動連鎖
重要な神経血管構造のすぐ近くにあるため、鑑別診断及び集学的アプローチと専門医への紹介の必要性を示す例として理想的な筋である。投射などによってこの領域で生じる疼痛は、以下の結果だと思われる：変性椎間板疾患、(分節性、亜脱臼、体性機能障害)、C2/C3神経根障害、(膨張型、脱出型、椎間板ヘルニア)、線維筋痛症、骨粗鬆症、変形性関節症、関節リウマチ、椎間または椎骨動脈狭窄症、椎骨血管障害、脳動脈瘤、脳新生物(脳癌)、ミリタリーネック(通常の頸椎前弯の欠如)、頸椎前弯過度、胸椎後弯過度、側弯症、緊張型/群発頭痛、後頭下関節機能障害、乳突洞炎、頸部関節炎、頸部症候群、亜急性髄膜炎、リウマチ性多発筋痛、多発性筋炎、全身性エリテマトーデス、加速/減速損傷(鞭打ち)、眼精疲労、眼疾患、副鼻腔炎、破傷風、全身性感染症または炎症、栄養不良、代謝機能の不均衡、毒性、薬の副作用。適切なスクリーニングを行うことで、専門医に紹介する際に必要な情報が得られる。

トリガーポイント
頭最長筋から投射された疼痛は、耳の後面に伝わる。この疼痛が頸部全体や眼の奥にも広がることがある。圧痛による頭痛の原因が後頭骨と上顎で報告されており、時に頭皮のしびれと刺痛を伴う。

神経支配
中部及び下部頸神経の後枝。

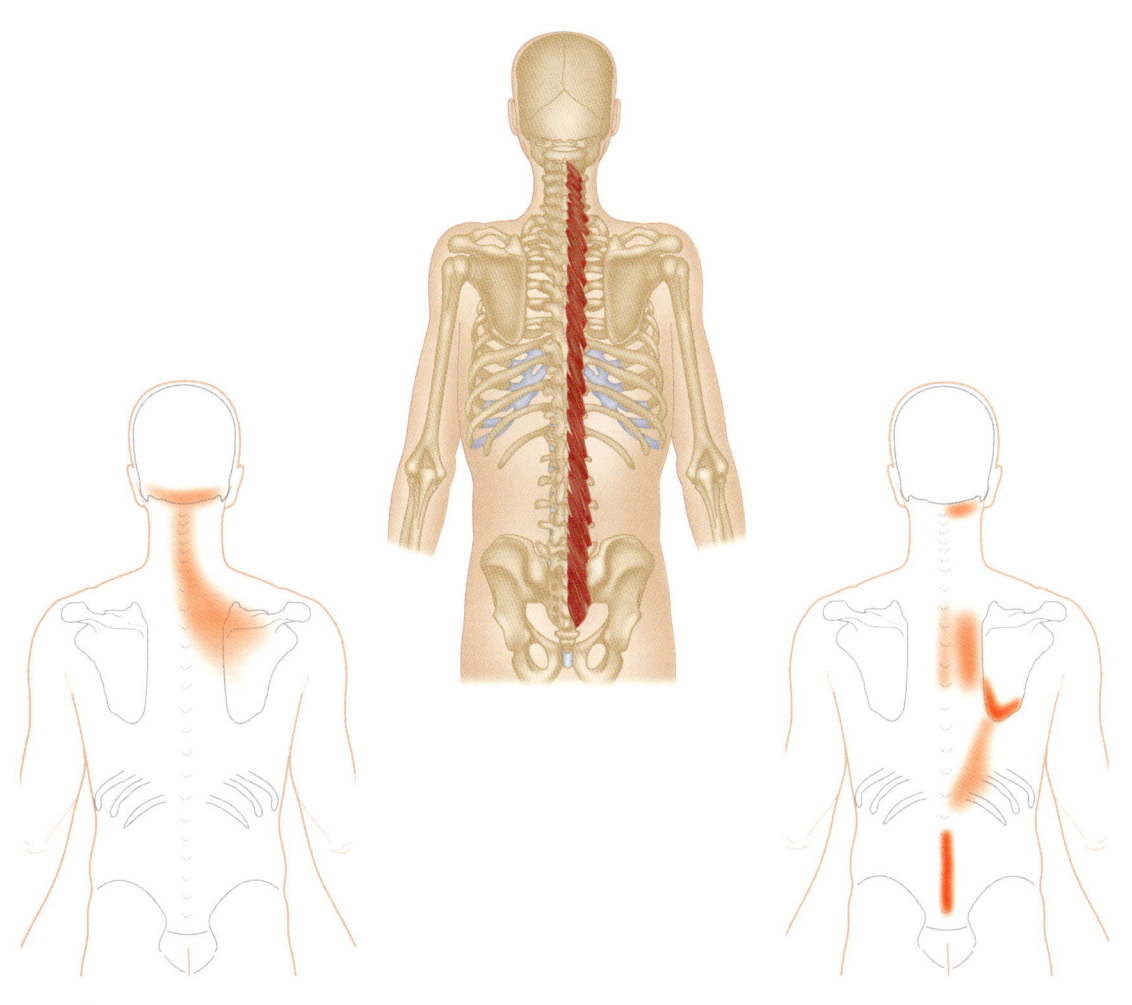

筋　名
Multifidis　多裂筋
ラテン語、*multi*、多くの：*findere*、裂く。

起　始
腸骨稜と仙骨の後面、腸腰靭帯、腰椎の乳頭突起と胸椎の横突起（C4、5、6、7の関節突起を含む）に付着する。

停　止
上椎骨棘突起。

作　用
脊柱を伸展させ、側屈、回旋させる。さらに、骨盤を伸展させ、回旋させる。コア4層筋。

運動連鎖
「コア」の神経筋効率の主要な筋。深部多裂筋は、脊髄髄節間の動きを調節する作用がある。

注記：脊椎の健全性は、腹横筋が骨盤の安定を維持し、多裂筋と回旋筋が脊椎構造を安定させる能力にかかっている。

トリガーポイント
L1-L5の棘突起の疼痛と、前方は腹部の疼痛が報告されている。SIは、尾骨まで疼痛を投射する。この関連痛はT4-T5レベルから側方に放射し、肩甲骨下角に至る。頸部の多裂筋のトリガーポイントは、後頭下領域から後頸部を下ってT3レベルまで疼痛を投射し、側方はひし形筋に至る。また、首の付け根部分や上背領域に側方に分布する。

神経支配
脊髄神経の後枝。

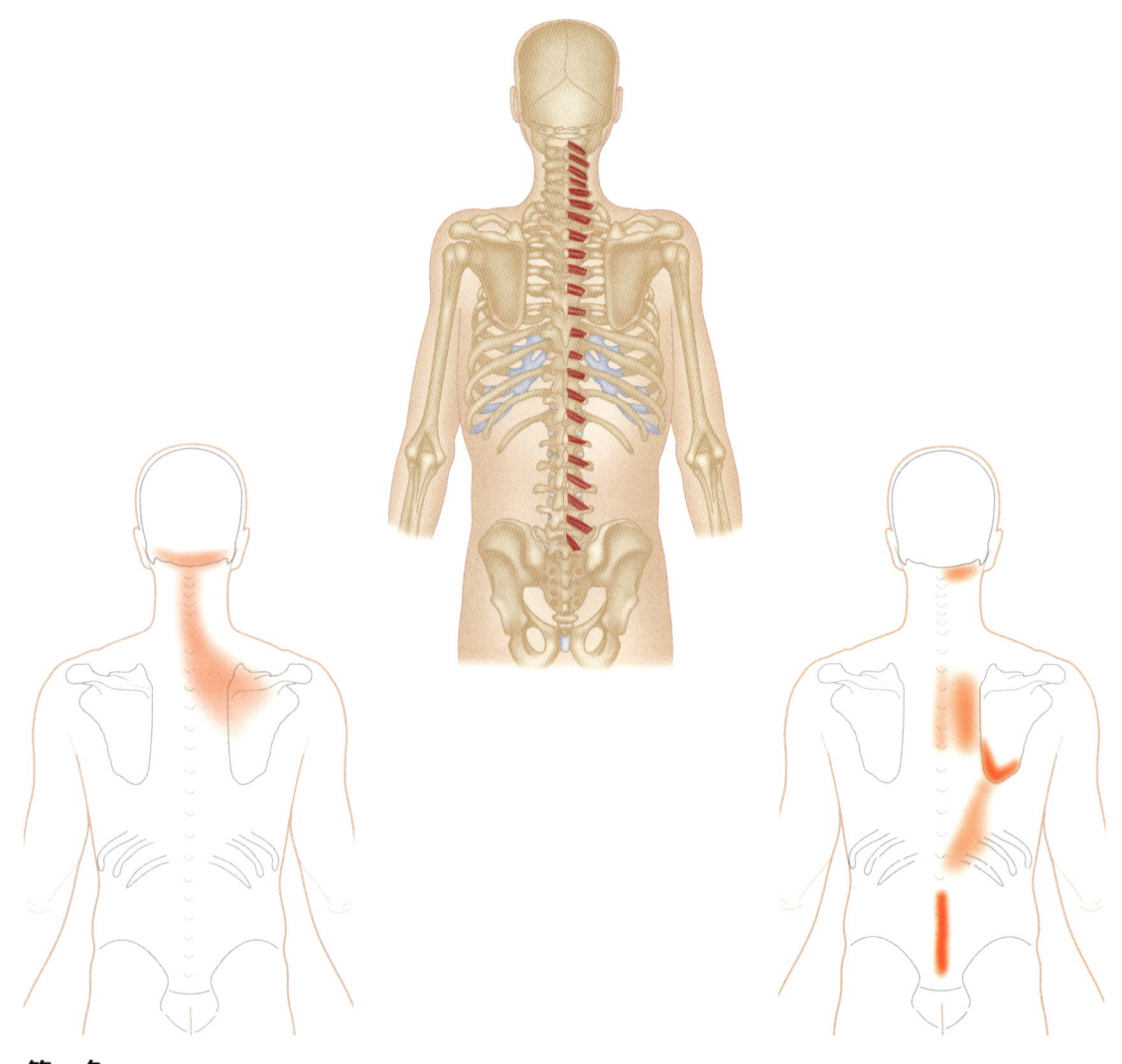

筋　名
Rotatores　回旋筋
ラテン語、*rot*、輪。

起　始
（仙骨からC2までの11対）。横突起（下位）。

停　止
棘突起（上位）。

作　用
脊椎を伸展及び回旋させる。

運動連鎖
「コア」の神経筋効率にとって重要な筋。

注記：脊椎の健全性は、腹横筋が骨盤の安定を維持し、多裂筋と回旋筋が脊椎構造を安定させる能力にかかっている。屈曲と対側への回旋を減速させる。

トリガーポイント
ヒトの屍体を研究した際に、MtPに取り組むにあたって、回旋筋と多裂筋を分ける必要がないことがわかった。これらの筋は（1つの筋として見た場合）、頸部や肩甲骨の疼痛だけでなく、頭蓋底疼痛の原因でもある。これらの4層筋は、長年の経験がないと指で治療するのが難しいため、鍼の専門家に紹介する必要がある。

神経支配
胸神経の後枝。

体幹の筋　153

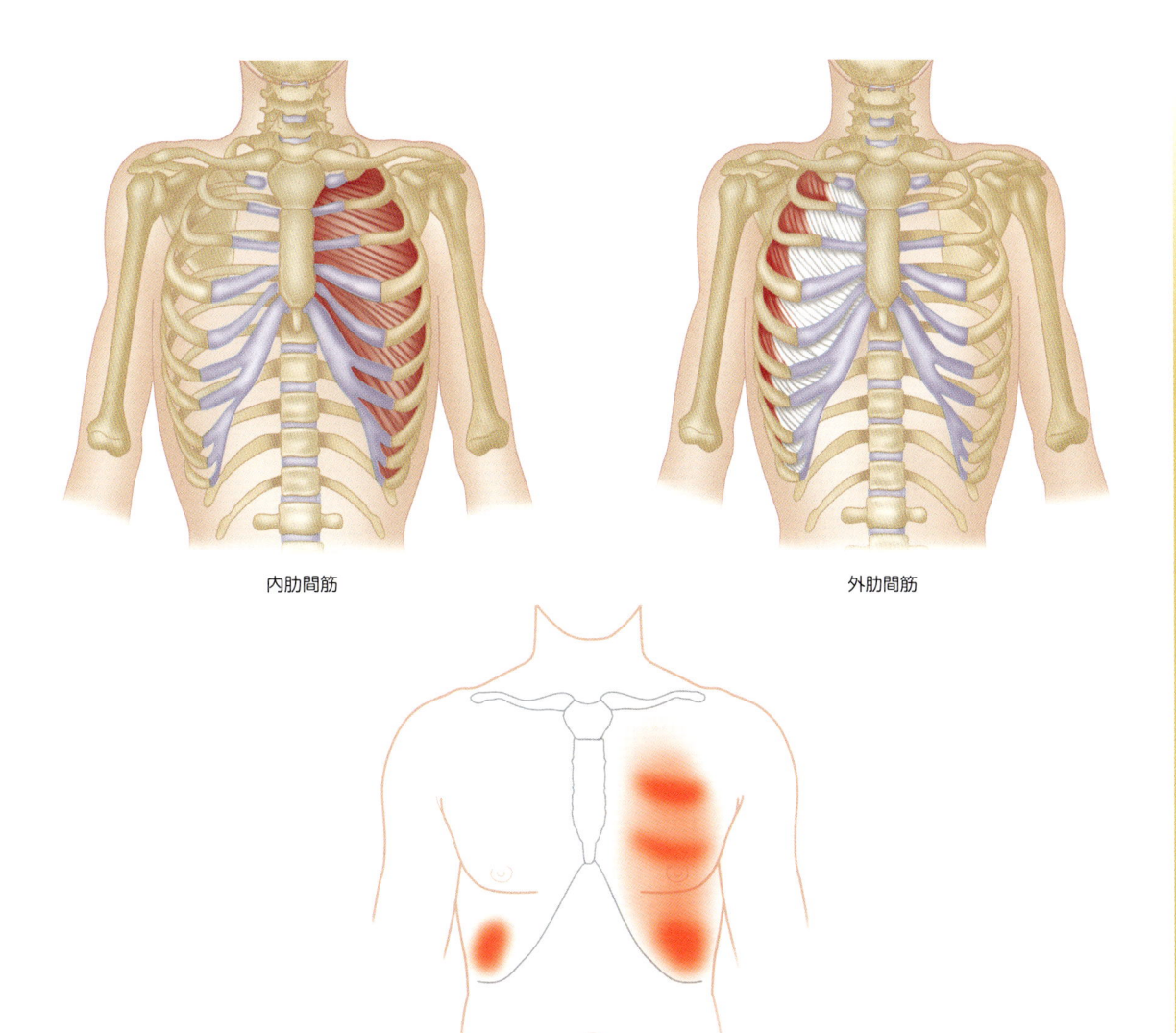

内肋間筋　　　　　　　　　　　　外肋間筋

筋　名
Intercostales (externi, interni)　肋間筋（外、内）
ラテン語、*inter*、間；*costal*、肋骨；*externi*、外の；*interni*、中の。

起　始
後角と同じくらい奥の肋骨の下縁。

停　止
肋骨の上縁、斜め下方及び後方へ。

作　用
呼吸の間、肋間腔を固定する。肋骨を持ち上げることで努力吸入を助ける。

運動連鎖
肋間筋は、呼吸の主要筋である。これらの筋に問題が生じると、体内のpHに変化が生じる。肋間筋は、安静呼吸時、腱中心を下方に引っ張る。これらの筋は、前額面上で外側への運動にも影響を及ぼす。

トリガーポイント
特に呼息時に呼吸困難になり、鋭い痛みを感じる。運動や活動によって誘発された呼吸困難によって、トリガーポイントが運動誘発喘息と間違えられることがある。

神経支配
肋間神経の側副枝。

体幹の筋

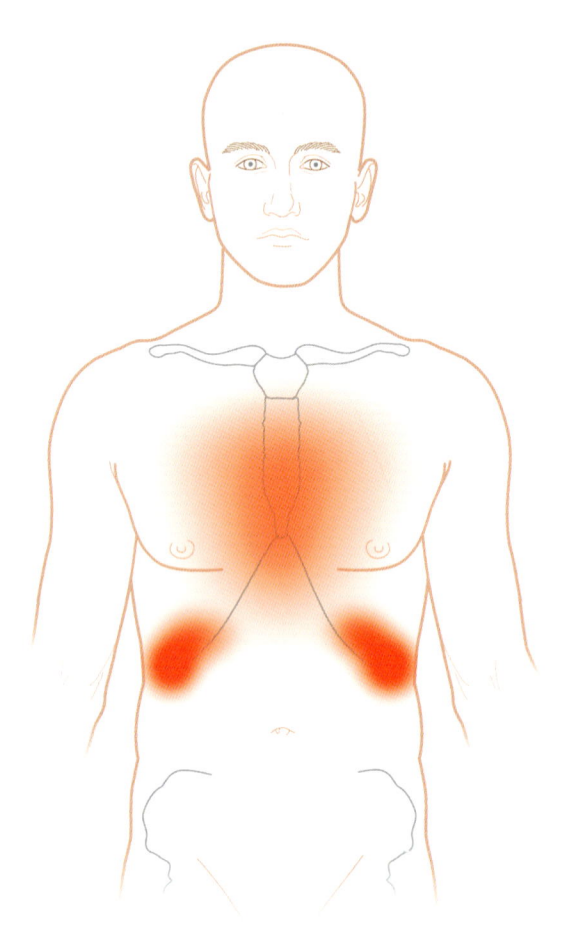

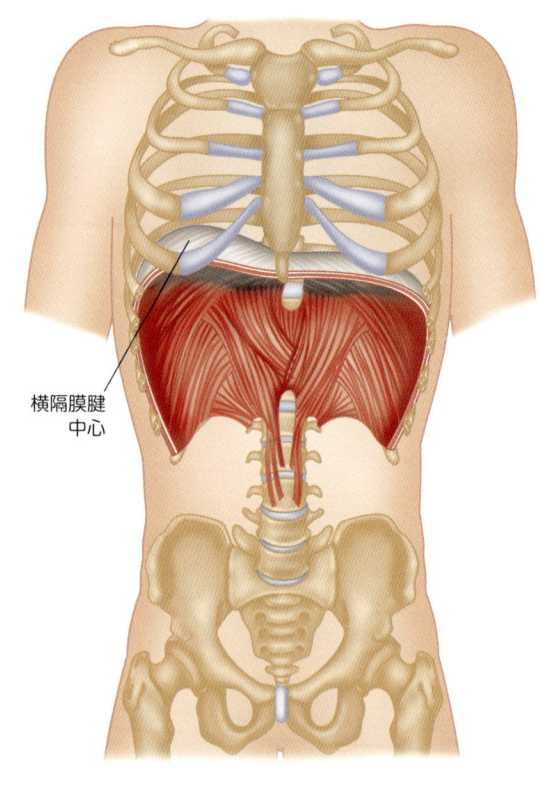

（横隔膜腱中心）

筋　名
Diaphragm　横隔膜
ギリシャ語、*partition*、壁。

起　始
胸骨部：剣状突起の後面から2つが下がる。
肋骨部：中側及び外側弓状靱帯（下6本の肋骨の内側面）。
腰椎部：L1と2（左）、L1と3（右）から。

停　止
腱中心。

作　用
腹腔内圧を上げることで吸気を助ける。

運動連鎖
このドーム形の筋線維性筋を、大動脈、大静脈、食道が貫いている。腰方形筋や腰筋とともに筋膜で覆われており、この構造は重要である。呼吸の機能不全を治療する際には、横隔膜と一緒に腰筋や腰方形筋も治療しなくてはならない。

トリガーポイント
患者は胸痛や呼吸困難を訴え、完全な機能的呼吸をすることができない。側面の激痛がよく見られる。運動強度や身体活動を急激に増加すると、横隔膜のトリガーポイント形成が活性化される、あるいは引き起こされることがある。

神経支配
横隔神経（C3-C5）前枝。

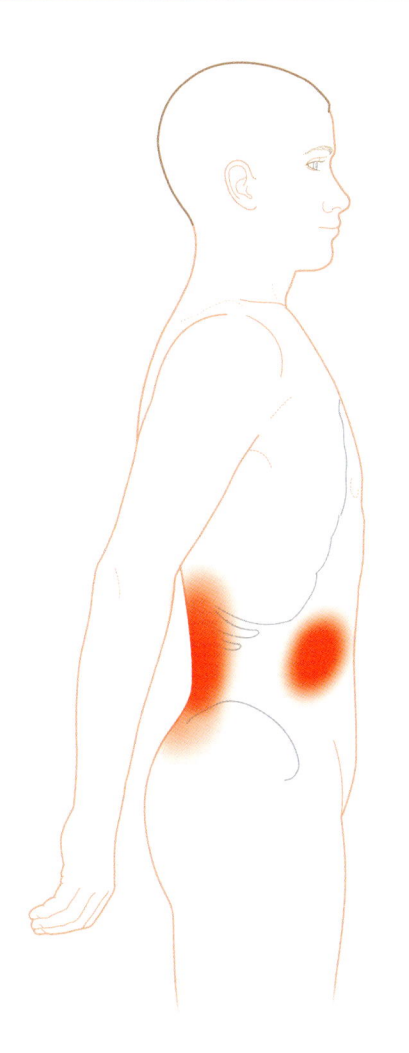

筋 名
Obliquus internus abdominis. 内腹斜筋
ラテン語、*obliquus*、傾斜した、斜めの；*internus*、内側；*abdominis*、腹/胃。

起 始
腰筋膜、前の腸骨稜の前3分の2と鼠径靭帯の外側3分の2。

停 止
肋下縁、腹直筋鞘（前および後部）の腱膜、恥骨稜と恥骨筋線に対する結合腱。

作 用
腹壁を支え、努力呼吸を補助し、腹内圧の上昇を助け、体幹を側屈、回旋させる。結合腱は、鼠径管の後壁を支える。

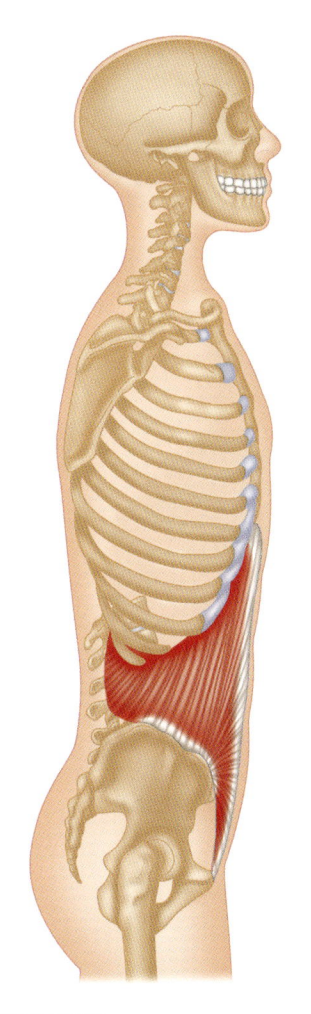

運動連鎖
運動プログラムにおいて最もよく見られる誤りは、他の腹筋から内腹斜筋を孤立させようとすることで、この筋の機能的トレーニングを除外してしまう。内腹斜筋は通常ストレスがかかると抑制され、筋代償と骨盤のポジショニングの変化が引き起こされる。

トリガーポイント
いかなる腹痛も、注意して治療に当たらなければならない。疼痛や症状の種類に関して疑問があれば、どんな疑問であろうと医師への紹介の合図となる。内腹斜筋のトリガーポイントは、下背を含め腹部の多くの方向に疼痛を投射する。正中線をまたいで疼痛が生じることがある。患者は、灼熱感、膨張感、胃膨張を訴える。

神経支配
胸神経（T7-T12）前枝、腸骨鼠径神経と腸骨下腹神経。

体幹の筋

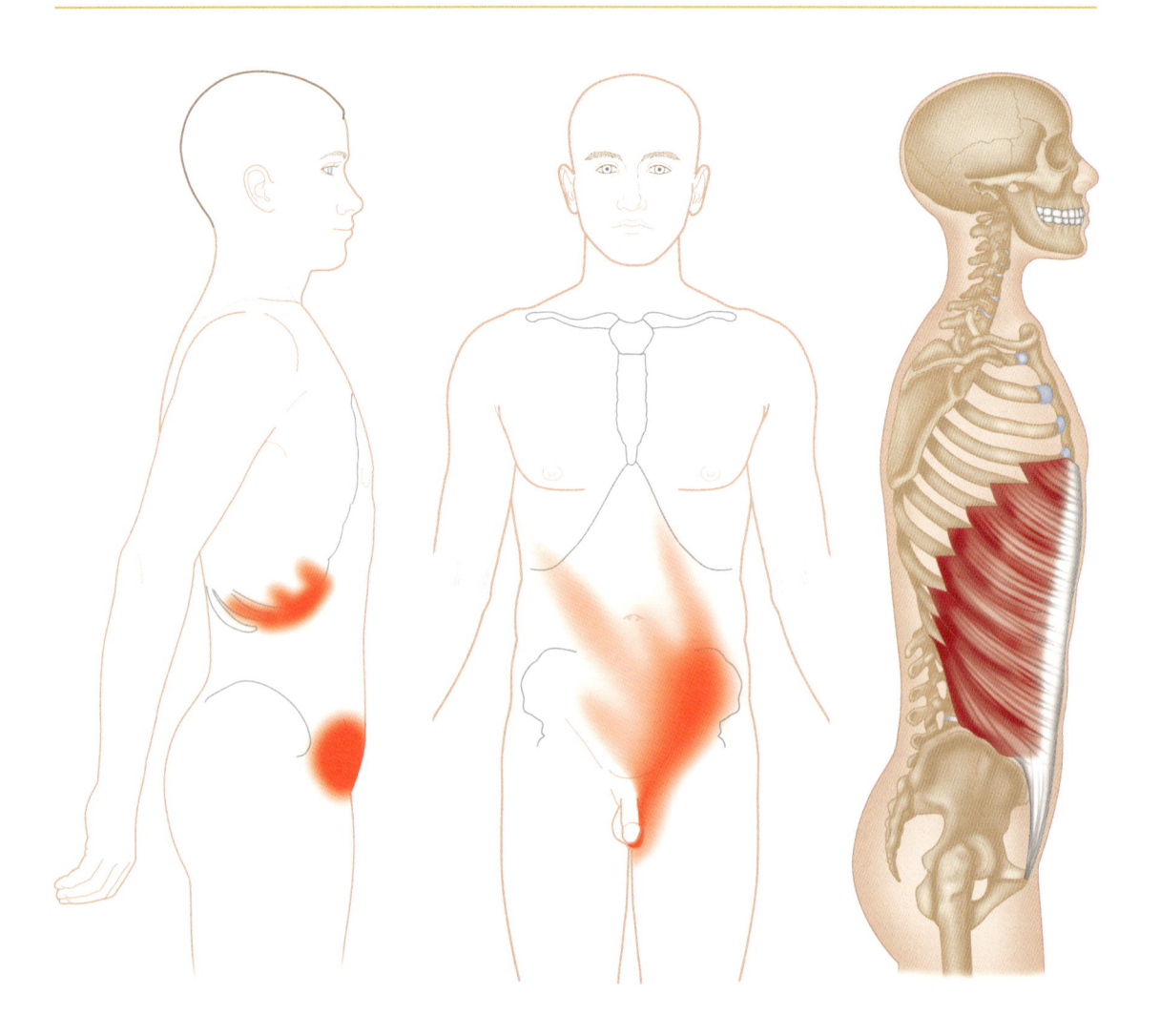

筋　名
Obliquus externus abdominis　外腹斜筋
ラテン語、*obliquus*、傾斜した、斜めの；*externus*、外側；*abdominis*、腹/胃。

起　始
下位 8 本の肋骨の前角。

停　止
腸骨稜の外前半分、鼠径靱帯、恥骨結節と恥骨稜、前腹直筋鞘の腱膜。

作　用
腹壁を支え、強制呼気を補助し、対側の筋と一緒で腹内圧の上昇を助け、反体幹を側屈、回旋させる。

運動連鎖
外腹斜筋の機能を改善するための身体活動を考える際に、開放運動連鎖と閉鎖運動連鎖の運動の両方を含めるようにすべきである。足を床につけたり、離したりする。水泳時にみられる運動などは、想像力を使ってドライトレーニングで外腹斜筋を鍛えることができる。

トリガーポイント
疼痛が、鼠径部、時に睾丸に投射することがある。他の腹筋と同様、外腹斜筋トリガーポイントは腹部の至る所で局所的に疼痛を投射することがある。この疼痛は、月経周期にしばしば悪化する。

神経支配
胸神経（T5-T12）前枝。

体幹の筋　157

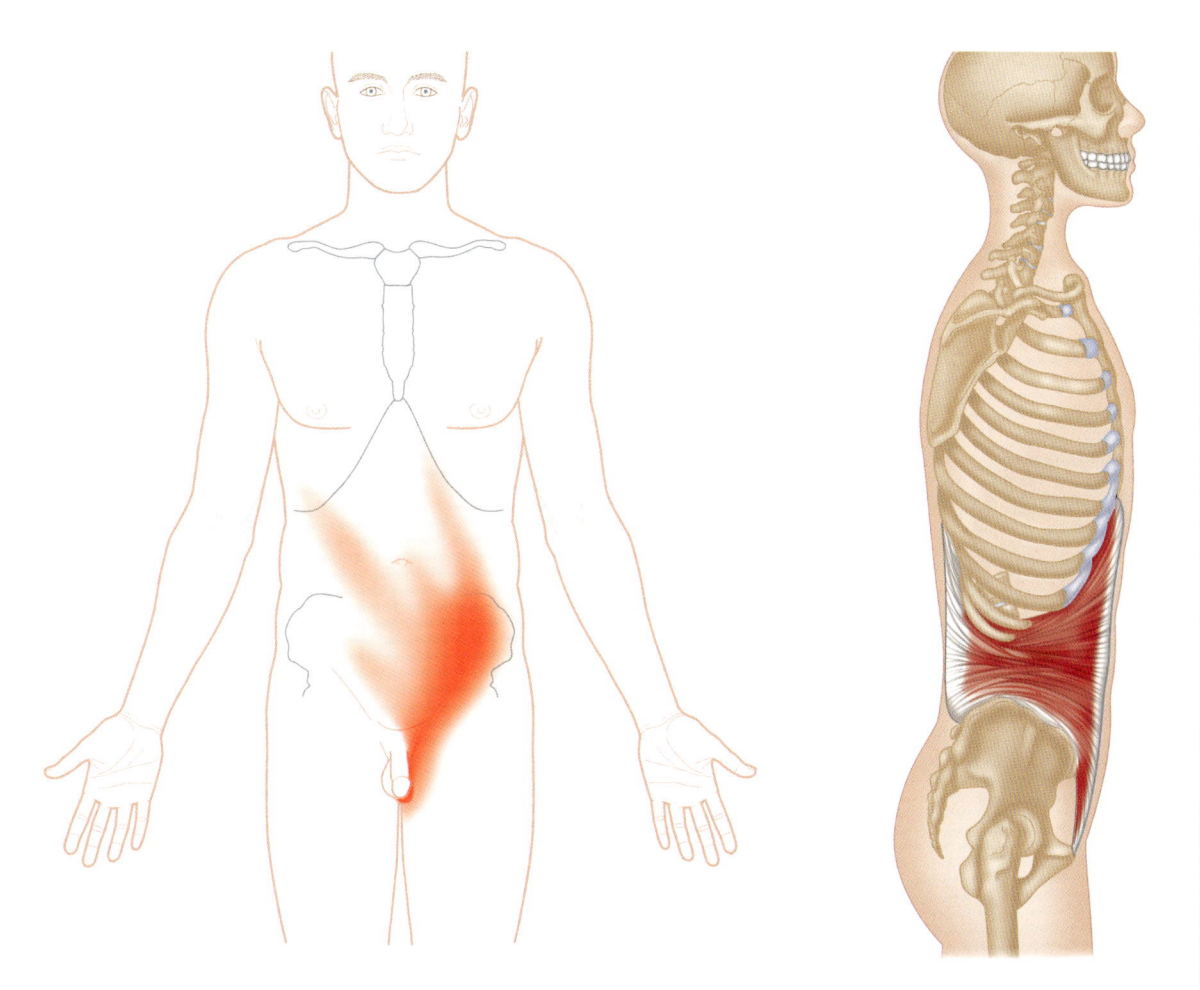

筋　名
Iransversus abdominis　腹横筋
ラテン語、*transversus*、横切って； *abdominis*、腹/胃。

起　始
肋下縁、腰筋膜、腸骨稜の前3分の2、鼠径靭帯の外側半分。

停　止
後及び前腹直筋鞘の腱膜と恥骨稜と恥骨筋線に対する結合腱。

作　用
腹壁を支え、強制呼気を補助し、腹内圧の上昇を助ける。結合腱は、鼠径管の後壁を支える。

運動連鎖
我々が動くと、全ての腹筋はその瞬間その瞬間で作用、下肢から上肢に力を転換するのに必要な張力を生じる。腹横筋はこれらの筋で最も深部にあり、それぞれ（右と左）が臓器を水平方向に包んでいる。腹横筋の筋膜付着部は、腰椎、胸郭、鼠径靭帯である。白線にも直接接合しており、剣状突起、錐体筋、恥骨を連結している。従って、腹横筋は内部臓器の支えとして不可欠で、L2, L3 腰椎を張力によって支え持ち上げている。

トリガーポイント
疼痛が上腹部全体、特に剣状突起に生じる。顕著な腱付着部炎が下肋骨縁に沿って生じることがある。咳をすると、特に苦痛が生じる。

神経支配
胸神経（T7-T12）前枝、腸骨鼠径神経および腸骨下腹神経。

体幹の筋

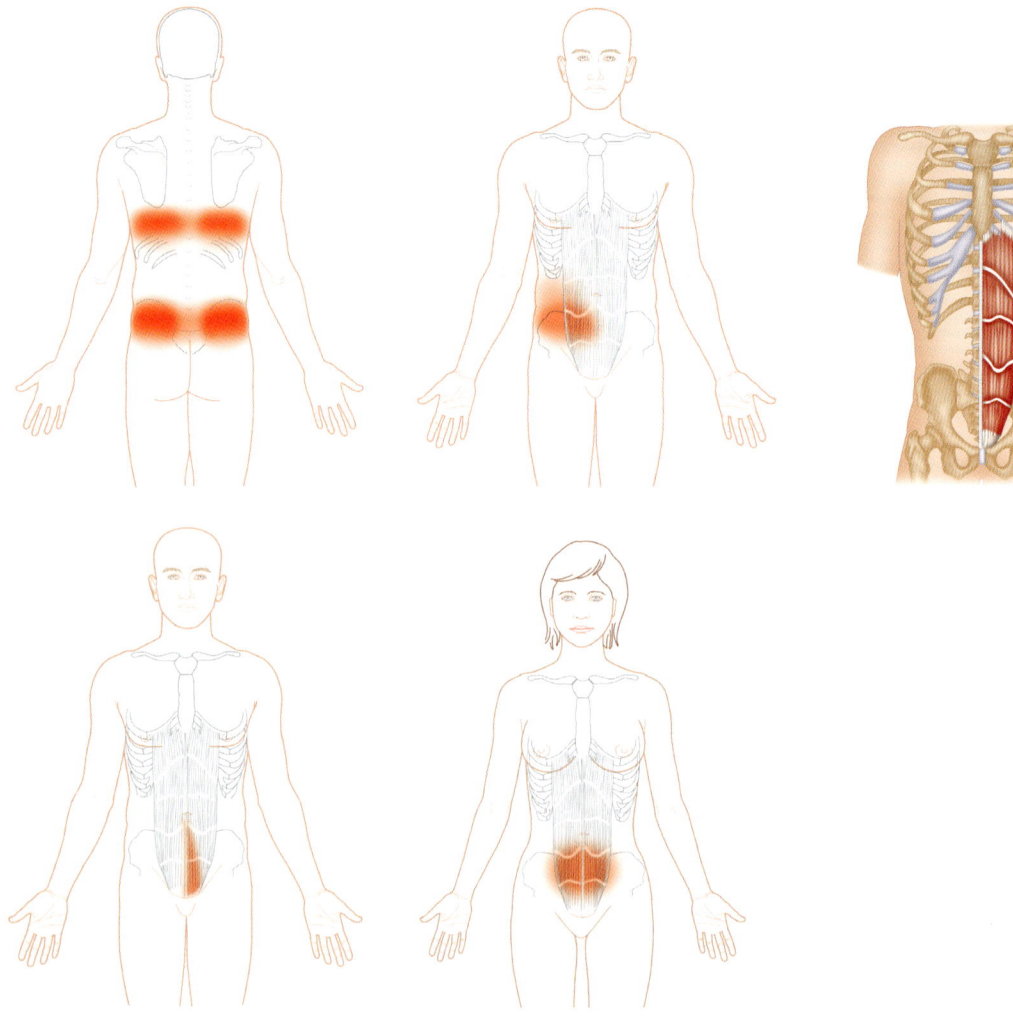

筋　名
Rectus abdominis　腹直筋
ラテン語、*rectum*、直：*abdominis*、腹/胃。

起　始
白線によって分けられる2つの腱を介して恥骨稜と恥骨結合に付着。

停　止
第5-7肋骨の肋軟骨と剣状突起。

作　用
起始点が固定されると、胸壁が骨盤に向かって動く。停止点が固定されると、骨盤が胸に向かって動く。

運動連鎖
この筋は、遠心性活動を介して体幹の伸展を減速する。床上で行う従来の腹筋運動では可動域は改善されず、筋の不均衡やコアの神経筋非効率を引き起こすことがあるので注意する。

トリガーポイント
腹直筋は、2つの異なる疼痛パターンを持っている。1つは剣状突起の高さで生じ、中背部全体に両側性に広がり、もう1つは臍と鼠径靱帯の間の高さで生じ、仙腸骨や下背に疼痛が広がる。腹直筋トリガーポイントは胸痛、胸焼け、おくびを引き起こすこともあり、下痢、月経困難症、虫垂炎（マクバーニー圧痛点）の原因となることもある。

神経支配
胸神経（T5-T12）前枝。

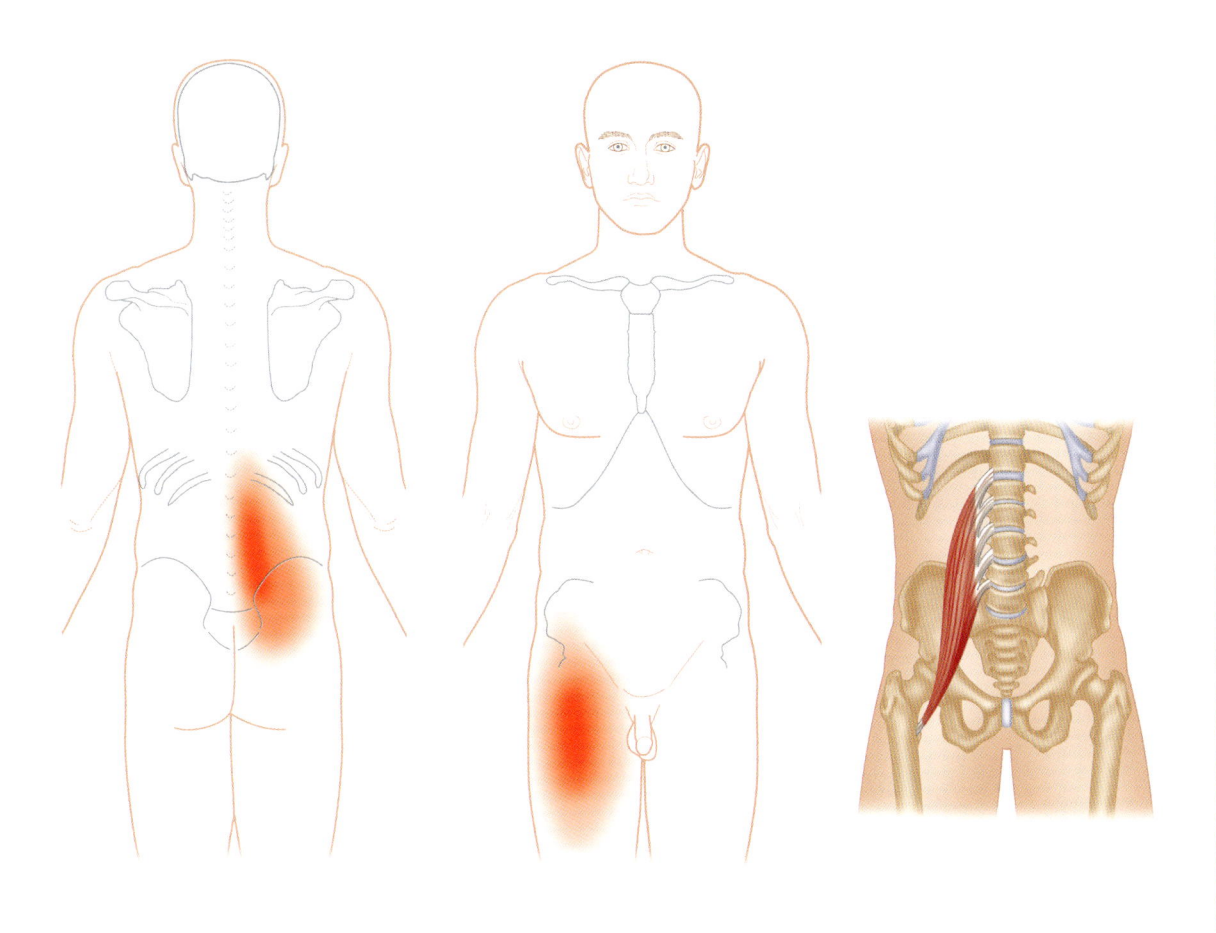

筋　名
Psoas major　大腰筋
ギリシャ語、*psoas*、腰部の筋；*major*、大。

起　始
L1-L5 の横突起、T12-L5 の体、T12-L4 の体の下の椎間円板。

停　止
大腿骨小転子の中央面。

作　用
股関節を屈曲、内旋させる。

運動連鎖
大腰筋は、股関節伸展と外旋を遠心性に減速する。この筋は典型的に短く、殿部の抑制を引き起こす。運動連鎖神経筋変化とトリガーポイント形成の基盤となる。

トリガーポイント
長期間にわたる座位は、トリガーポイント形成の重要な前兆であることがわかっている。腰筋単独の関連筋の原発性トリガーポイントは、大腰筋のトリガーポイントから発生する。これらの筋には、大腿直筋、恥骨筋、縫工筋、大腿筋膜張筋、(長、短、大)内転筋、薄筋などが挙げられる。腰椎に沿って仙腸関節や殿部まで両側に垂直パターンで疼痛が生じる。疼痛が、鼠径部や大腿内側で生じることもある。腰筋の疼痛は、腰痛症や椎間板の病気と間違えられることもある。

神経支配
腰神経(L1-L4)前枝。

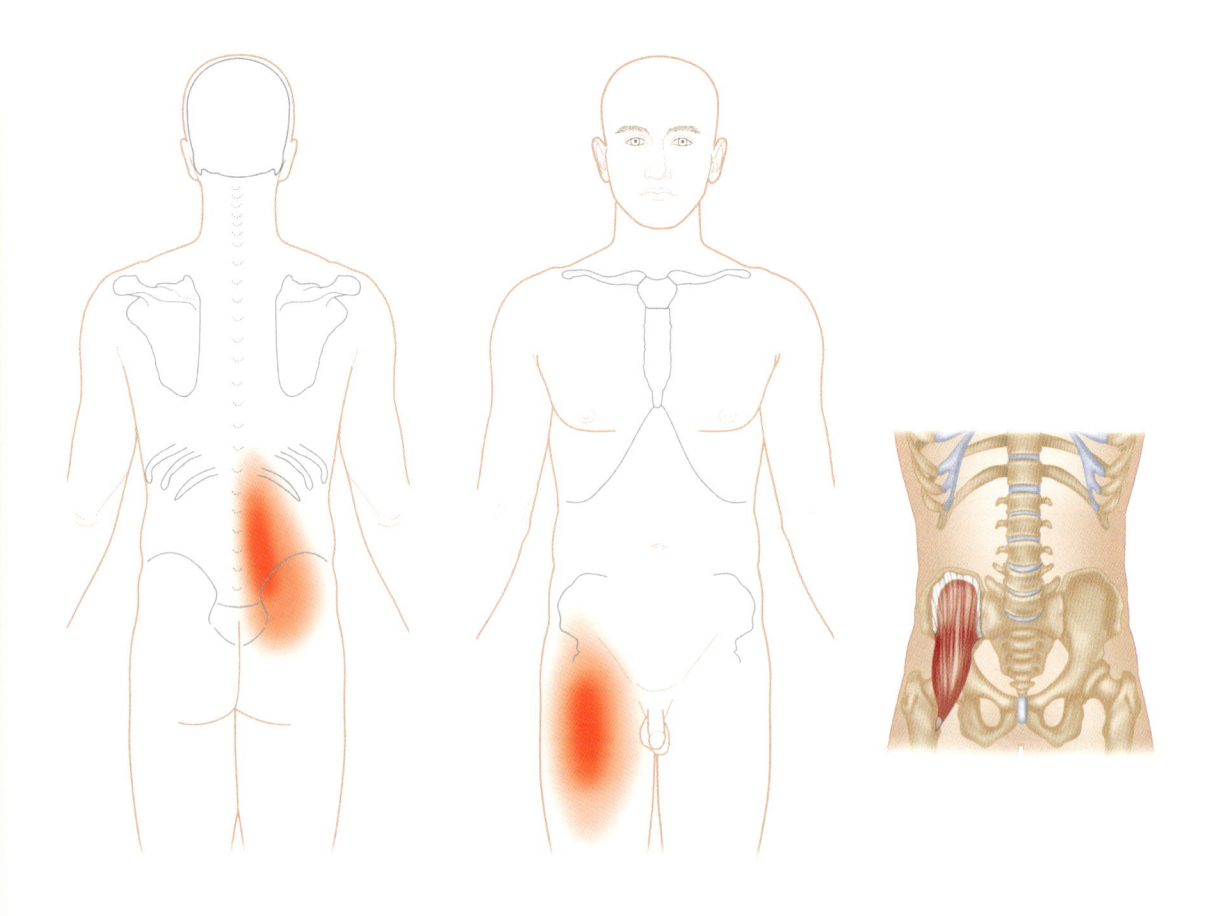

筋　名
Iliacus　腸骨筋
ラテン語、腰に関連する。

起　始
腸骨稜の上3分の2、腸腰靱帯および前仙腸靱帯、仙骨翼によって腸骨窩に付着。

停　止
骨盤縁上で大腰筋側面と融合する。大腿骨小転子と股関節関節包と融合する線維よりやや遠位。

作　用
起始点が固定されると、腸骨筋は股関節屈曲、内転、内旋で、大腿を前に引っ張る。停止点固定で両側が働くと、股関節屈曲とともに骨盤が前傾するが、体幹の動きに伴って腰椎前彎が増大する。腸骨筋は片側性に、同側への体幹の側屈を補助する。

運動連鎖
腸骨筋と大腰筋（場合によっては小腰筋も含む）は共同して作用、踵接地時の大腿の内旋の減速と緩徐な股関節伸展をもたらす。この三角形の筋の両側性収縮は、腰椎に安定性をもたらす。これらの筋は筋紡錘が豊富なため、ストレス下で短くなりやすい。そのため今度は大殿筋が抑制される。

トリガーポイント
腸骨筋とその関連筋、大腰筋/小腰筋にトリガーポイントができることがあり、下背部、殿部、大腿前部、鼠径部に疼痛を投射する。呼吸困難や排尿困難がしばしば報告されている。

神経支配
大腿神経（L2-L4）。

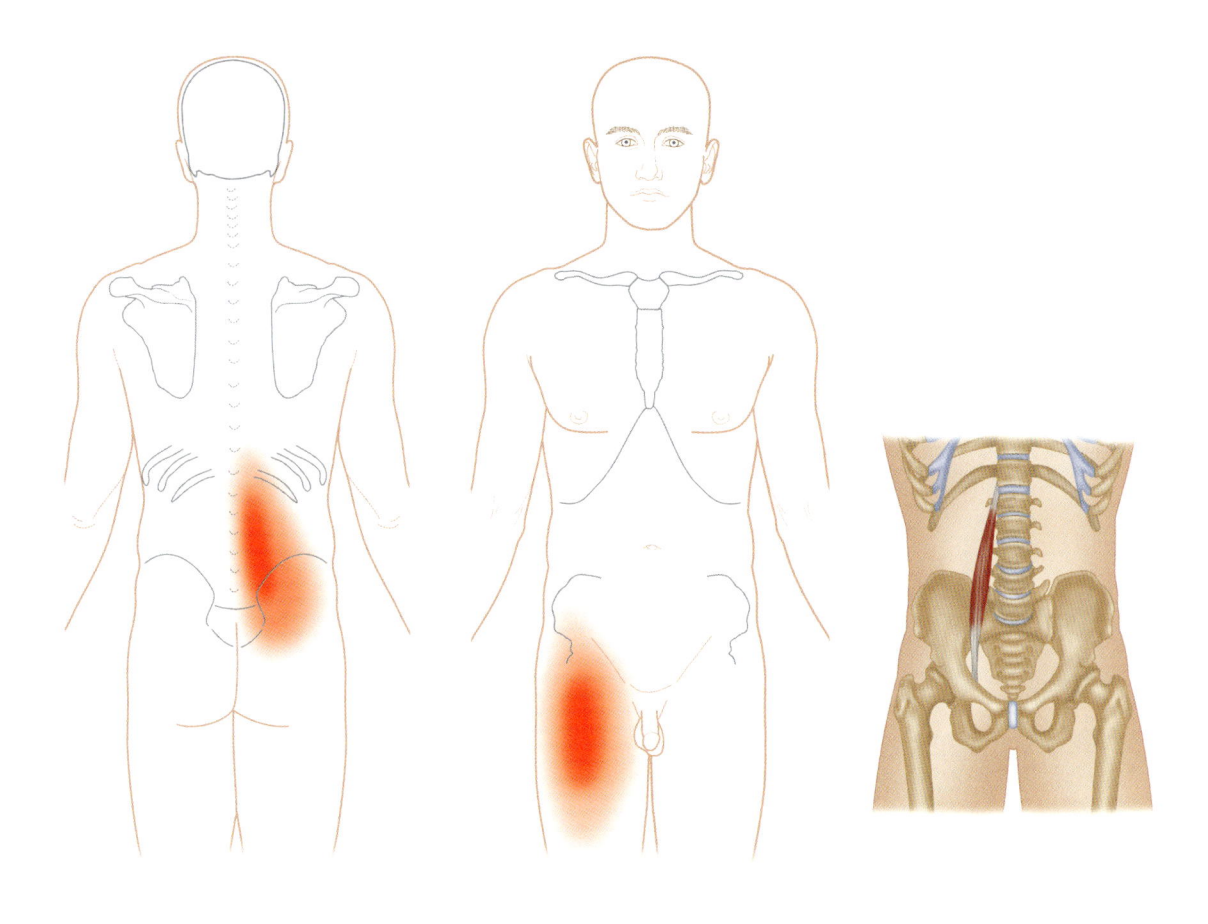

筋 名
Psoas minor　小腰筋
ギリシャ語、*psoas*、腰部の筋； *minor*、小。

起 始
T12とL1の椎体及び介在椎間板。

停 止
大腰筋と腸骨筋上の筋膜。

作 用
体幹の弱い屈筋。

運動連鎖
この筋があるのは全体の50-60%のみである。上体と下肢を接続する独自な関係があるため、この筋に問題が生じると、全身の運動連鎖の適応とゆがみが生じる。頸部、下背部、膝、足に痛みが生じる。

トリガーポイント
骨盤の後方傾斜は、小腰筋のトリガーポイントの症状である。そのため平背になり、椎間板が圧迫される。下背痛が古典的な関連痛パターンであるが、疼痛が鼠径部や大腿に投射されることもある。

神経支配
L1、2の前枝。

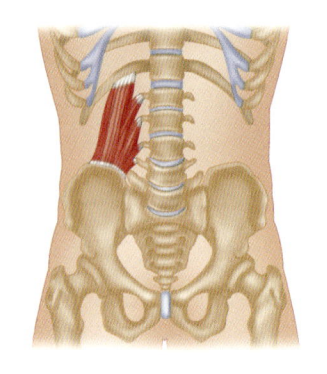

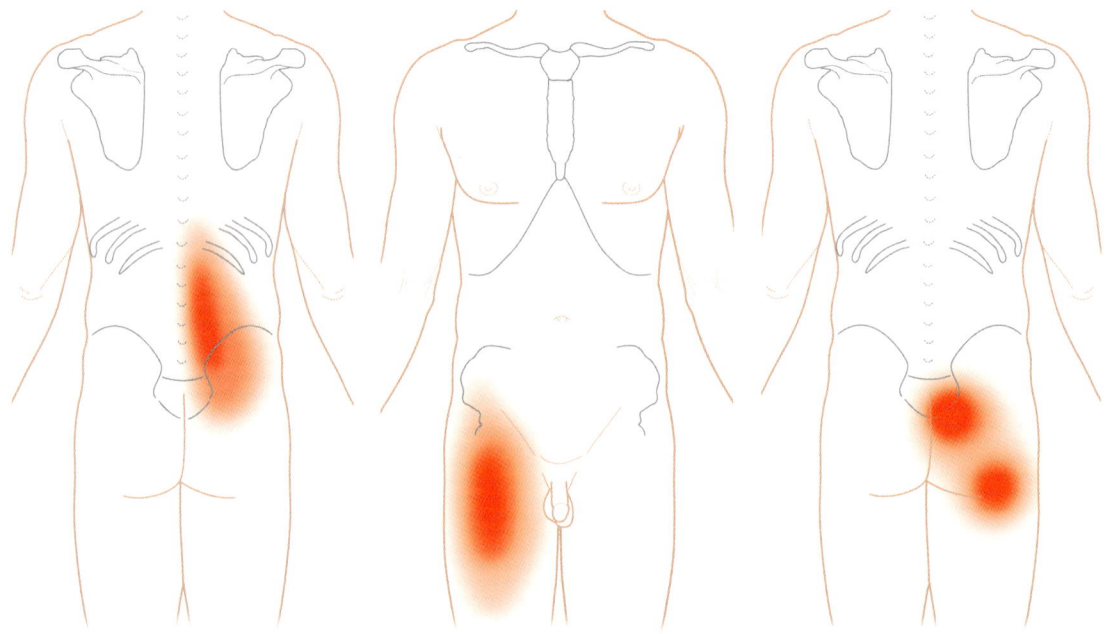

筋　名
Quadratus lumborum　腰方形筋。
ラテン語、*quadratus*、方形；*lumbar*、腰。

起　始
第12肋骨の下縁。

停　止
L1-L4の横突起の尖端、腸腰靭帯、腸骨稜の後3分の1。

作　用
呼吸時に第12肋骨を固定し、体幹を側方に屈曲させる。

運動連鎖
短い腰方形筋は、同側の下肢が短くなる原因となる。その結果筋が適応し、反対側の内転筋が大腿をさらに後方、寛骨臼に引っ張ろうとして短縮する。そのため反対側の脚が短く見え、恥骨結合や仙腸関節で亜脱臼が生じる。運動連鎖の問題は上方と下方の両方に連鎖する。

トリガーポイント
仙腸関節や殿部、股関節で疼痛を感じる。大腿前部や鼠径部の関連痛は非常に強い痛みになることがある。下背部の耐えがたい疼痛のために咳やくしゃみを恐れることはよくあることである。患側を下にすると疼痛のために睡眠困難になることがある。腰方形筋のトリガーポイントが原因で股関節が引き上げられ脊柱側弯症が生じ、解剖学的に下肢が短くなる。

神経支配
肋下神経前枝、上3つまたは4つの腰神経（T12、L1-3）。

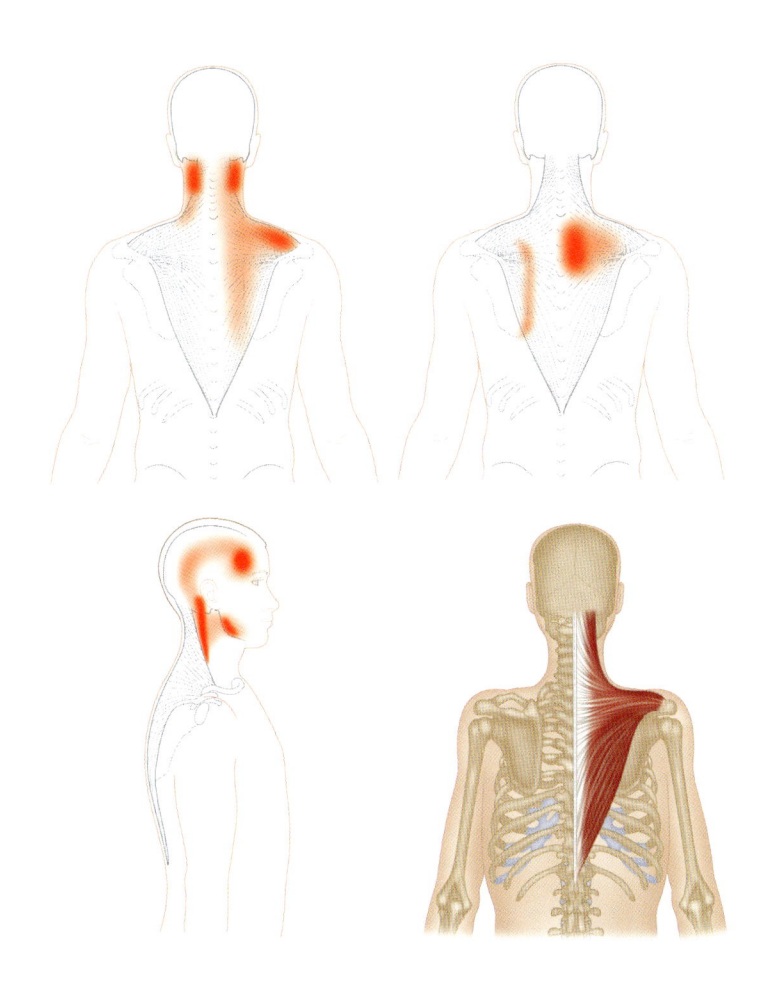

筋　名
Trapezius　僧帽筋
ラテン語、*tmpezoides*、テーブルの形。

起　始
内側3番目の上項線、項靱帯、棘突起、T12への棘上靱帯。

停　止
上部線維は鎖骨後縁の側方3分の1に付着、下部線維は肩峰内側に付着、肩甲棘の上唇は肩甲棘の三角筋結節に付着。

作　用
肩甲骨を上方回旋、挙上、後退（内転）させる。肩甲骨が固定されている場合、頸部を伸展、側屈させる。

運動連鎖
この筋は重要な頸筋であるため、胸鎖乳突筋、後頭下筋、斜角筋、頸長筋、肩甲挙筋などの多くの筋のスパズム性活動は僧帽筋の状態に影響する。多くの人々は、上部僧帽筋に緊張を持っている。僧帽筋上部は頭部を減速させ、中部は肩甲骨前を減速させる。下部は肩甲骨の挙上を減速させる。

トリガーポイント
僧帽筋のトリガーポイントは、緊張性頭痛の原因となり、側頭骨、咬筋、（同じ側の）目と耳、首に沿って鋭い痛みが生じる。時に疼痛が後頭部まで伝わることがあり、椎骨側の肩甲骨や中背部に灼熱痛が生じる。僧帽筋のトリガーポイントによって、平衡感覚障害や眩暈が生じることがある。僧帽筋のトリガーポイントはしばしば、椎間板の病気、神経痛、脊椎管狭窄症、肩部滑液包炎、関節炎と間違われる。

神経支配
運動供給：第XI脳神経/副神経.
感覚供給（固有受容性）：頸神経（C2-C4）の前枝。

肩、腕、手の筋

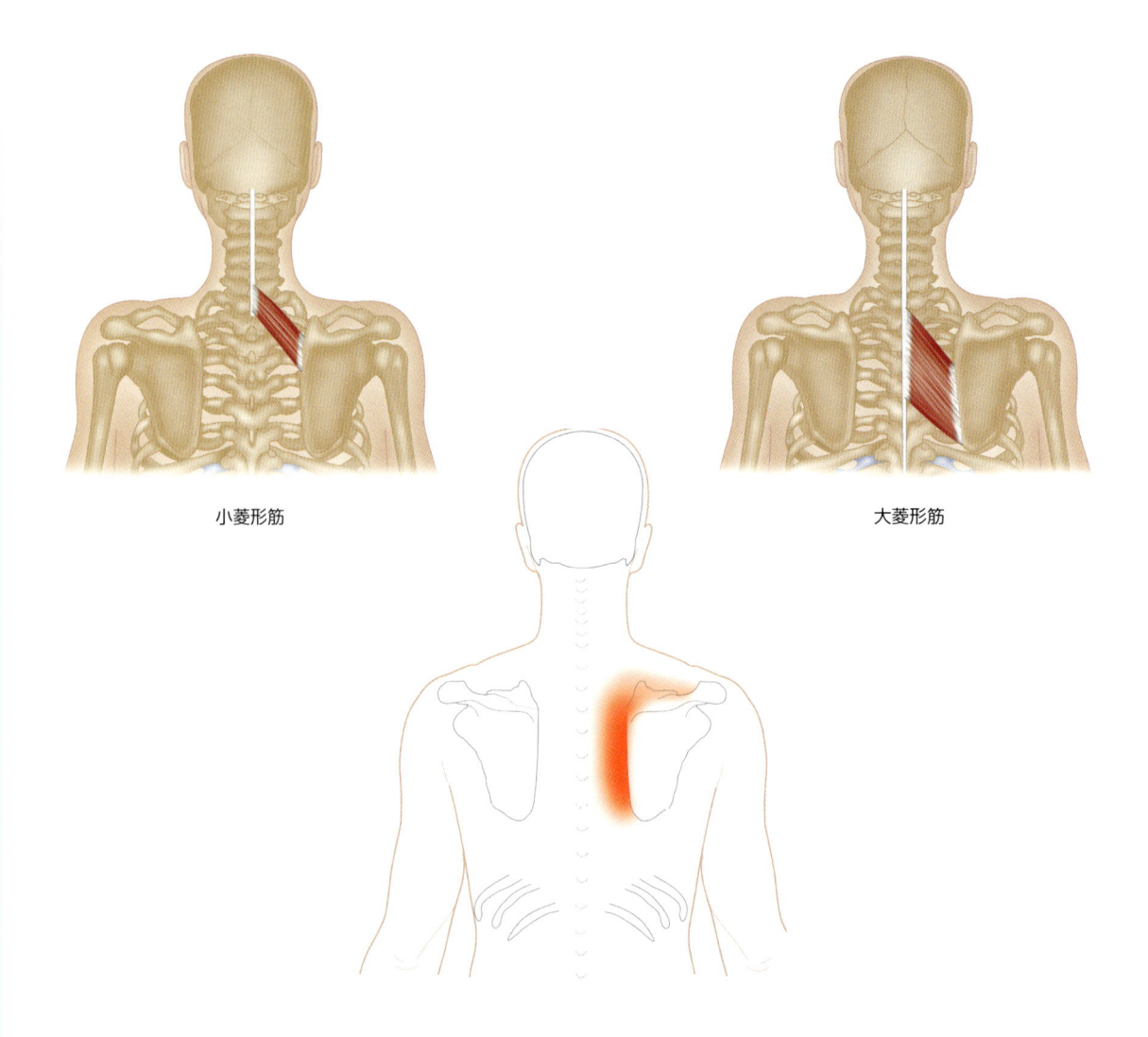

小菱形筋　　　　　　　　　　　　　　　大菱形筋

筋　名
Rhomboids　菱形筋。
ギリシャ語、*rhomb*、ひし形；*minor*、小；*major*、大。

起　始
C7-T5の脊椎と棘上靱帯。

停　止
肩甲骨の後内側縁の下半分、下角下部から肩甲棘底部の三角部分の上部まで。

作　用
肩甲骨を後退させる。肩甲骨を内転、挙上、下方回旋させる。

運動連鎖
菱形筋が過度に緊張すると肩甲骨の挙上、後退により、肩甲骨のポジショニングに顕著な影響が及ぶ。その結果、前鋸筋の神経状態が抑制され、外腹斜筋に影響が及び、次々に連鎖していく。共同筋活動の順序が異なり、緊張や酷使による損傷が生じやすくなる。前鋸筋の緊張が過度になると、菱形筋が抑制される。

トリガーポイント
肩甲骨椎骨縁周辺で疼痛が生じ、特に夜、安静時に生じる。この領域の関連痛の主な発起人は斜角筋で、患者がこの疼痛パターンを呈するときは治療に値する。

神経支配
肩甲背神経（C4、5）。

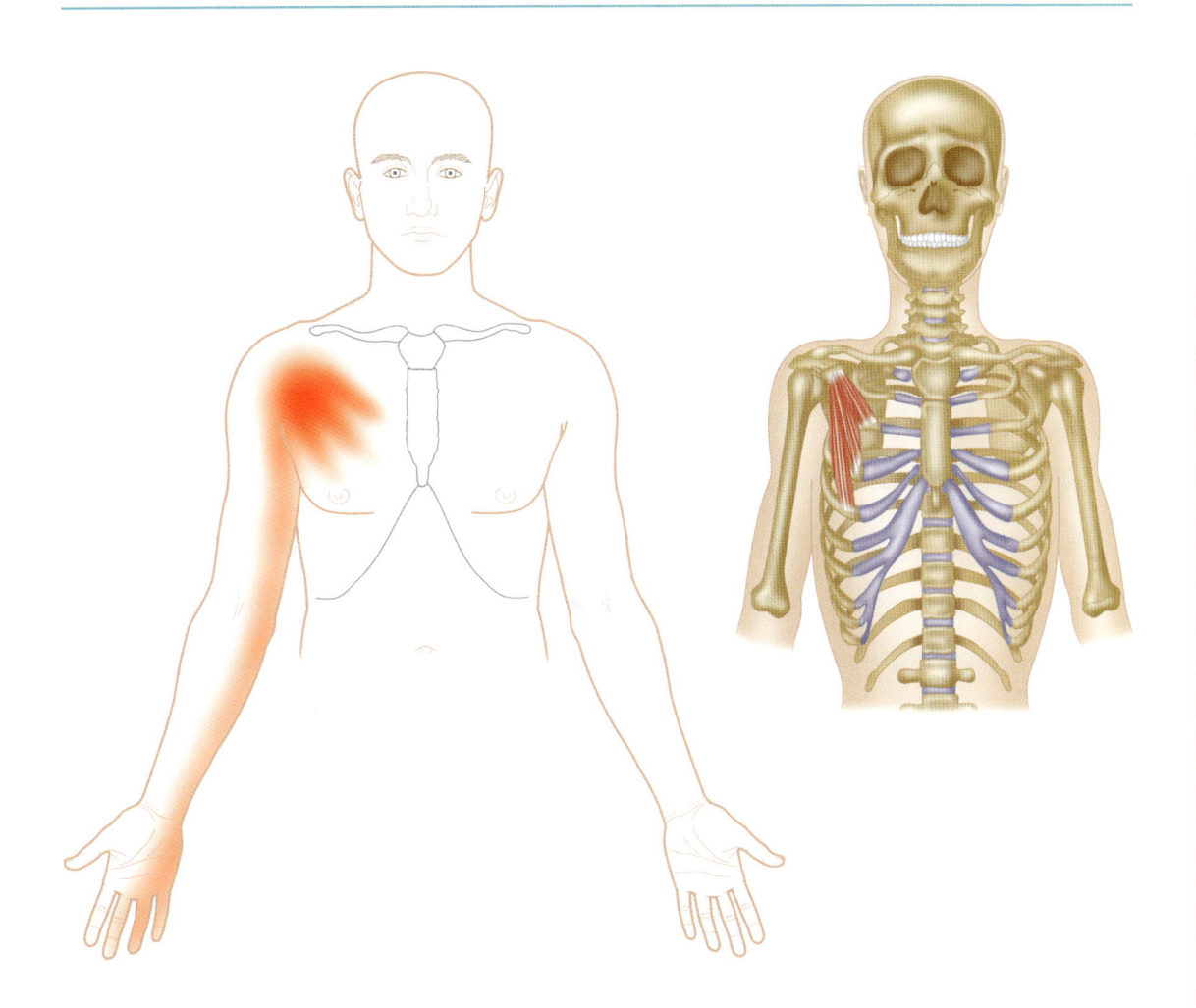

筋 名
Pectoralis minor　小胸筋
ラテン語、*pectoralis*、胸；*minor*、小。

起 始
第3、4、5肋骨。

停 止
肩甲骨烏口突起の内側面と上面。

作 用
肩甲骨が固定されている場合は、肋骨を持ち上げる、肩甲骨を外転（前鋸筋を補助）、肩関節の外転や屈曲を補助するために作用する。

運動連鎖
小胸筋の張力は後部胸郭に対して肩甲骨を外転させ、肩甲上腕関節の運動が効率よく行われるような関係を与える。

トリガーポイント
前胸痛、腕の内側の関連痛を伴い、第3、4、5指に広がる。この疼痛は、心臓病の徴候と間違えられることがある。血管が制限され神経が圧迫されるため、しばしば手根管症候群と間違えられる。多くの場合、ダブルクラッシュ（斜角筋）やトレブルクラッシュの問題の一部で、ホメオスタシスを回復するには全ての筋のトリガーポイントを取り除かなければならない。

神経支配
内側胸筋神経（C7、8、T1）。

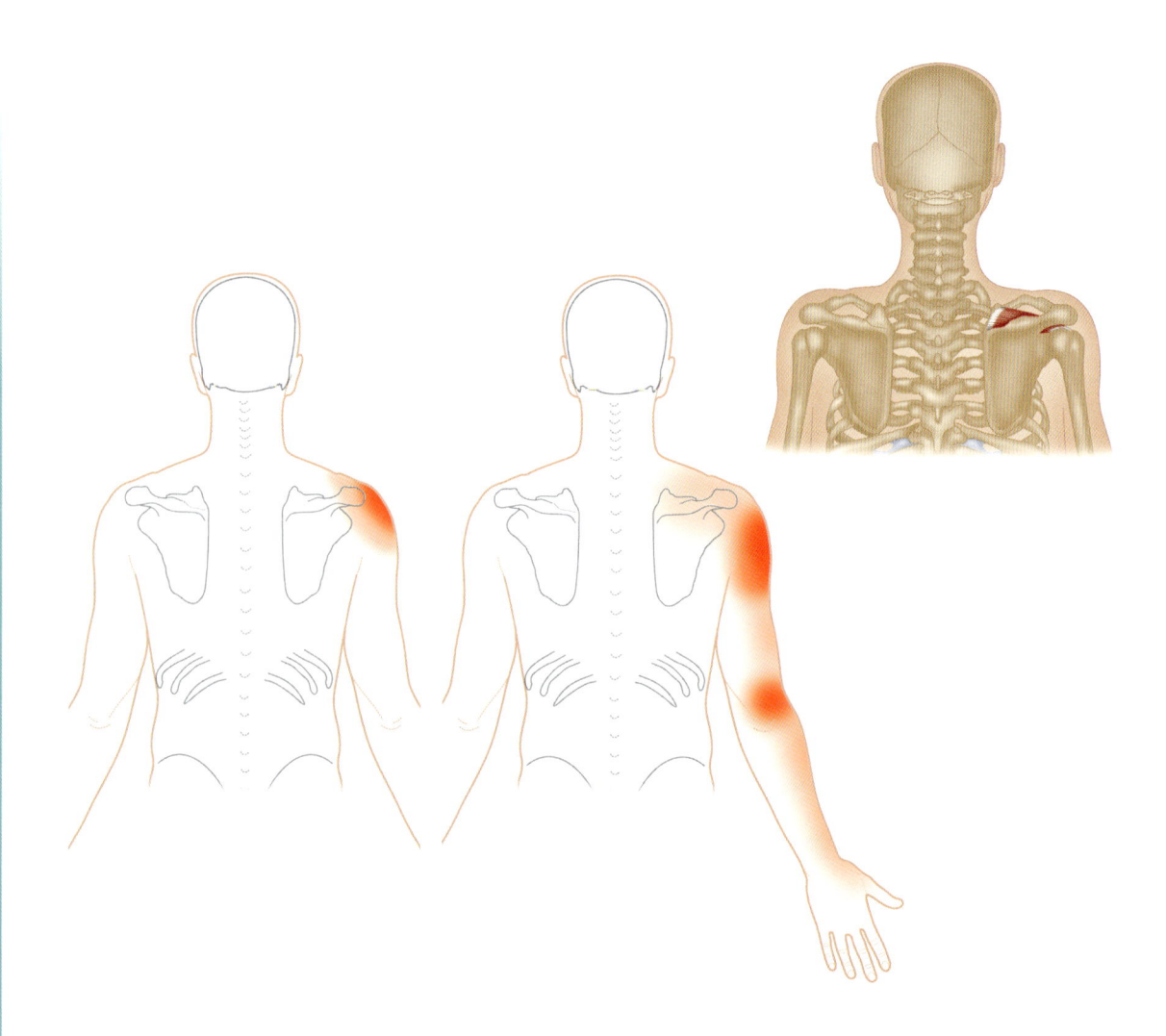

筋 名
Supraspinatus　棘上筋
ラテン語、*supra*、〜より上に； *spine*、脊椎。

起 始
肩甲骨の棘上窩の内側4分の3、脊椎の上表面（羽状筋）。

停 止
上腕骨大結節の上面と肩関節包。

作 用
肩を外転させ、肩甲上腕関節を安定させる。

運動連鎖
棘上筋は三角筋と協力して作用、肩甲上腕関節の外転をもたらす。大結節で停止するため、上腕骨頭を肩甲上腕関節に引き入れ、三角筋のために必要な安定をもたらし、肩を外転させる。

トリガーポイント
肩側面、前腕、手首の深部痛。外側上顆に疼痛が投射されるためテニス肘と誤診断されることがあり、肩部痛は滑液包炎と間違われることがある。髪をといたり、肩を屈曲して挙上したりするのが難しい場合、それはトリガーポイントの存在を示している。

神経支配
肩甲上神経（C5、6）。

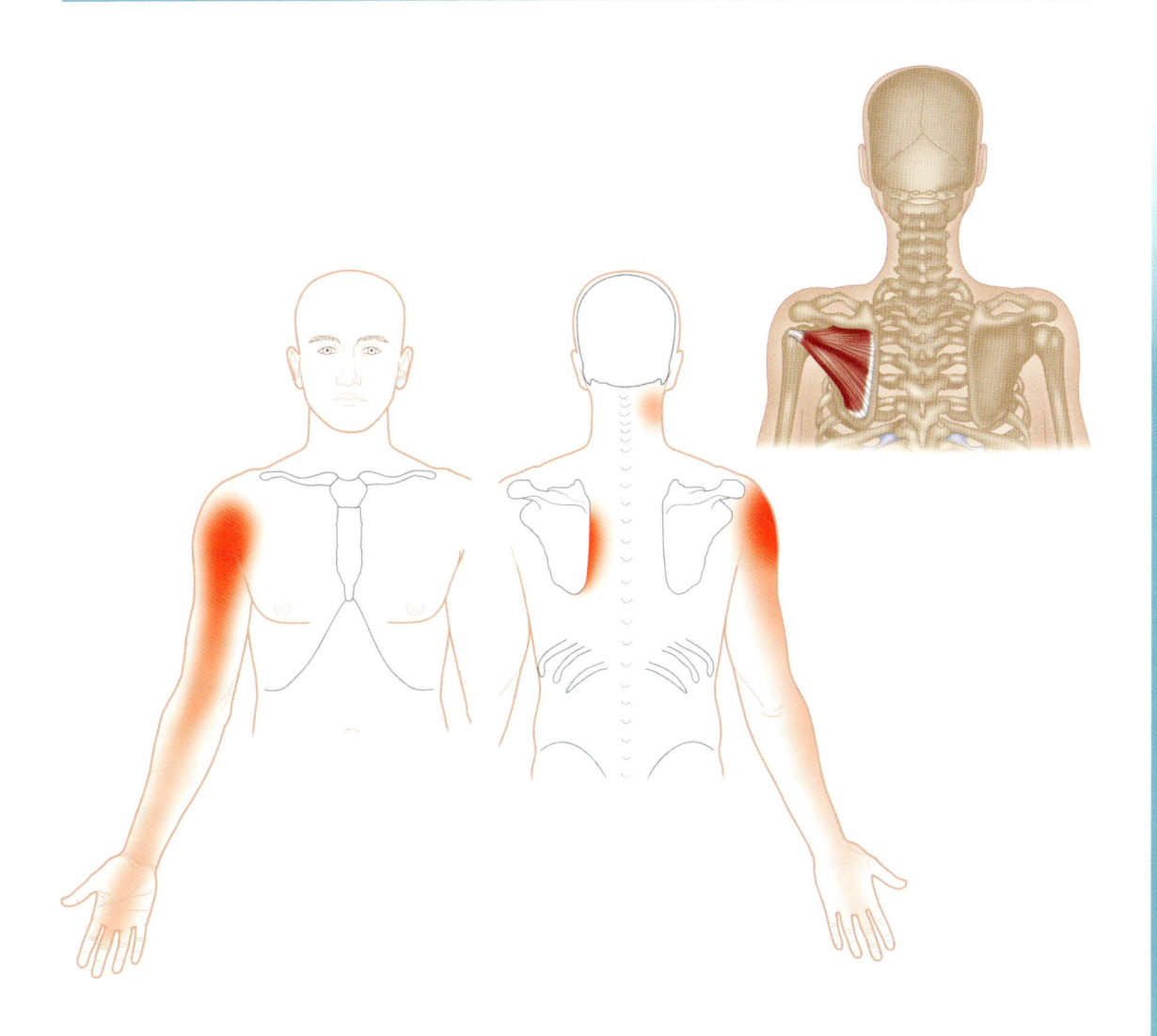

筋 名
Infraspinatus 棘下筋
ラテン語、*infra*、〜より下に； *spina*、脊椎。

起 始
肩甲骨の棘上窩の内側4分の3と線維性筋間中隔。

停 止
上腕骨大結節の中面と肩関節包。

作 用
肩を側方に回旋させ、肩関節を安定させる。

運動連鎖
肩甲骨のポジショニングにとって重要な筋。肩内旋と屈曲を減速させる。全てのSITS筋同様、棘下筋が下肢から上肢に必要な力を伝えるには効率的なコア（腰部骨盤-股関節複合体）に依存している。

トリガーポイント
肩関節深部痛が上腕二頭筋に生じ、肩の側面から母指にかけて痛みが広がる。これらのトリガーポイントでは前方三角筋と二頭筋溝の激痛がよくみられ、後頸部でも痛みが生じることがある。他のSITS筋と組み合わさって、これらのトリガーポイントは癒着性関節包炎（五十肩）と間違われる症状を引き起こすことがある。

神経支配
肩甲上神経（C5、6）。

肩、腕、手の筋

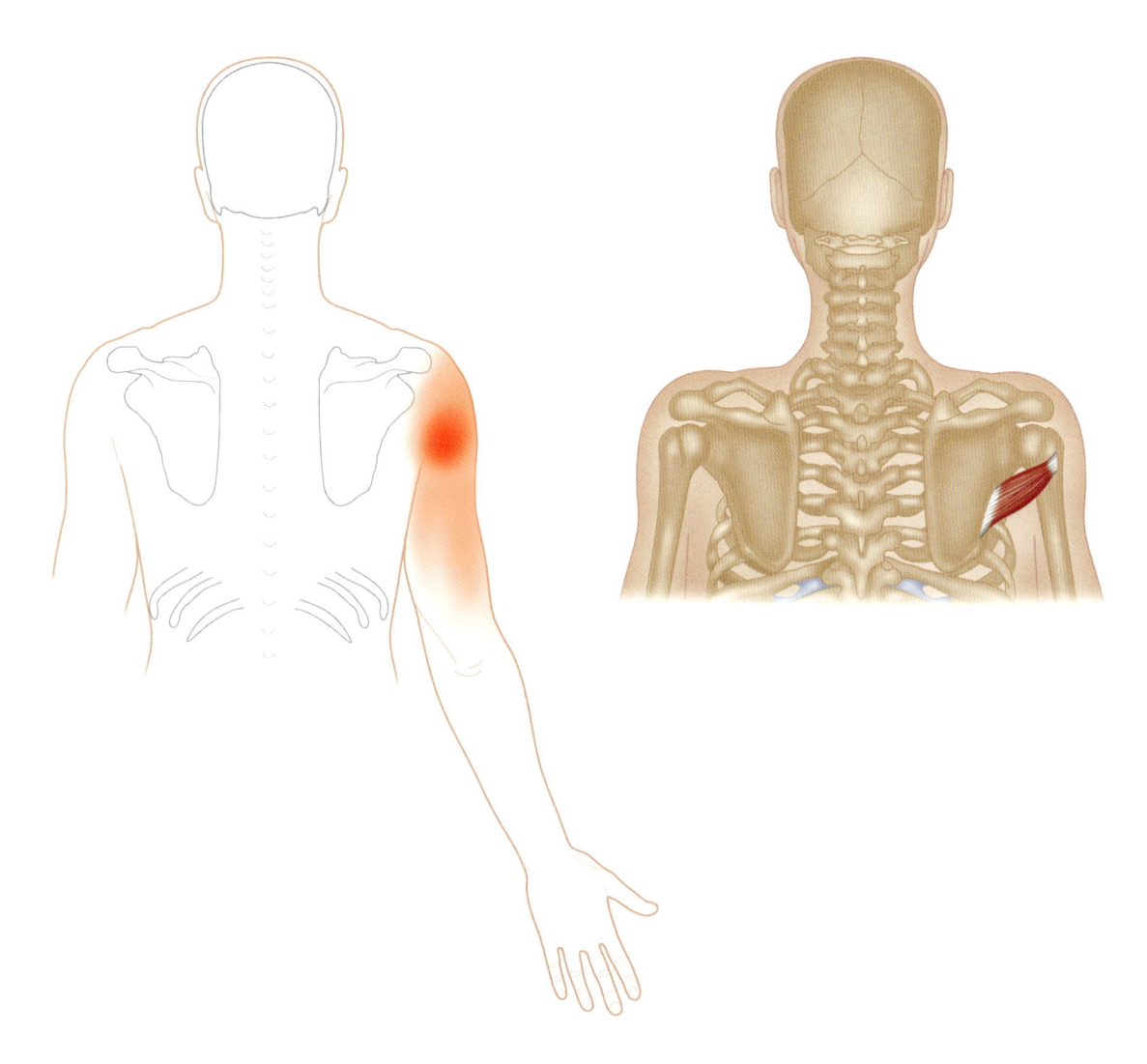

筋　名
Teres minor　小円筋
ラテン語、*teres*、円い；*minor*、小。

起　始
大円筋より上の肩甲骨外側縁の内側3分の1。

停　止
上腕骨大結節（棘下筋の下）下面と肩関節包。

作　用
肩を側方に回旋し、肩関節を安定させる。

運動連鎖
小円筋は、肩関節の内旋を減速する。短縮、あるいはスパズム性の肩甲下筋、広背筋、大円筋、大胸筋によって小円筋が抑制されると、肩関節複合体の内/外旋と屈曲/伸展がかかわるあらゆる活動、例えば水泳、ラグビーなどのスポーツ時の反復的なストレスにより理想的な状況ができあがる。

トリガーポイント
同じ腕の第4、5指にしびれまたは刺痛が生じ、肩後部の大結節に疼痛が生じる。小円筋のトリガーポイントは、しばしば肩甲下筋に助長される。

神経支配
腋窩神経（C5、6）（腕神経叢の後神経束から）。

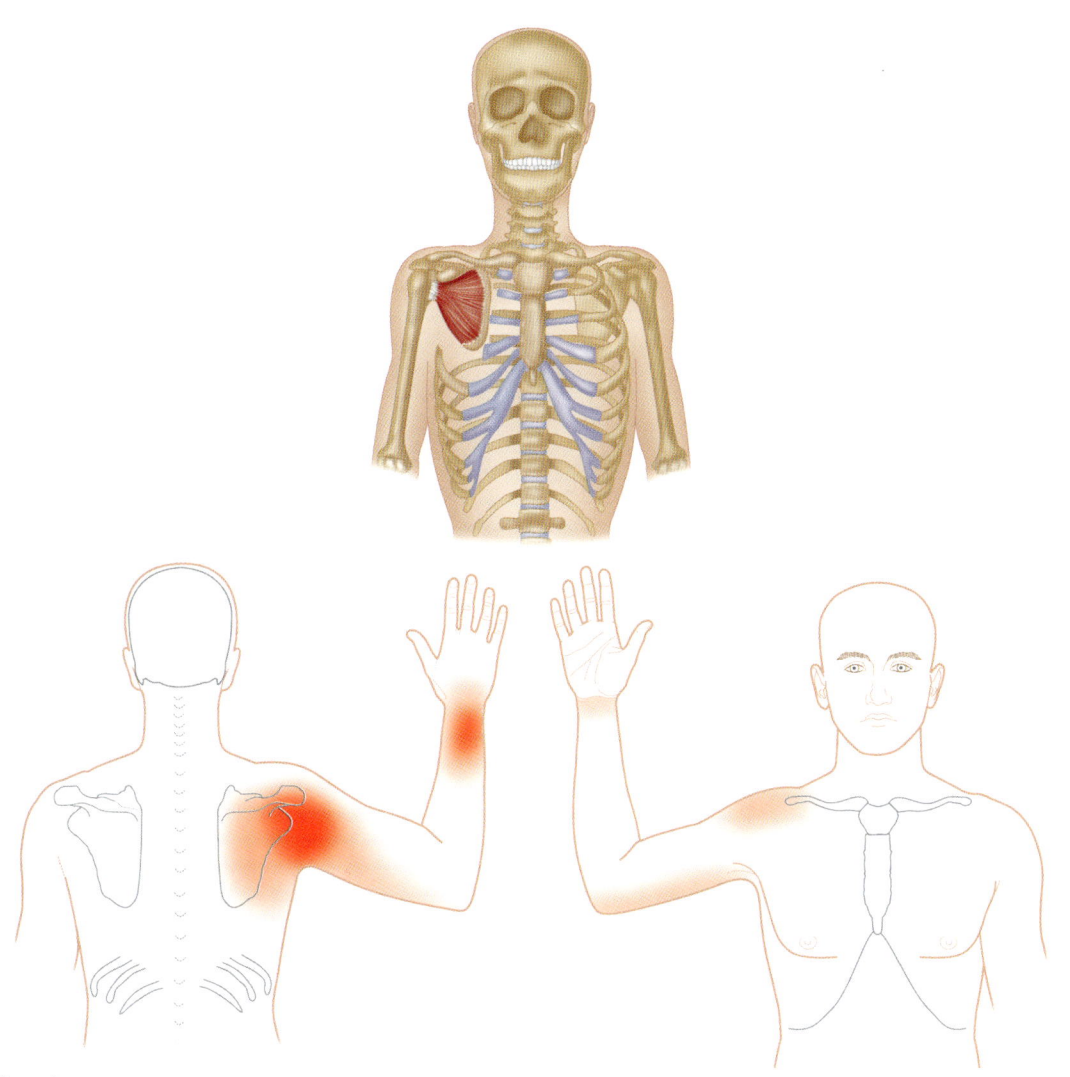

筋 名
Subscapularis　肩甲下筋
ラテン語、*sub*、下；*scapular*、肩甲骨に関連する。

起　始
肩甲下窩の内側3分の2。

停　止
上腕骨の小結節、二頭筋溝の上内側唇、肩関節包。

作　用
肩関節を内旋させ、安定させる。

運動連鎖
肩甲上腕関節の外旋を遠心性に減速する。肩甲下筋は、五十肩や手根管症候群の治療の際に特に重点を置く価値があることが証明されている。

トリガーポイント
肩関節後方や手首に深部痛が生じることがある。腕前面に疼痛が広がることがある。上腕骨小結節上の圧痛点がよくみられる。肩甲下筋トリガーポイントは、滑液嚢炎、癒着性関節包炎、二頭筋腱炎、関節炎、回旋腱板損傷としばしば間違えられる。疼痛と硬直は、肩甲下筋のトリガーポイントの結果である。

神経支配
上及び下肩甲下神経（C5、6）（腕神経叢の後神経束から）。

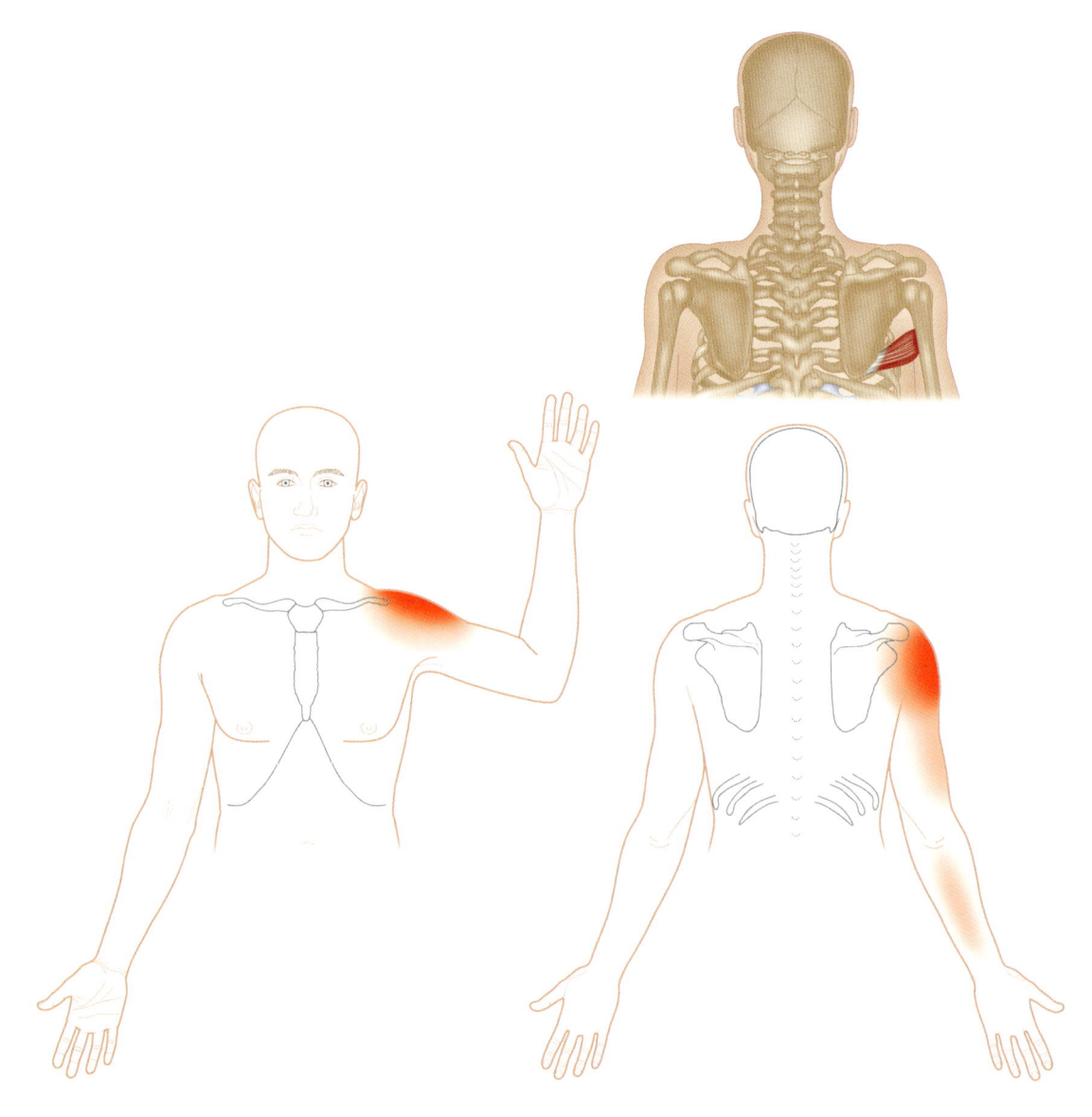

肩、腕、手の筋

筋 名
Teres major　大円筋
ラテン語、*teres*、円い； *major*、大。

起 始
肩甲骨下角の背側面から発する。

停 止
筋線維は広背筋の筋膜に接着し、上腕骨の小結節稜に付着する。

作 用
この筋は**広背筋**の「お手伝いさん」として知られている。肩甲上腕関節で上腕骨を内旋、伸展、内転させる。

運動連鎖
大円筋は、上腕骨の屈曲、外転、外旋を遠心的に減速するのに役立つ。

トリガーポイント
三角筋後部で疼痛が生じる。

神経支配
下肩甲下神経（C5-C7）（腕神経叢の後神経束から）。

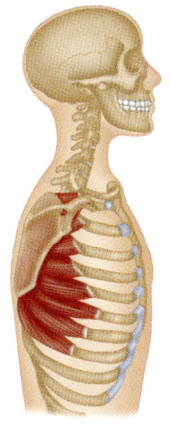

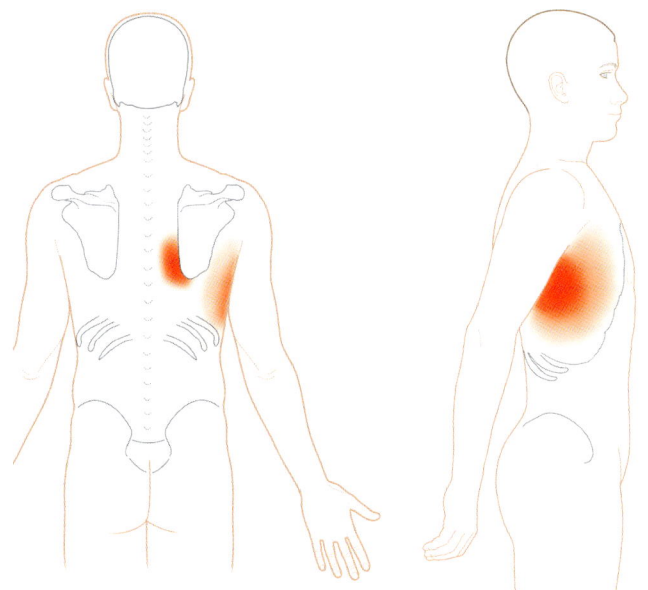

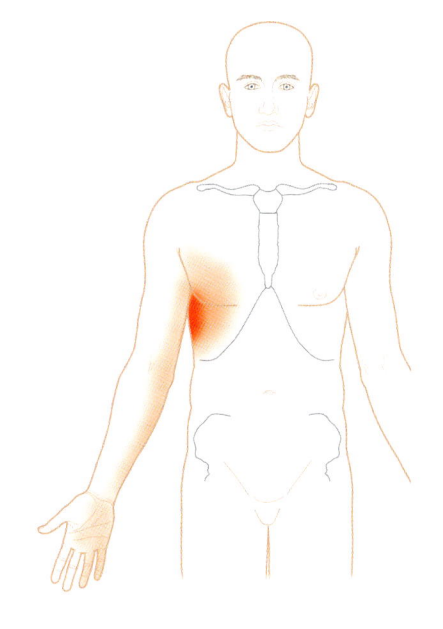

筋 名
Serratus anterior　前鋸筋
ラテン語、*serratus*、鋸状の；*anterior*、前。

起　始
第1-8肋骨と鎖骨中線からの前肋間膜。下4つは外腹斜筋と互いに入りこんでいる。

停　止
肩甲骨の内側縁；肋骨1と2に付着する筋は上角；3と4は肋骨面；5-8は下角

作　用
肩甲骨を側方に外転させる。

運動連鎖
肩甲骨下角の内転と内旋を遠心性に減速する。付着する起始点や停止点によって作用が異なる。腕が静止状態の場合、胸郭で運動が生じ、必要に応じて（例、努力呼気）肋骨を加速する、あるいは減速する。

トリガーポイント
胸郭側面で疼痛が生じ、腋窩に伝わり、後方は肩甲骨下角の内側面に広がる。疼痛が腕の内側から掌、第1、2指に投射されるため、しばしばC8神経の問題と間違われる。この筋には多くの診断があるため、活動性のセントラルトリガーポイントの場所を突き止めるには注意深い評価が必要である。

神経支配
長胸神経（C5-C8）。1、2：C5；3、4：C6；5-8：C7/8。

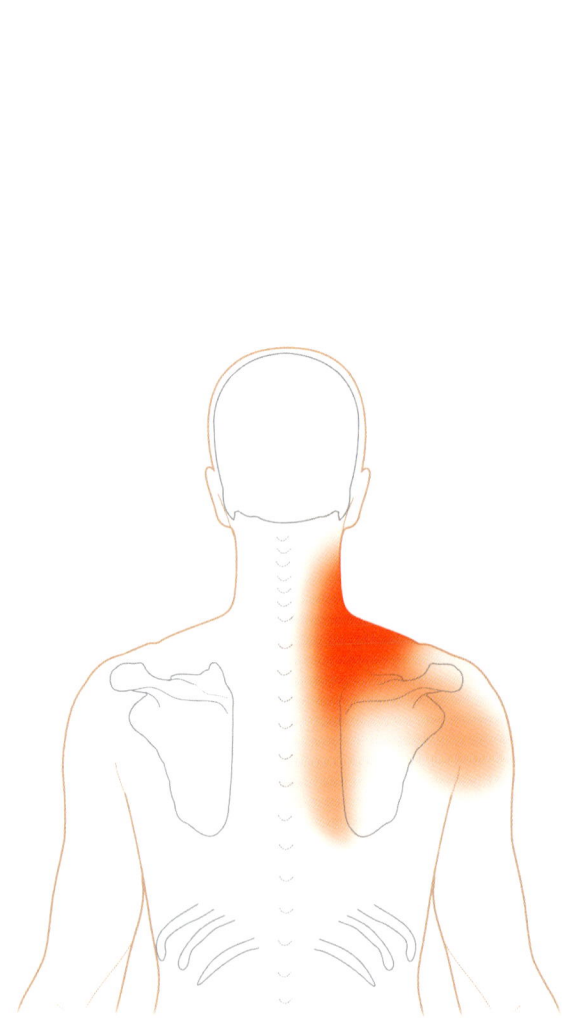

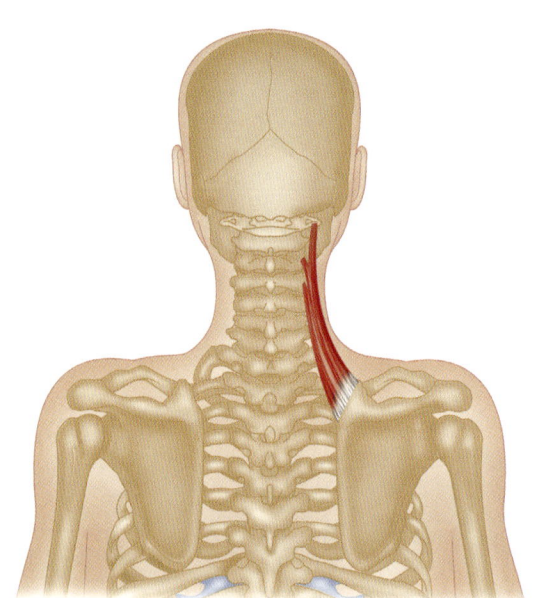

筋　名
Levator scapulae　肩甲挙筋
ラテン語、*levare*、挙上：*scapulae*、肩甲骨。

起　始
C1-C4 の横突起の後結節。

停　止
肩甲骨内側縁上部。

作　用
肩甲骨内側縁の挙上。

運動連鎖
肩甲挙筋は、僧帽筋と前鋸筋の下部線維によって生じる下向きの力を遠心性に減速させる作用がある。肩甲挙筋は、頸椎の反対側の側屈を減速させる。

トリガーポイント
ほとんど全ての頭痛がトリガーポイントが関わっており、肩甲挙筋が関わっている頻度が高い。肩甲骨上角から肩甲骨内側縁に沿って下角の内側面に疼痛が生じる。患者はしばしば頸部硬直と可動域の減少を訴える。

神経支配
肩甲背神経(C4、5)と頸神経(C3)。

肩、腕、手の筋

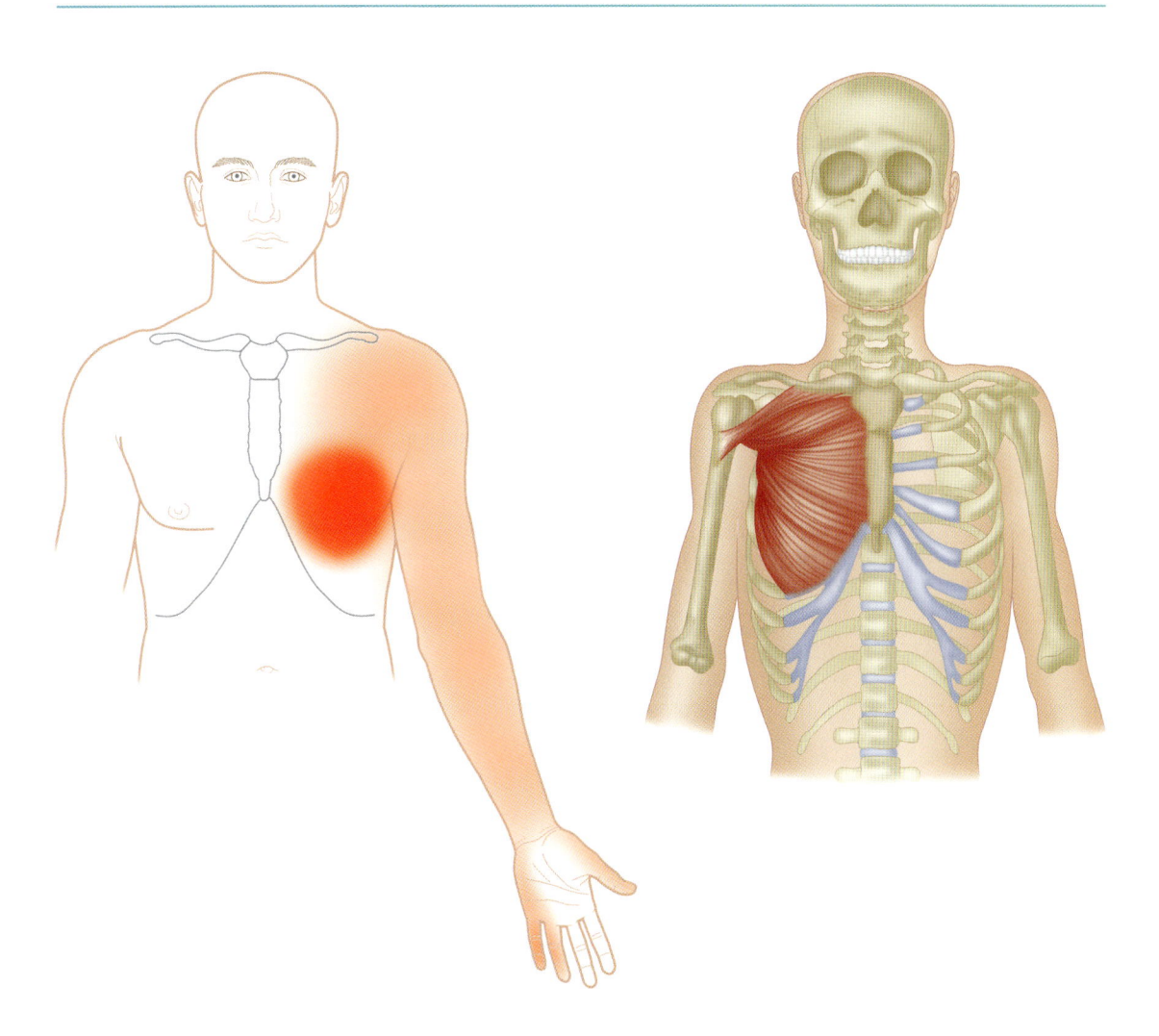

筋 名
Pectoralis major　大胸筋
ラテン語、*pectoralis*、胸；*major*、大。

起 始
鎖骨前面の内側半、胸骨柄と胸骨の前面、肋軟骨(1-6)。

停 止
層状の腱によって、上腕骨の大結節稜に付着。

作 用
起始点が固定している場合、上腕骨を内転、内旋させる。停止点が固定している場合、呼吸(努力吸気、胸部を引き上げるため)を補助する。頭上の運動中に肩の安定を助ける。

運動連鎖
肩の伸展、水平外転、外旋、肩関節の後退を遠心性に減速する。

トリガーポイント
鎖骨部や胸骨部の線維が三角筋前面や腕の側面、さらに、母指や第4、5指に疼痛を放つため、多くのトリガーポイントが発生する。トリガーポイントが、まれに狭心症の症状をまねることがある。これらのトリガーポイントからの疼痛が、肩甲骨間痛や肩甲下痛として知覚されることもある。外転が明らかに制限される。

神経支配
内側胸筋神経(C6-8、T1)。

肩、腕、手の筋

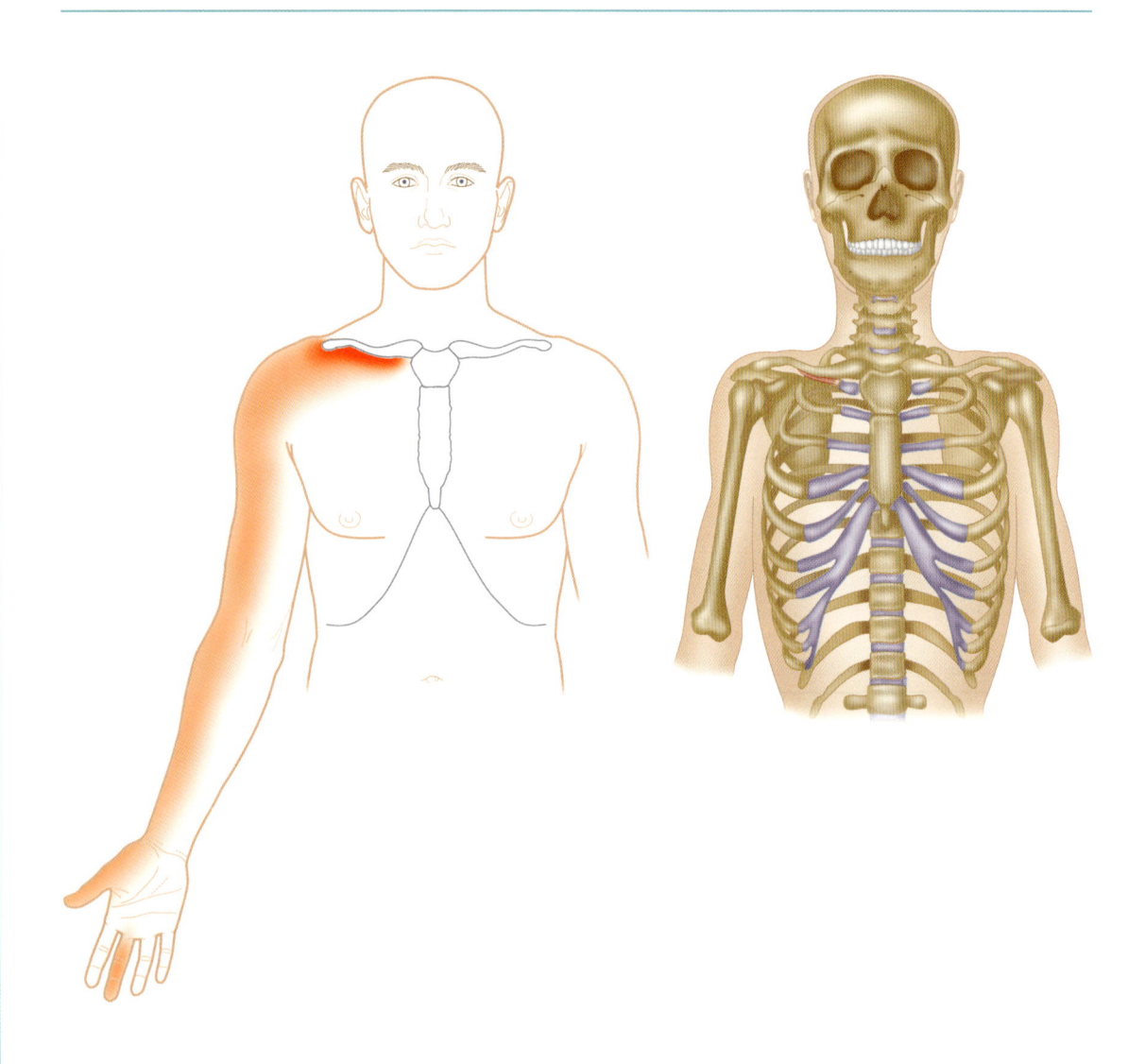

筋 名
Subclavius　鎖骨下筋
ラテン語、*sub*、下；*clavis*、鎖骨。

起 始
第1肋骨と肋軟骨の接合部。

停 止
鎖骨下筋溝に対する鎖骨下面。

作 用
鎖骨を胸鎖関節の方へ引っ張る。

運動連鎖
腰椎-骨盤-股関節筋系が弱いと、鎖骨下筋にトリガーポイントができやすくなる。肩甲骨の位置が変化すると鎖骨下筋に障害が生じ、トリガーポイントが形成される。

トリガーポイント
疼痛が、同側の上腕二頭筋と前腕外側に投射される。鎖骨下に局所的に痛みが生じることがあり、腕、肩、手にしびれが生じる。典型的には、腕と手首を迂回し、手の橈側半分、母指、中指に痛みが生じる。

神経支配
鎖骨下筋神経（C5、6）。

筋　名

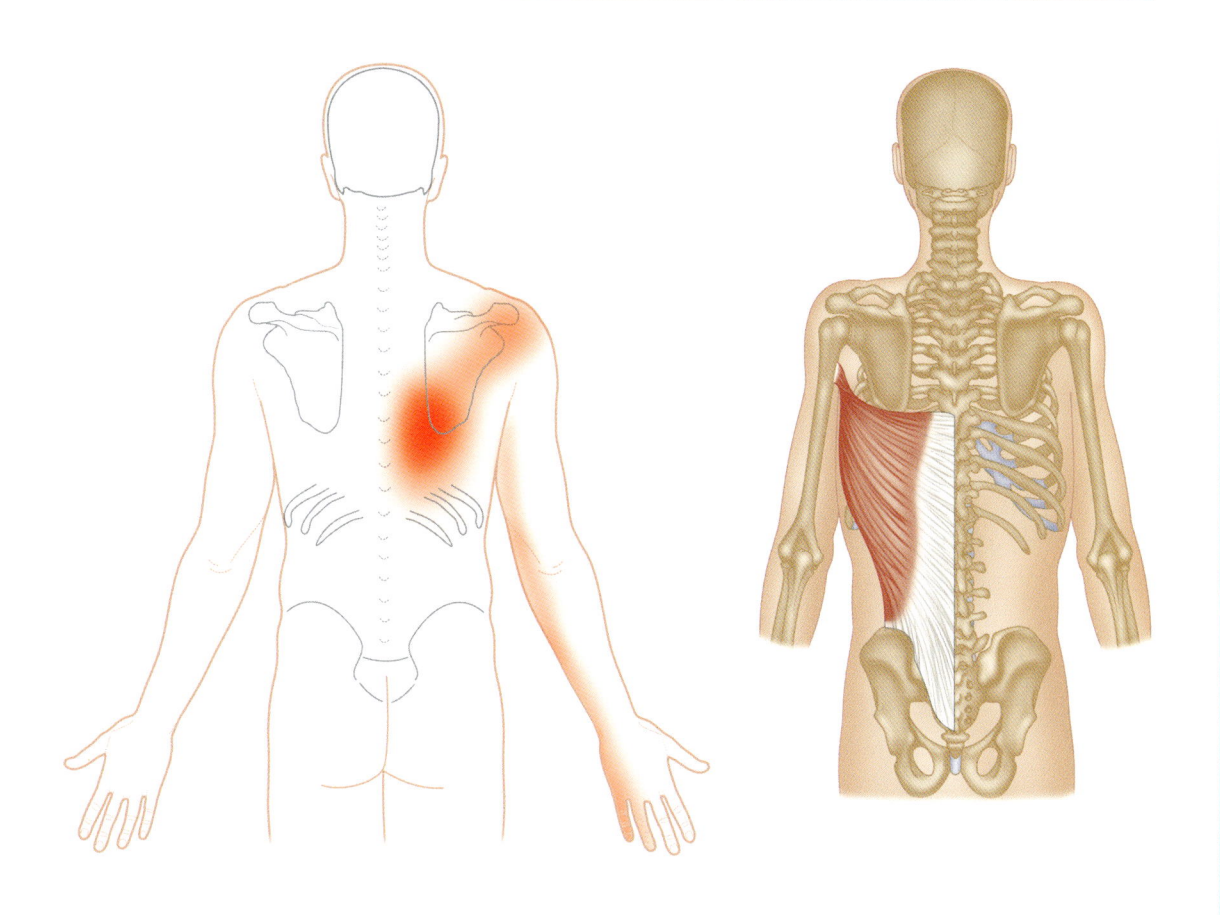

Latissimus dorsi（LD）　広背筋
ラテン語、*latissimus*、最も広い；*dorsi*、背。

起　始

下位6個の胸椎の棘突起、胸腰筋膜、腸骨稜、下位3本または4本の肋骨。

停　止

上腕骨の小結節稜。

作　用

大円筋「お手伝いさん」と一緒に、肩甲上腕関節（GHJ）で上腕骨を内転、伸展、内旋させる。

運動連鎖

LDがGHJでの機能を果たすために必要な力を提供するには、神経筋のコアが効率的でなくてはならない。神経筋が非効率的だと、反復したストレスで、「五十型」タイプの症状が発現する。LDはGHJでの前腕骨の外旋、屈曲、外転を減速する。LDの停止点が固定されている場合、骨盤を前外側に傾斜させる作用がある。両側性の収縮によって、下背部の過伸展が生じ、骨盤の前方傾斜を伴う。広背筋は大きく、後外側胸郭の大部分を覆っているため、横隔膜の機能に影響する。上腕骨の動きは、胸腰筋膜とさらに下方の運動連鎖に影響する。副MtPでは、大胸筋、大円筋、肩甲下筋、上腕三頭筋、斜角筋、腹直筋上部、腸肋筋、前鋸筋、下後鋸筋、上後鋸筋、僧帽筋下部、菱形筋を考慮する。

トリガーポイント

LDは、後外側腹部痛など、胸部中部領域に疼痛を生じる。肩甲骨下角と肩関節後方にうずくような痛みが生じる。関連痛が上腕骨内側から、前腕、手、指に広がる。

神経支配

胸背神経（C6）。

肩、腕、手の筋

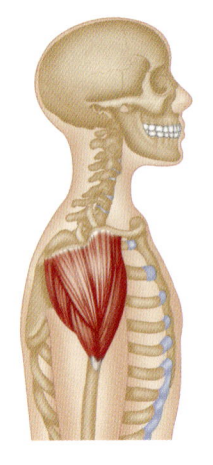

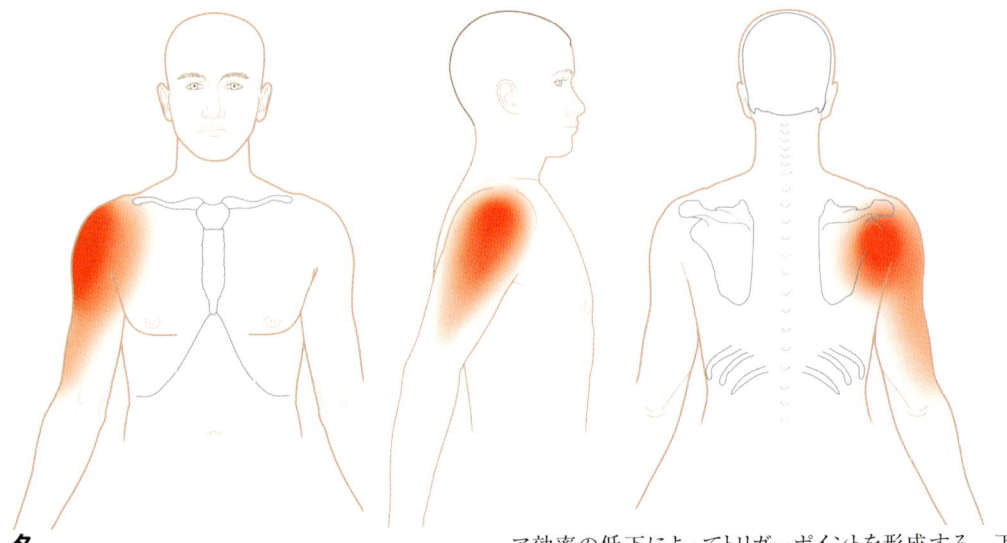

筋　名
Deltoideus　三角筋
ギリシャ語、*delta*、ギリシャ文字（三角形のような形をしている）。

起　始
鎖骨の外側3分の1、肩甲骨の肩峰、肩甲棘下縁。

停　止
上腕骨の外側面の中央（上腕骨の三角筋粗面）。

作　用
肩を外転させる。前部線維は屈曲と内旋、後部線維は伸展と外旋。

運動連鎖
この筋は、棘上筋や関連する回旋筋腱板とともに、通常コア効率の低下によってトリガーポイントを形成する。下半身から肩に力が中継されないと、関節運動学的ストレスが生じ、活動性のトリガーポイントが形成される。コア神経筋効率を回復することで、NMTと運動療法を用いたトリガーポイント療法の基盤が得られる。

トリガーポイント
ほとんどの場合、疼痛は鈍痛として知覚され、筋の収縮時、あるいは腕を動かそうとすると痛みが強まる。疼痛は、滑液嚢炎または回旋腱板損傷とよく間違われる。三角筋痛の真の源として、三角筋に疼痛を投射する筋（SITS、胸筋、斜角筋）をチェックすると良い。三角筋のトリガーポイントは、たいていの場合、副トリガーポイントである。

神経支配
腋窩神経（C5、6）（腕神経叢の後神経束から）。

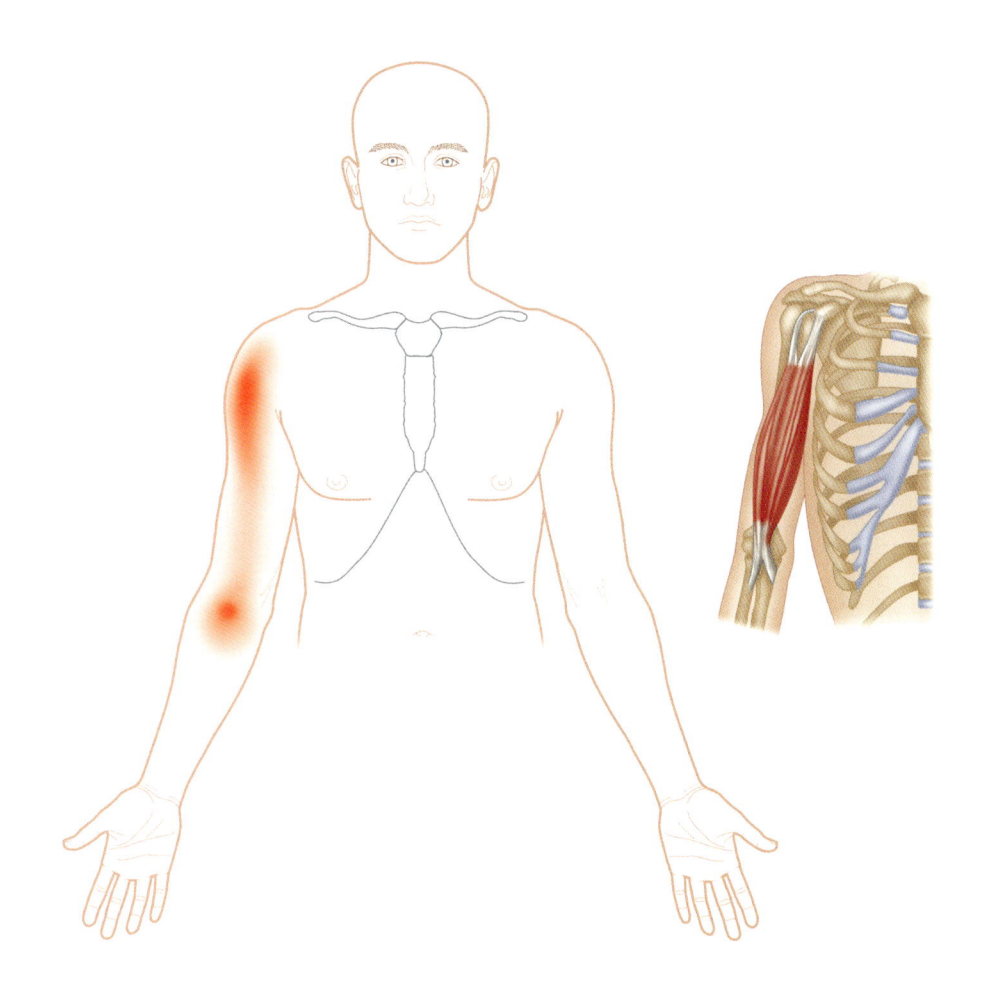

筋　名
Biceps brachii　上腕二頭筋
ラテン語、*biceps*、二頭筋；*brachii*、腕の。

起　始
短頭：肩甲骨の烏口突起先端の腱を烏口腕筋と共有。
長頭：肩甲骨の関節上結節と肩甲上腕関節の隣接する関節唇から発する。

停　止
橈骨粗面後部と上腕二頭筋の腱膜。

作　用
起始点が固定されている場合、肘関節が屈曲し、前腕の回外が起こる。停止点が固定されている場合、前腕に向かって上腕骨が動かされる。上腕二頭筋は、長頭の動きを介した肩関節の重要な屈筋でもあり、肩の安定筋でもある。

運動連鎖
上腕二頭筋は、肘関節の伸展と回内、及び肩関節の伸展を減速する。母指と胸郭間の筋膜関係を提供する重要な接合部。上腕二頭筋は動的状況下の肩関節の安定において重要な役割を果たし、肘関節を安定させるために上腕三頭筋と一緒に収縮することがある。

トリガーポイント
トリガーポイントは通常ガスターの中心で発生し、三角筋前部や肘関節遠位の円回内筋に疼痛を投射する。NMTの仮説として、神経筋の効率が悪くコアが安定していないと、代償性トリガーポイントが形成され、さらに緊張が高まると考えられる。

神経支配
筋皮神経（C5,6）。

肩
、
腕
、
手
の
筋

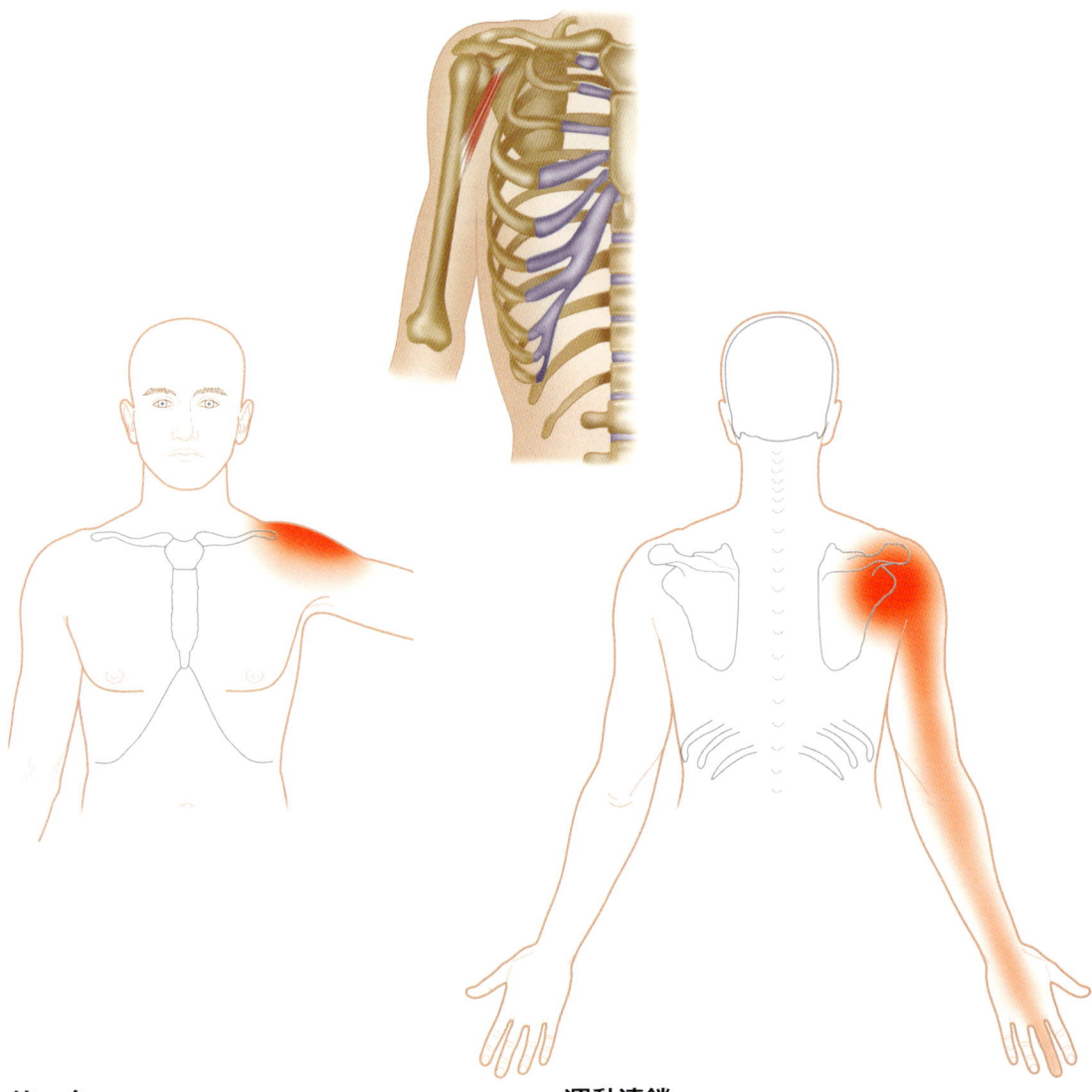

筋 名
Coracobrachialis　烏口腕筋
ギリシャ語、*coracoid*、カラスのくちばし：**ラテン語**、*brachial*、腕に関する。

起 始
肩甲骨の烏口突起。

停 止
上腕骨内側縁（中央）。

作 用
肩の屈曲と弱い内転。

運動連鎖
この筋は、胸郭と肩甲骨を腕に連結する。烏口突起上の腱部を小胸筋と共有しているためである。肩を挙げて外転させ、手を耳の高さにすると、小胸筋から烏口腕筋を通って、上肢の骨膜につながり、さらに腕橈骨筋を経て茎状突起まで連続していることがわかる。

トリガーポイント
疼痛やしびれ感が、手の後面や中指で生じることがある。前腕後部、上腕三頭筋、三角筋前部に疼痛が投射されることがある。

神経支配
筋皮神経（C5-C7）（外側神経束から）。

肩、腕、手の筋 **179**

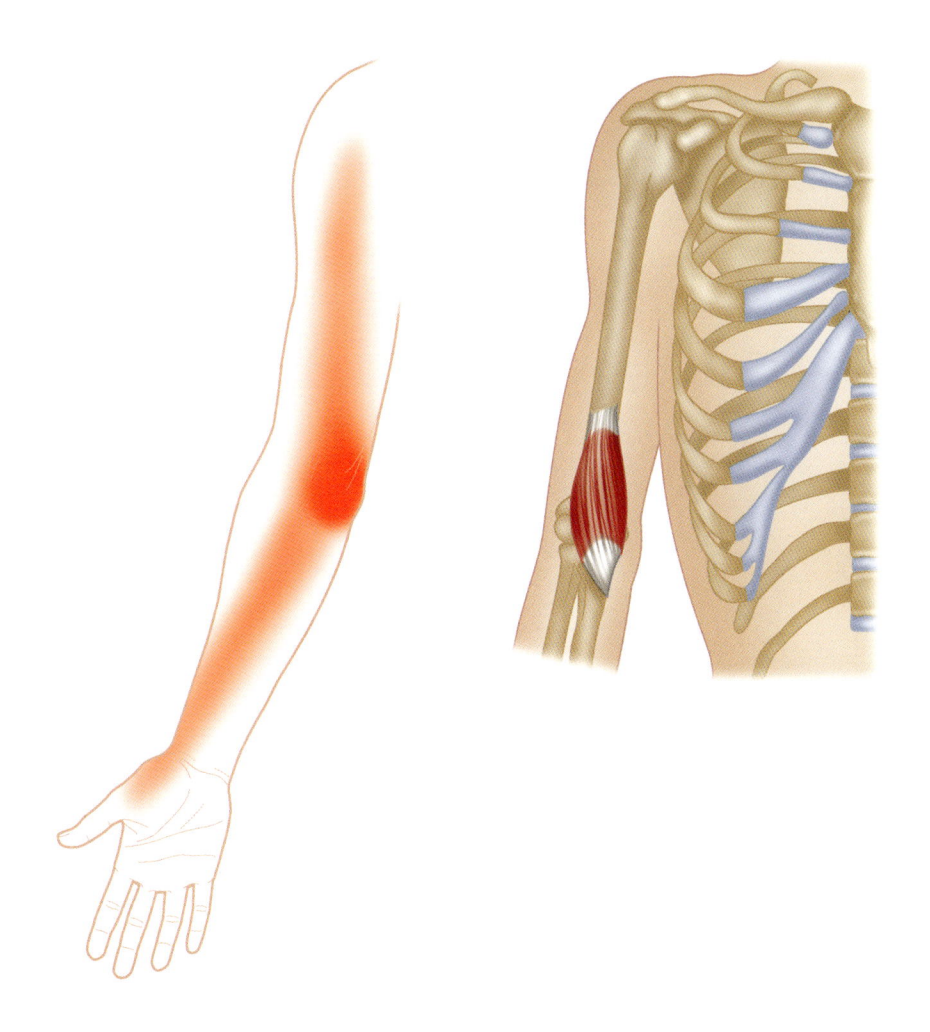

筋 名
Brachialis　上腕筋
ラテン語、*brachial*、腕と関連がある。

起 始
上腕骨の前下半分と内側及び外側筋間中隔。

停 止
鉤状突起と尺骨粗面。

作 用
肘関節屈曲。

運動連鎖
運動連鎖上重要な連結筋で、胸部と上肢を連結する。

上腕筋は橈骨神経をせき止めることができ、その結果母指の知覚異常などしびれや他の神経関連感覚が生じる。もちろんこういった症状はトリガーポイントによっても引き起こされる。

トリガーポイント
母指の付け根、三角筋前部、肘関節裂隙のすぐ下に疼痛が広がる。患者はしばしば母指や手の刺痛やしびれを訴える。これらの問題は手根管症候群と誤診断されることがある。

神経支配
筋皮神経（C5、6）（外側神経束から）。橈骨神経（C7）からも少し支配される。

肩、腕、手の筋

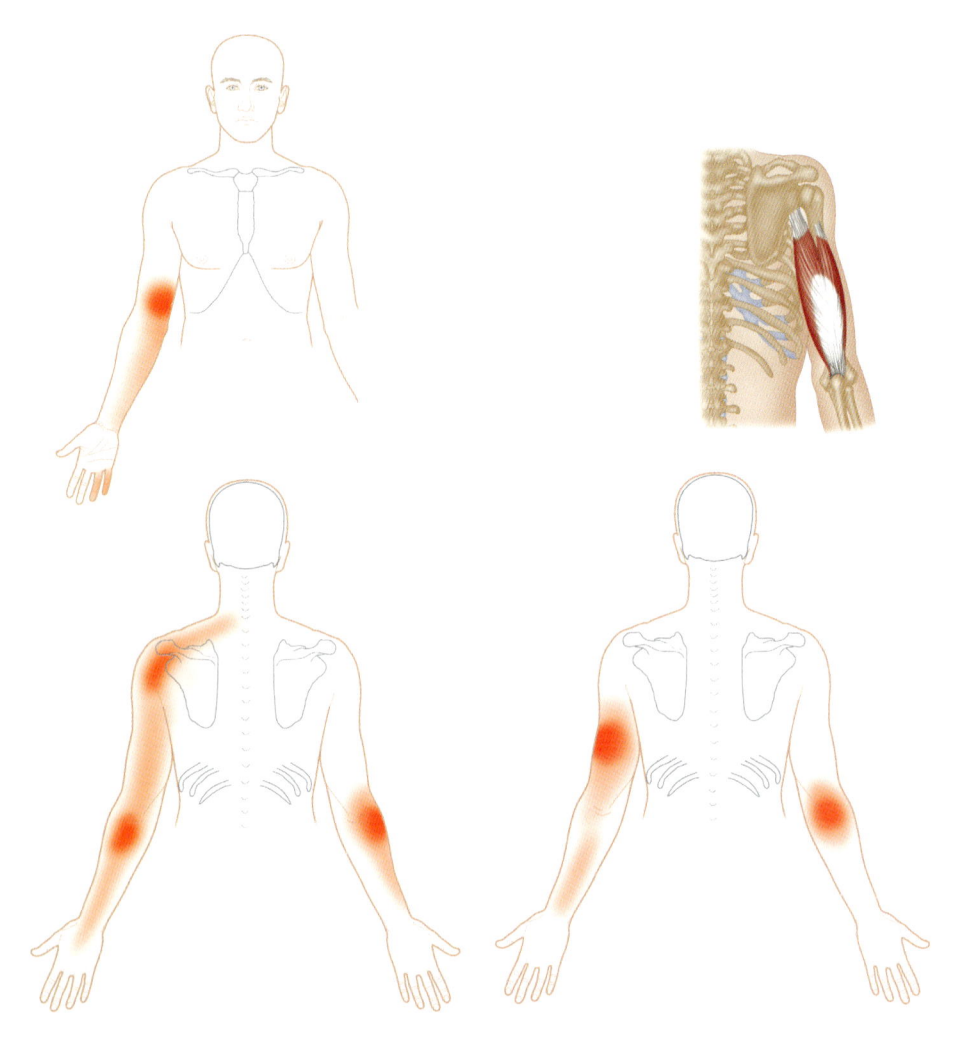

筋 名
Triceps brachii　上腕三頭筋
ラテン語、*triceps*、三頭筋；*brachii*、腕の。

起 始
長頭：肩甲骨の関節下結節。
外側頭：上腕骨後面の上半分（線状起始）。
内側頭：螺旋状溝と両方の筋間中隔の下内側の上腕骨後面の下半分上に深く付着。

停 止
尺骨の肘頭突起の上面後部及び後方関節包。

作 用
肘関節の伸展。長頭は肩関節を安定させる。内側頭は伸展時に肘関節包を後退させる。

運動連鎖
上腕三頭筋は、「お手伝いさん」の**肘筋**とともに、肩甲上腕関節と肘関節の屈曲の減速を助ける。上腕三頭筋側面の収縮やスパズムによって橈骨神経が刺激されることがある。

トリガーポイント
頸部や僧帽筋上部に疼痛が生じることがある。他の症状は、テニス肘やゴルフ肘など肘や上腕三頭筋に生じる疼痛と誤診断されやすい。この筋のトリガーポイントによって、肘関節での腕の伸展が難しくなる。患者は過敏性と疼痛のために、どんな面にも肘を置くことができないと訴える。

神経支配
橈骨神経（C6-C8、T1）。

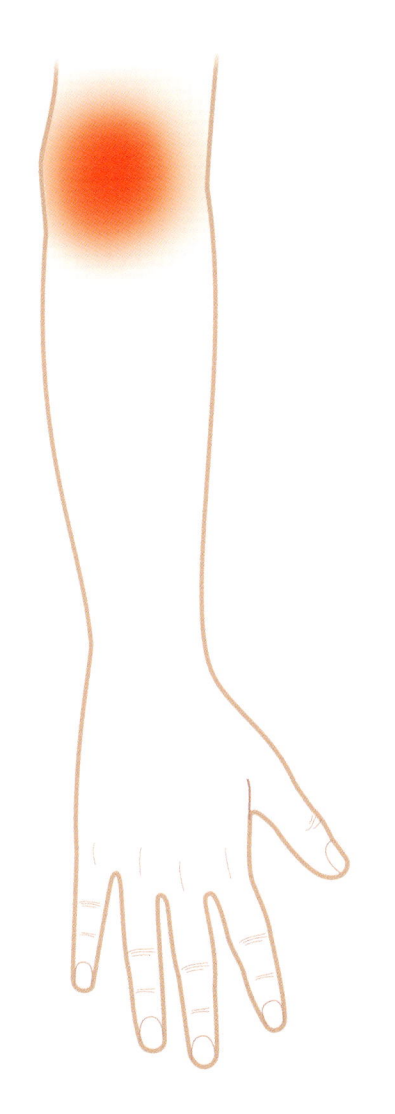

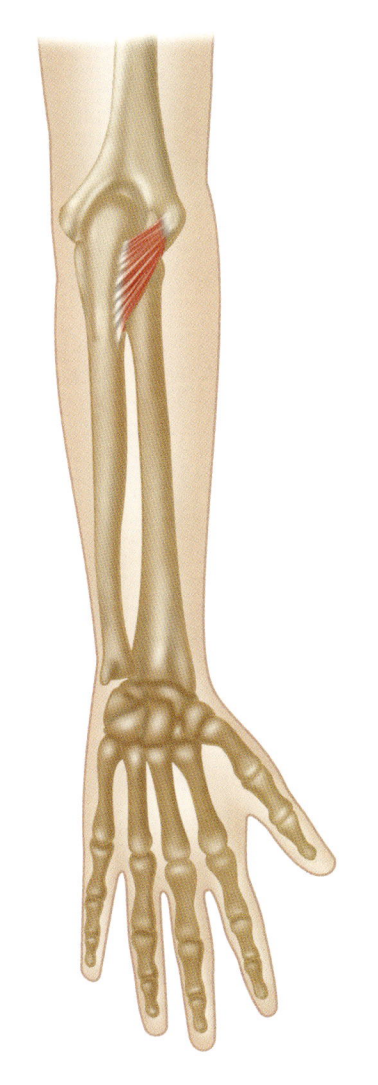

筋 名
Anconeus　肘筋
ギリシャ語、肘。

起　始
上腕骨の外側上顆の後面下端のなめらかな表面。

停　止
肘頭外側面。

作　用
肘の弱い伸筋で、尺骨を回内させる。

運動連鎖
肘筋は、肘の屈曲と回外を減速する。通常これらのトリガーポイントは、頸部や肩の上位内側の筋の活動性のトリガーポイントに起因している。きつく握る（例、ゴルフクラブ、テニスのラケット、筆記用のペン）ことが原因で肘筋にトリガーポイントができることもあるが、原因因子としてコア筋力の低下も考慮しなければならない。

トリガーポイント
この筋のトリガーポイントからの疼痛は、上腕骨外側上顆炎やテニス肘と間違われることがある。肘関節の屈曲や前腕の回外が難しく、痛みを伴うことがある。

神経支配
橈骨神経（C7、8）。

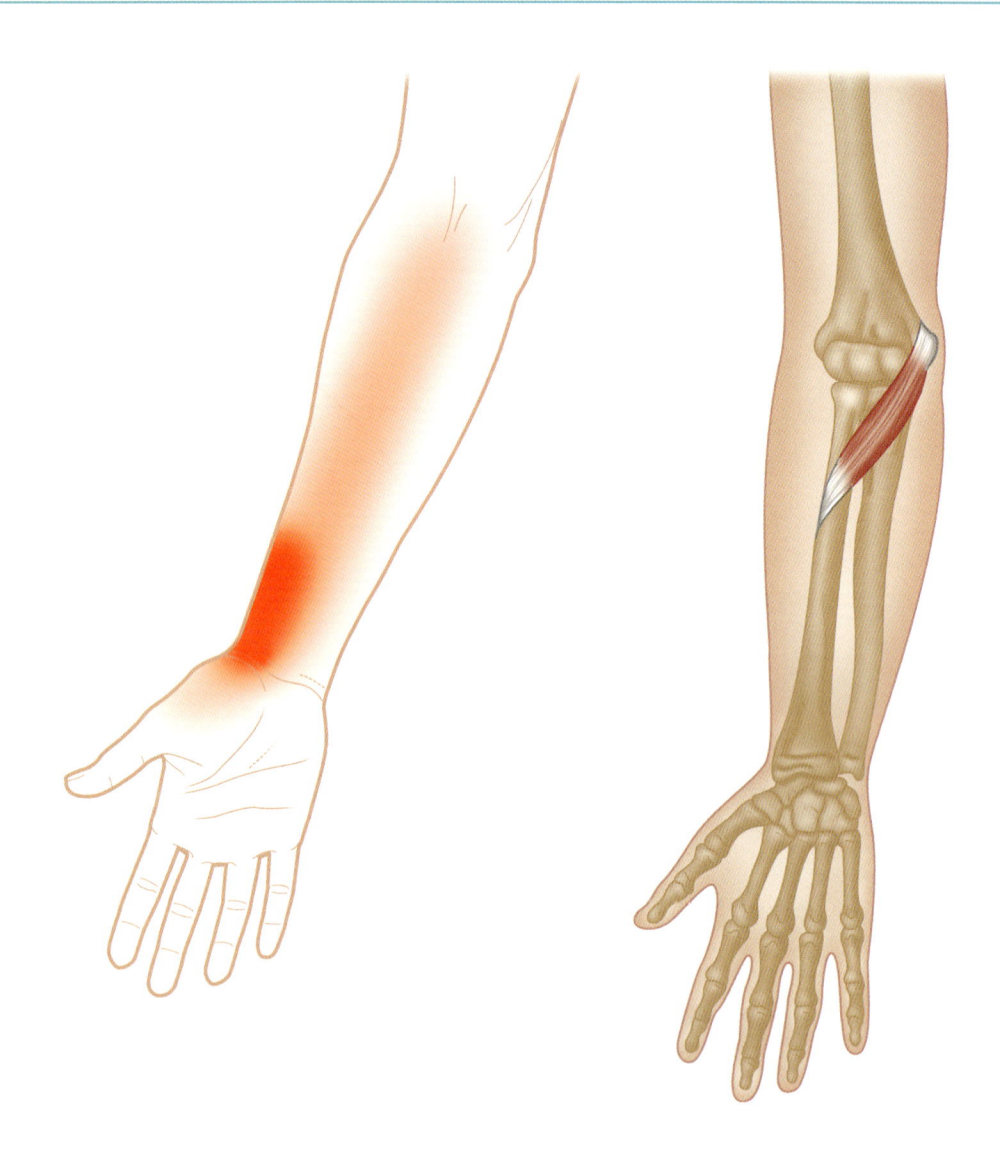

筋　名
Pronator teres　円回内筋
ラテン語、*pronate*、前に傾ける；*teres*、円い。

起　始
上腕骨の内側上顆と尺骨鉤状突起。

停　止
橈骨外側面の中央部。

作　用
前腕の回内と肘関節の屈曲。

運動連鎖
前腕の回外と肘関節の伸展を減速する。

トリガーポイント
前腕の尺骨側と母指の付け根に痛みが生じる。前腕の回外が難しくなり、痛みや硬直を伴う。手をカップ状にするのが難しい。

神経支配
正中神経（C6、7）。

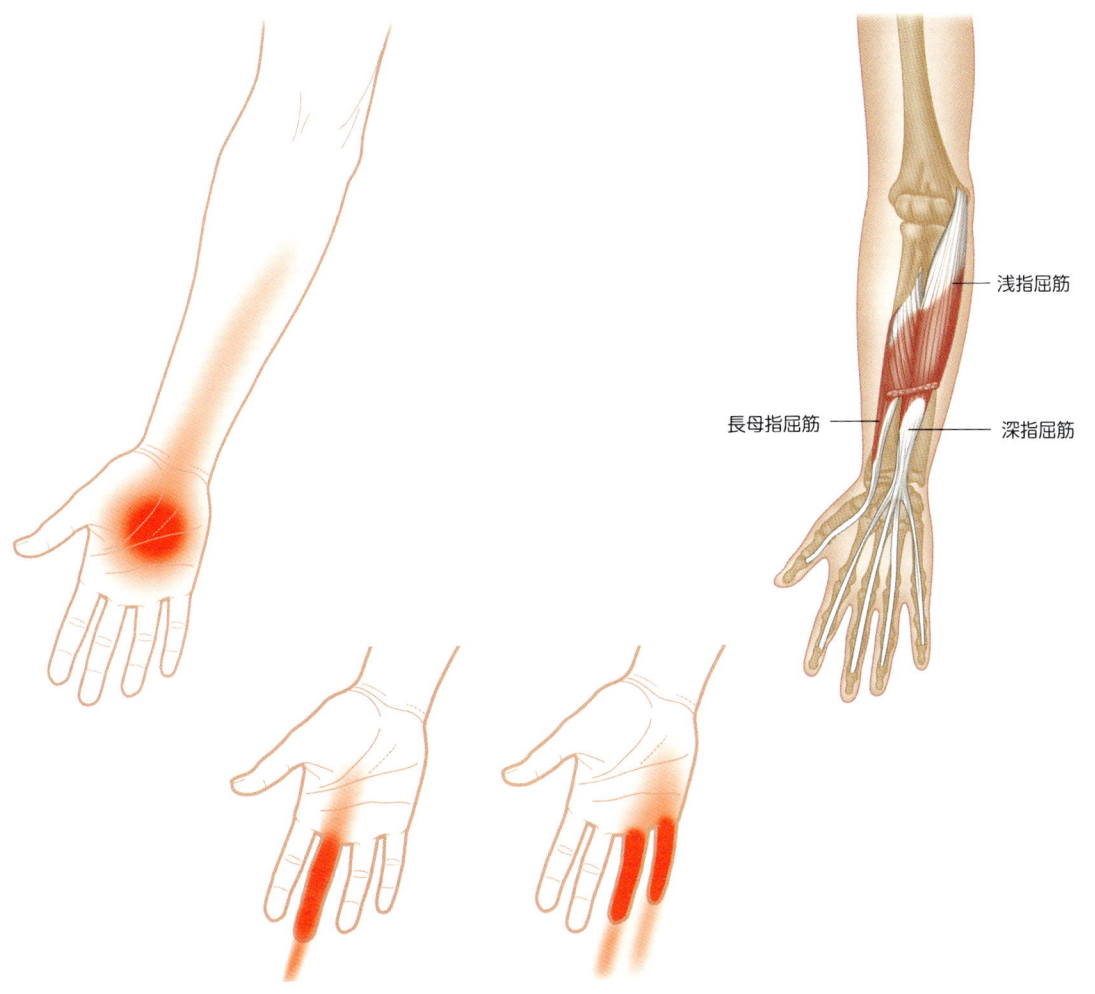

筋　名
Forearm flexors　前腕屈筋群
ラテン語、*flex*、曲げる。

起　始
上腕骨の内側上顆。

停　止
手根骨部、中手骨、母指。

作　用
手関節の掌屈と指の屈曲。

運動連鎖
本書の共通のテーマは、上肢はコアを介して下肢から伝えられる力に依存しており、それによって腕は機能を果たすことができるという考え方である。コアの安定性が欠如すると、運動連鎖内の伝達が途切れ、必要な力を供給しようとしてこれらの筋に余分な硬直が生じる。習慣的作業では、どの筋が収縮し、どの筋が抑制されるかが決まっている。通常、前腕屈筋が短縮し、伸筋が抑制される。まず屈筋を治療すると、伸筋の持久力と緊張を作り上げる運動療法後に最も良い効果が得られることが多い。

トリガーポイント
これらの領域には多くの筋があるため、疼痛パターンの変動は特異的な筋に影響される。一般に、これらのトリガーポイントは手の前部と外側3本の指に疼痛を投射する。スプレー＆ストレッチ法は、これらの筋の治療とホメオスタシスの回復に特に優れている。

神経支配
正中骨神経と尺骨神経。

斜頭

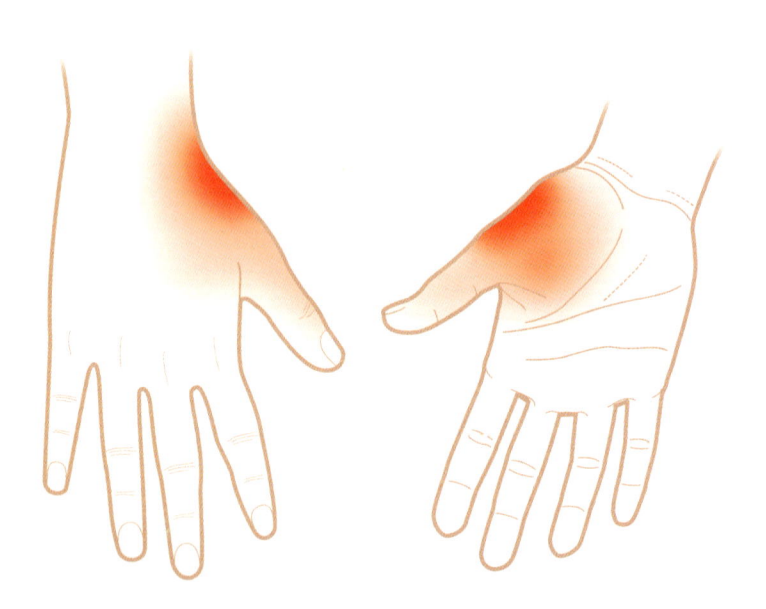

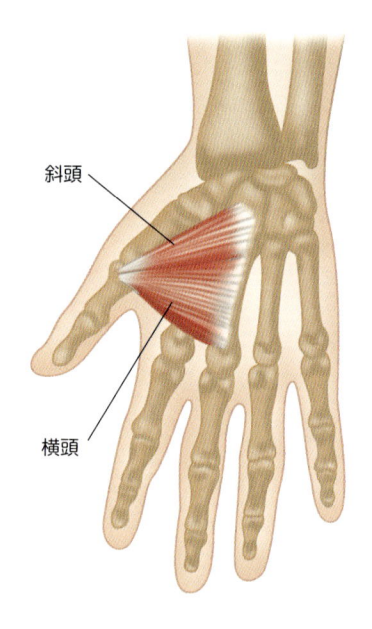

横頭

筋　名
Adductor pollicis　母指内転筋
ラテン語、*adduct*、向かって；*pollicis*、母指。

起　始
屈筋支帯、舟状骨と大菱形骨の結節。

停　止
母指の基節骨底の側面。

作　用
母指の内転。

運動連鎖
この筋は、母指の外転と母指の中手指節関節の伸展を減速する。

トリガーポイント
母指の外側と手の母指の付け根部分に、うずくような痛みが生じる。母指の運動の制御が難しくなり、ペンを握るのが困難になるため手書きが読みにくくなる。ボタンをするなどの細かい筋制御を必要とする行動がしにくくなるため、フラストレーションが生じる。

母指の水かき部分と母指球にトリガーポイント痛が生じることがある。これらの領域に疼痛を投射する可能性のある他の筋を覚えておくことは有用である。斜角筋、上腕筋、回外筋、長橈側手根伸筋、腕橈骨筋。まず、これらの筋を調べることが重要である（内側と上側から順に）。

神経支配
尺骨神経深部（C8、T1）。

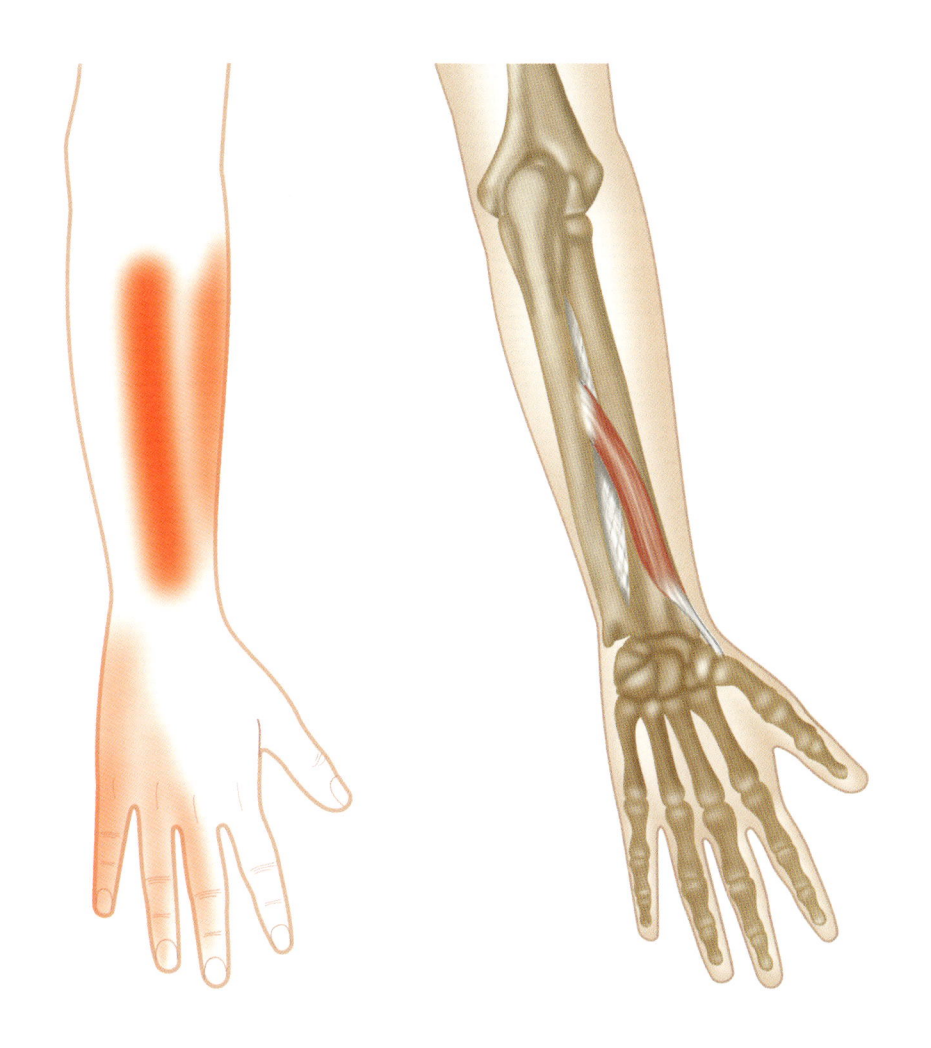

筋　名
Abductor pollicis longus　長母指外転筋
ラテン語、*abduct*、離れる；*pollicis*、母指の；*longus*、長い。

起　始
尺骨、橈骨、前腕骨間膜の背側面。

停　止
第1中手骨底。

作　用
手根中手関節で母指を外転、伸展させる。

運動連鎖
この筋は、母指の内転を減速させる。

トリガーポイント
長母指外転筋は、手と指の硬直を生じさせる多くの筋の一つで、この硬直はしばしば関節炎と間違われる。患者は、筋けいれんのために目が覚めると報告する。抑制性影響のため、指と前腕の持久力が局所的になくなり、早くに疲労が始まる。母指の熟練した制御が低下する。
長母指外転筋の関連痛パターンは、C6、7、8皮膚知覚帯、表在橈側知覚神経支配領域に似ており、ド・ケルバン腱鞘炎の疼痛領域と非常によく似ている。手首と母指の橈側面の疼痛、特に他の神経的異常や炎症性症状が除外された場合には、長母指外転筋トリガーポイントの特定を考えてみるべきである。

神経支配
後骨間神経（C6-C8）。

肩、腕、手の筋

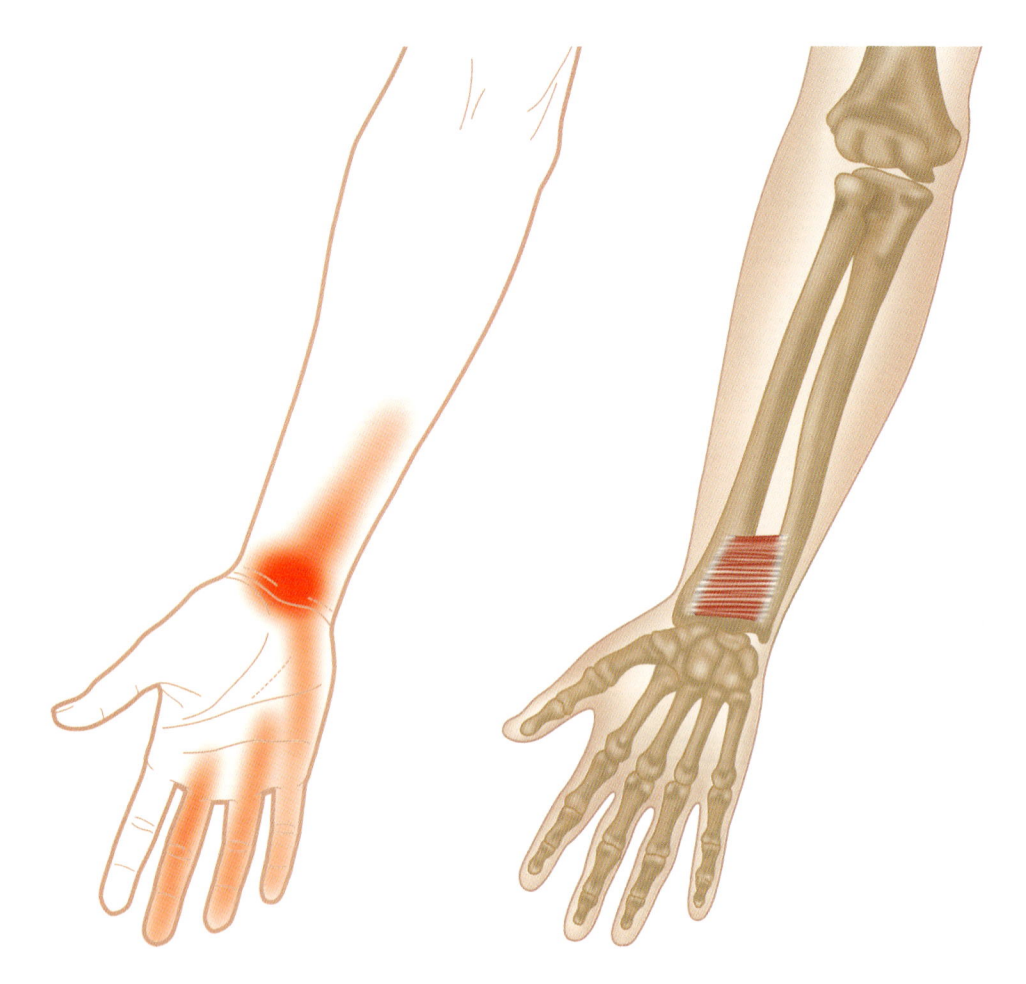

筋　名
Pronator quadratus（PQ）　方形回内筋
ラテン語、*pronate*、前に傾ける： *quadratus*、四角形。

起　始
尺骨幹の遠位4分の1。

停　止
橈骨の遠位骨幹。

作　用
深部線維は、橈骨と尺骨を結合する。

トリガーポイント
2つの主要パターンが観察されている。最もよくみられるパターンは、前腕の内側面に沿って遠位と近位の両方に広がる。近位は内側上顆に、遠位は第5指に疼痛領域が広がる場合がある。もう1つのパターンは、第3指及び（または）第4指まで遠位に広がる。PQ からの主要パターンは、C8-T1 皮膚知覚帯、尺骨神経と正中神経の感覚支配に類似している。従って、特に他の神経学的異常がない場合、PQ の筋筋膜痛を内側前腕と手の疼痛の潜在的な原因として検討すべきである。

運動連鎖
橈骨と尺骨間の関係が安定していないと、上肢の筋膜スリーブに沿って合併症が生じ、その結果肩関節及び肩甲帯／頸部に問題が生じる。ウエイトトレーニング等の強度をあげて前腕を強化しようとすると、患者の抱えている問題が悪化することがある。持久力に重点を置いて適切な身体活動コースを導入する前に、PQ の筋膜トリガーポイントを治療しなければならない。

神経支配
正中神経（C7、8、T1）からの前骨間神経。

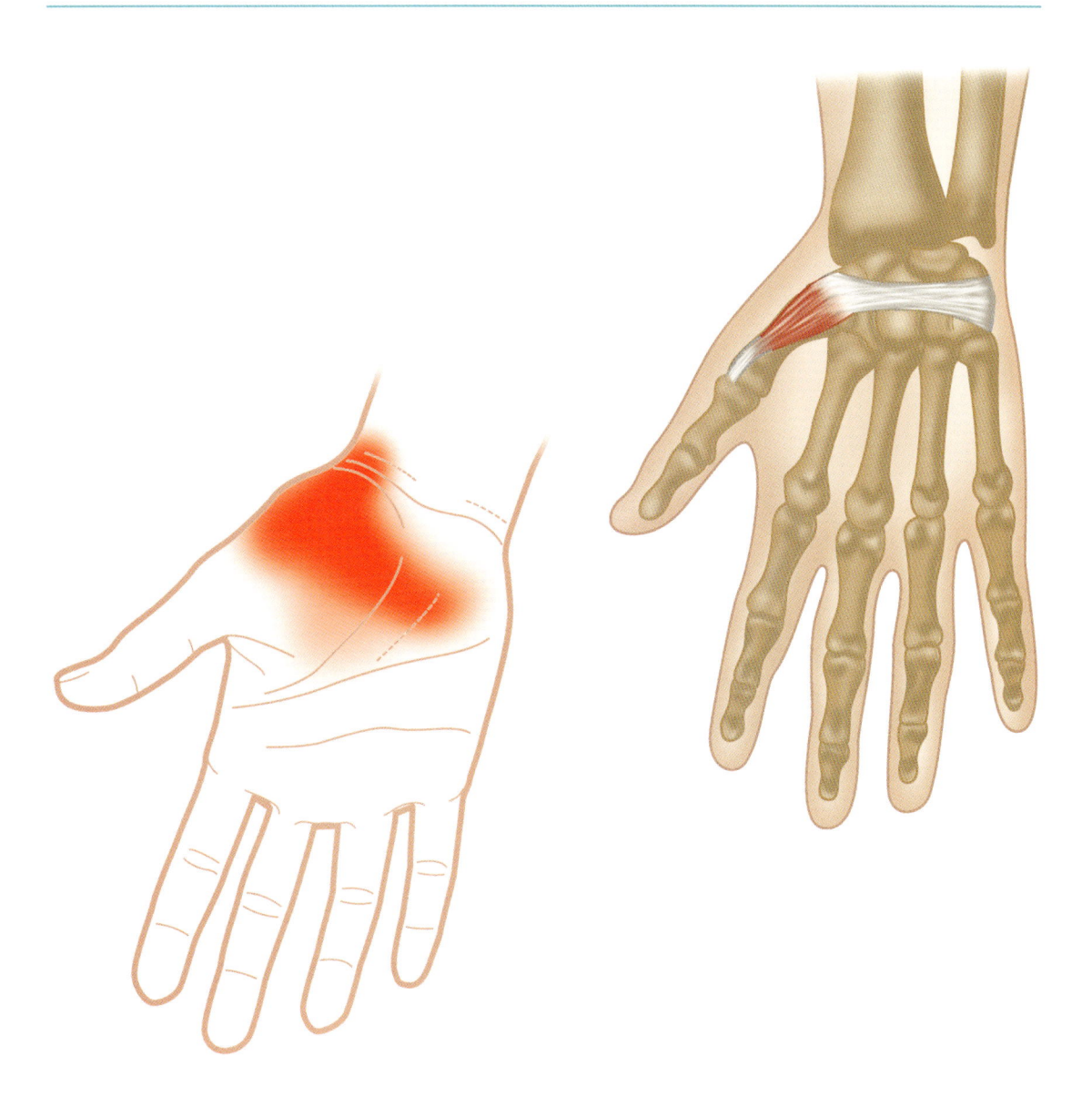

筋 名
Abductor pollicis brevis　短母指外転筋
ラテン語、*abduct*、離れる： *pollicis*、母指の； *brevis*、短い。

起 始
屈筋支帯、手根横靭帯、舟状骨と大菱形骨の結節。

停 止
母指の基節骨底の側面に付着。

作 用
母指の外転。

運動連鎖
母指の内転を減速する。

トリガーポイント
母指と手首の掌側に疼痛や感覚が生じる。

神経支配
正中神経(C7、8、T1)反回枝。

肩、腕、手の筋

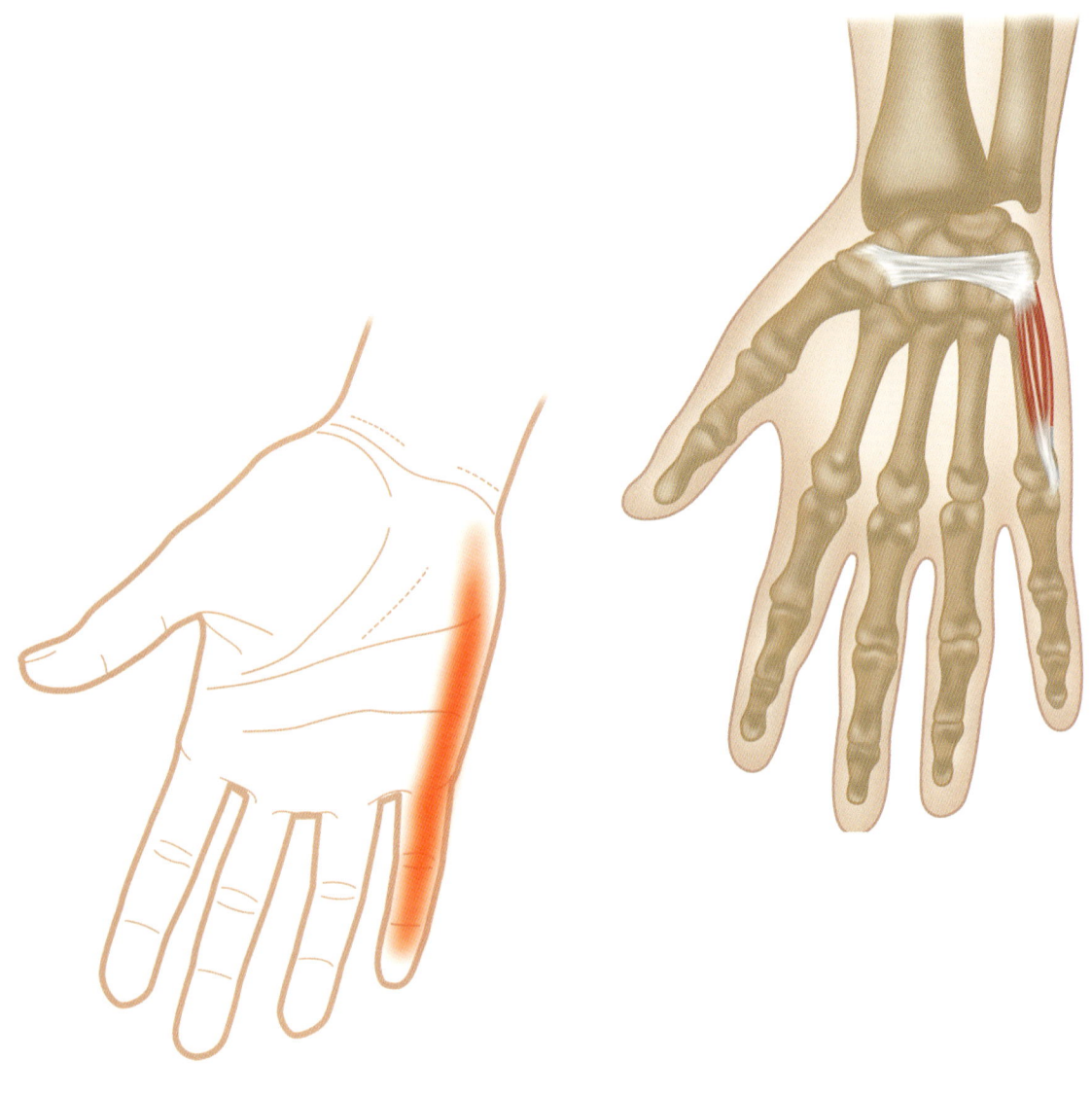

筋　名
Abductor digiti minimi　小指外転筋
ラテン語、*bductor*、離れて：*digiti*、指：*minimi*、最も短い。

起　始
豆状骨と尺側手根屈筋の腱。

停　止
小指の基節骨底の内側。

作　用
第5指（小指）を外転させる。

運動連鎖
第5指の内転を減速する。

トリガーポイント
筋の名前が示すように、小指に疼痛や硬直が生じ、しばしば関節痛型疼痛と言われる。

神経支配
尺骨神経（C8、T1）の深枝。

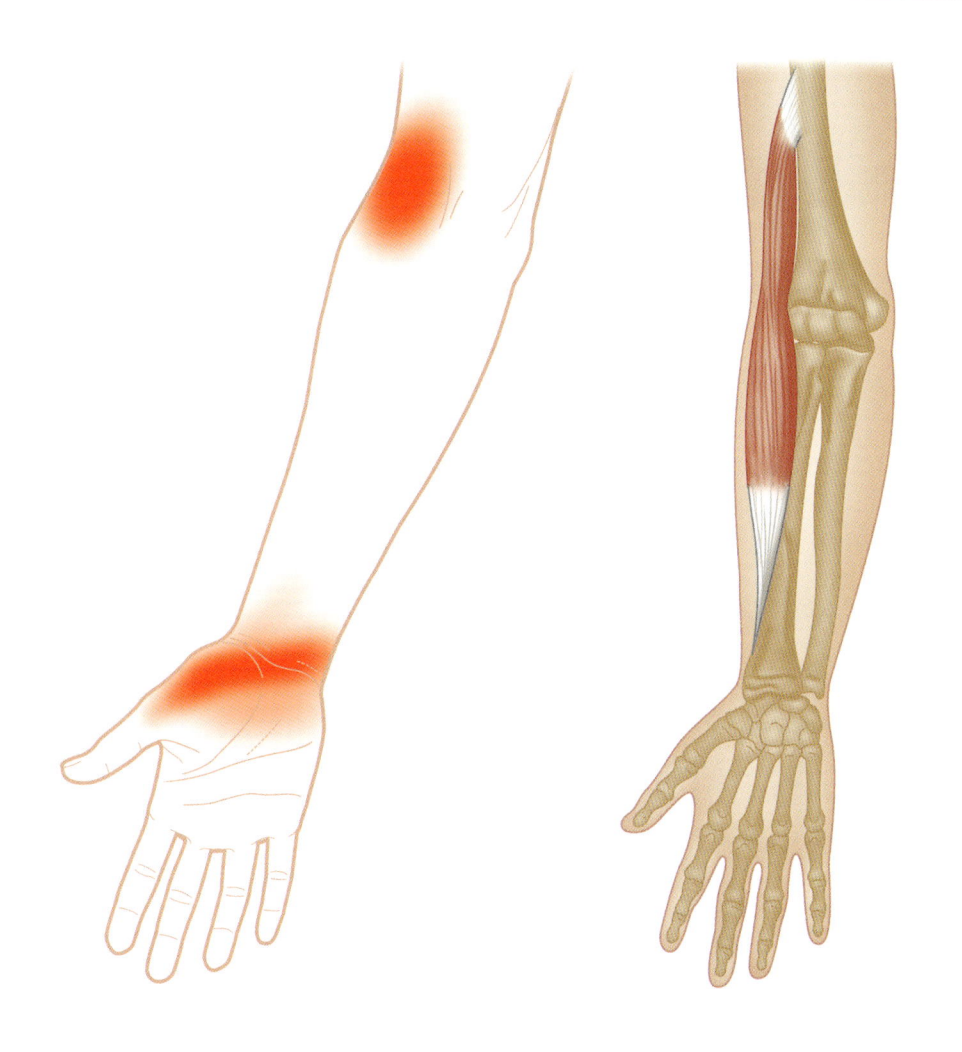

筋　名
Brachioradialis　腕橈骨筋
ラテン語、*brachial*、腕に関する；*radius*、さお。

起　始
上腕骨外側上顆稜の近位3分の2、及び外側筋間中隔筋膜。

停　止
橈骨茎状突起の遠位端の外側面

作　用
肘関節を屈曲させ、前腕の回内と回外を助ける。

運動連鎖
この筋は前腕の連結に重要で、肘関節で前腕伸展を減速する。「シャント筋」の古典的な例で、急速な運動時に肘関節が離れるのを防ぐ。副（サテライト）筋筋膜トリガーポイントに、回外筋、長橈側手根伸筋、上腕三頭筋、指伸筋を含めるべきである。

トリガーポイント
非常に多くの有権者と頻繁に握手をすることから生じる「政治家のトリガーポイント」として知られている。疼痛は、手首や指趾間の母指付け根に投射される。また、外側上顆に疼痛が生じることがある。どの筋が疼痛の主要あるいは真の源であるか確定するのは難しいため、運動連鎖の全ての関連筋を完全に調べなくてはならない。

神経支配
橈骨神経（C5、6）。

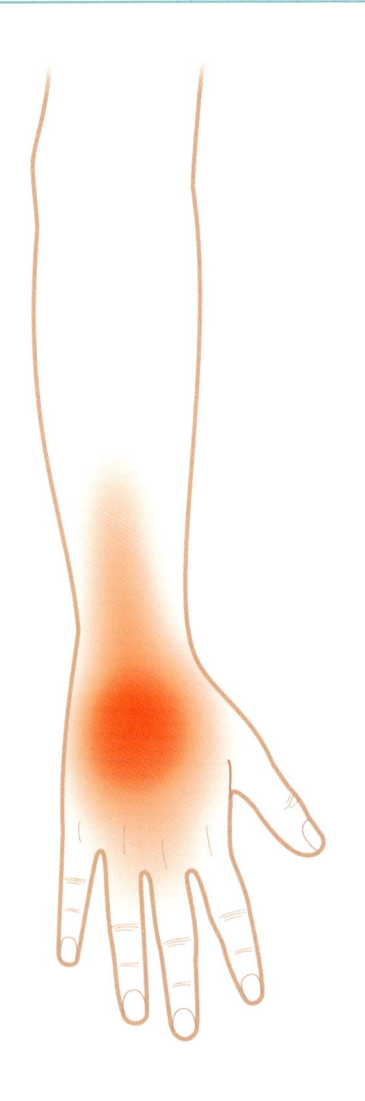

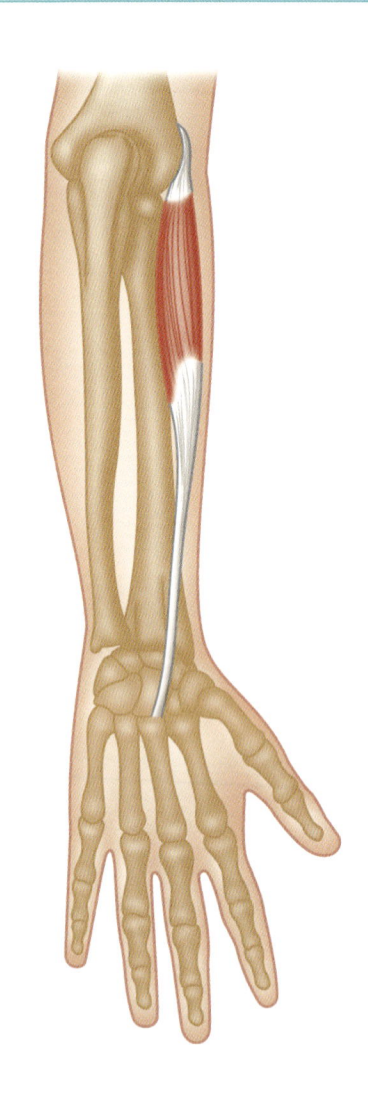

筋 名
Extensor carpi radialis brevis　短橈側手根伸筋
ラテン語、*extensor*、伸展する；*carpi*、手首の；*radius*、さお；*brevis*、短い。

起　始
上腕骨外側上顆。

停　止
第3中手骨底の背側面。

作　用
手関節の背屈と橈屈。

運動連鎖
手関節で掌屈と尺屈を減速する。検討すべき副（サテライト）筋筋膜トリガーポイントは、回外筋、腕橈骨筋、上腕三頭筋である。

トリガーポイント
これらの筋筋膜トリガーポイントに共通の特徴は、手関節と手の疼痛で、朝硬直に気付き、指を曲げると痛みが増す。ハンドルやゴルフのクラブを握ったまま維持するのが難しいことが報告されており、関連筋の脱力の顕著な増加が原因である。うずき、しびれ、麻痺などの感覚変化が生じる。しばしば腱炎と間違われる。

神経支配
橈骨神経（C5-C8）。

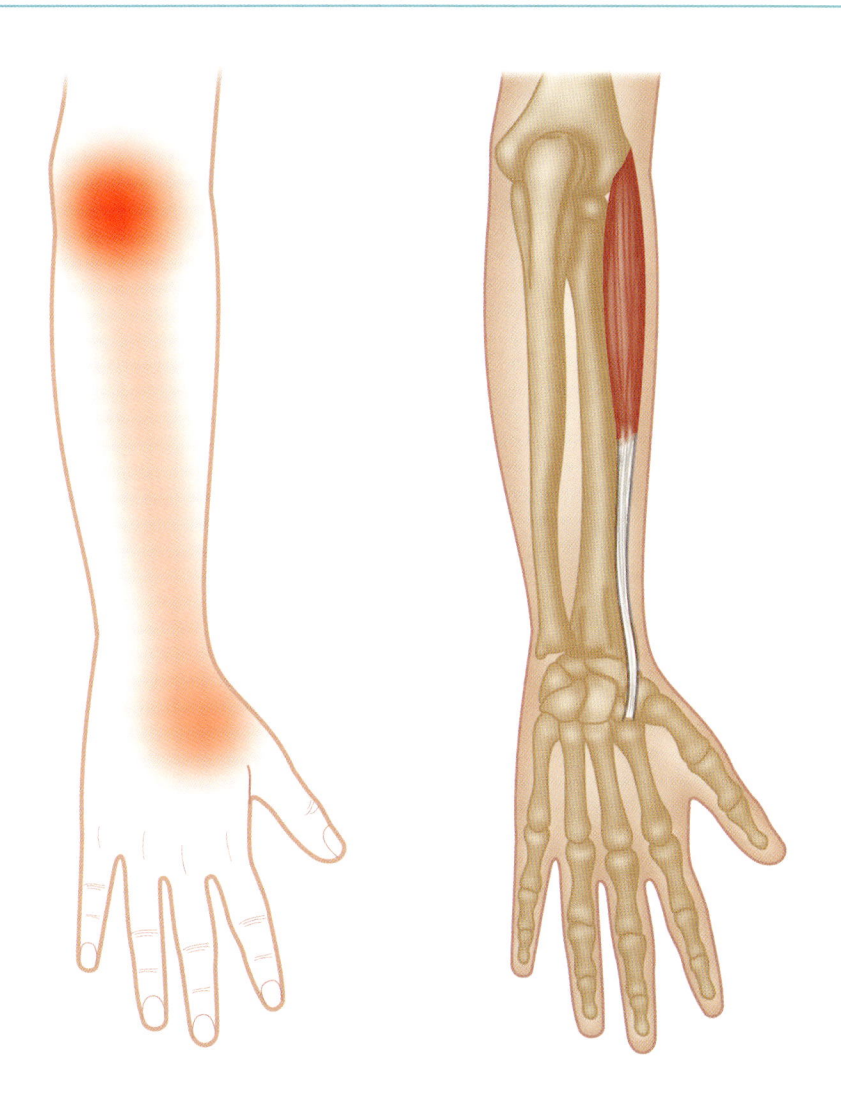

肩、腕、手の筋　191

筋　名
Extensor carpi radialis longus　長橈側手根伸筋
ラテン語、*extensor*、伸展させる；*carpi*、手首の；*radosi*、さお；*longus*、長い。

起　始
上腕骨の外側上顆稜（下3分の1）と外側筋間中隔。

停　止
第2中手骨底の背側面。

作　用
手関節の背屈と橈屈と外転。

トリガーポイント
この筋の筋筋膜トリガーポイント（MtP）によって、重症のしつこい上腕骨橈側上顆炎が生じる。これらのMtPを治療できないと、テニス肘が絶えず再発することになる。症状を治療し、原因が治療できていない良い例である。患者は、肘を中心に間断ない灼熱感を訴え、手首や**解剖学的嗅ぎタバコ入れ**と呼ばれる母指と第4指の間に関連痛が生じる。

神経支配
橈骨神経（C5-C8）。

肩、腕、手の筋

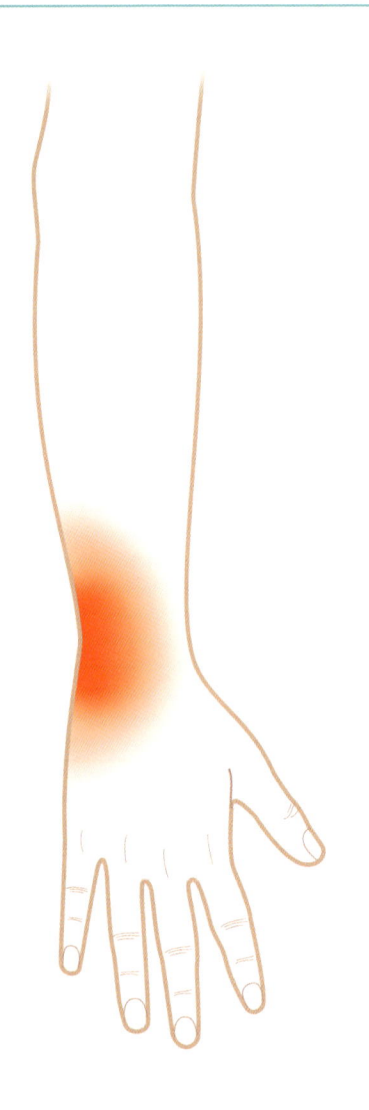

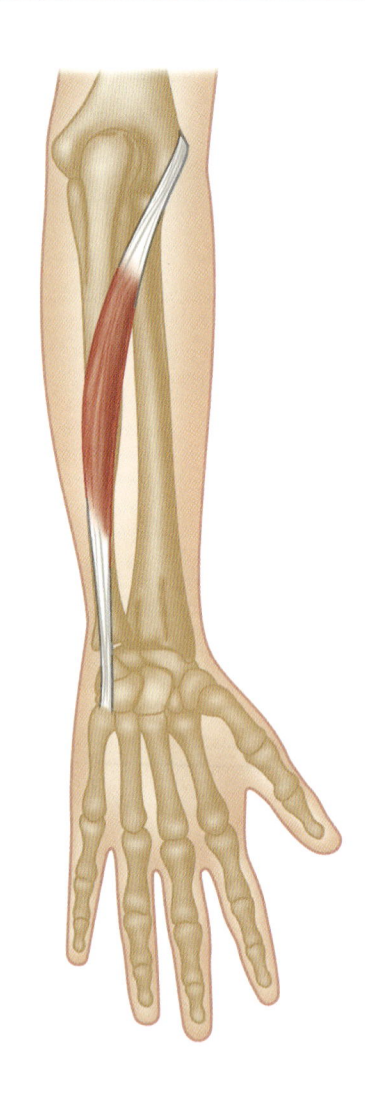

筋 名
Extensor carpi ulnaris　尺側手根伸筋
ラテン語、*extensor*、伸展させる；*carpi*、手首の；*ulnaris*、肘の。

起　始
上腕骨外側上顆と尺骨後縁。

停　止
第5中手骨底。

作　用
手関節の背屈と尺屈。

運動連鎖
手関節で掌屈と橈屈を減速する。検討すべき副(サテライト)筋筋膜トリガーポイントは、総指伸筋と腕橈骨筋である。

トリガーポイント
疼痛は手関節後部の尺側に投射され、しばしば関節捻挫と間違われる。灼熱感やしびれが生じる。

神経支配
後骨間(橈骨)神経(C6-C8)。

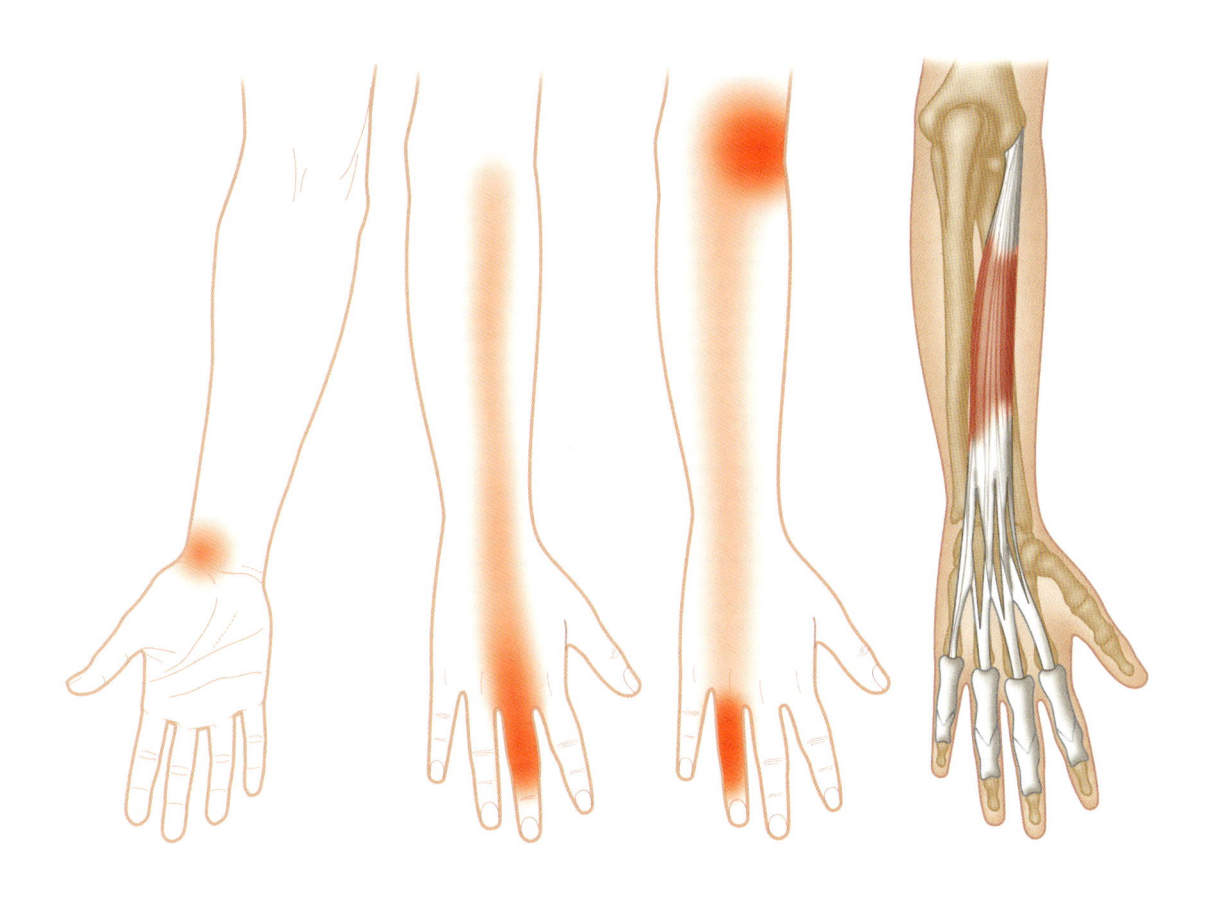

筋　名
Extensor digitorum　総指伸筋
ラテン語、*extensor*、伸展させる：*digit*、指。

起　始
上腕骨外側上顆。

停　止
第2-第5指の背側で、末節骨・中節骨に付着。

作　用
中手指節関節で中4本の指（母指を除く）を伸展させる。

運動連鎖
屈曲を通して、指、手、手首を減速させる。指の屈曲検査で評価し、患者に中手指節関節をまっすぐにしたままで指球（指先）を掌につけるように指示する。全ての指が掌表面に触れなければならない。それができない場合は、筋の短縮を示しており、治療を必要とすることが多い。回外筋、腕橈骨筋、長橈側手根伸筋、尺側手根伸筋のベビーまたはサテライトMtPが関わっている。

トリガーポイント
疼痛、硬直、スパズム、脱力がよく報告されている。前腕から手の後部、中指にかけて疼痛が生じる。上腕骨橈側上顆炎、C7神経根症、ドゥケルヴァン病（狭窄性腱鞘炎）と混合されることがある。患者の主訴が指の疼痛ならば、示指伸筋、指筋、小指筋などの全ての関連筋を検討し、適切に治療しなければならない。

神経支配
後骨間神経（C6-C8）。

肩、腕、手の筋

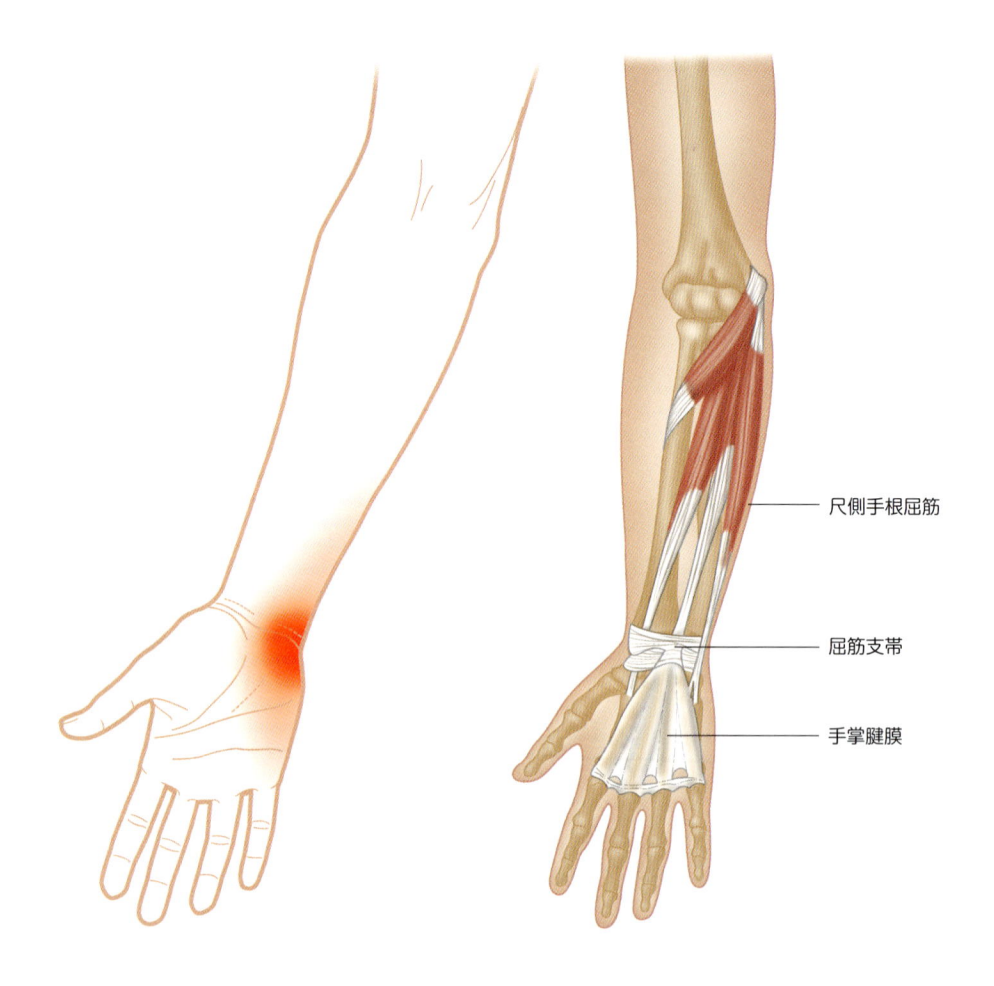

筋 名
Flexor carpi ulnaris　尺側手根屈筋（FCU）
ラテン語、*flex*、曲げる；*carpi*、手首の；*ulnaris*、肘/腕の。

起 始
FCU の上腕頭は上腕骨の内側上顆に付着し、尺骨頭は尺骨の肘頭突起と後面上部に付着する。

停 止
第 2 中手骨/豆状骨底、及び第 3 中手骨/有鈎骨の一部と第 5 中手骨。

作 用
手関節を掌屈、尺屈させ、前腕の弱い回内と肘屈曲をもたらす。

運動連鎖
手関節の背屈と橈屈、及び肘関節における前腕の伸展を減速する。

トリガーポイント
手関節の内側面（小指側）の疼痛が報告されており、鋭い痛みが手関節に広がり、手根管や手関節の捻挫、内側上顆炎、尺骨神経障害、手根管症候群、シャルコー関節症、関節リウマチ、変形性関節症、C5 神経根症、末梢神経障害、デュプイトラン拘縮、糖尿病性神経障害、多発ニューロパシー、全身性エリテマトーデス、複合性局所疼痛症候群（反射性交感神経性ジストロフィー）、全身性感染症や炎症と誤診断されることがある。これらの疾患は、プライマリケアの医師によって除外されなければならず、疑いがある場合は医師に紹介する。

神経支配
尺骨神経（C7、8、T1）。

尺側手根屈筋
屈筋支帯
手掌腱膜

肩、腕、手の筋　195

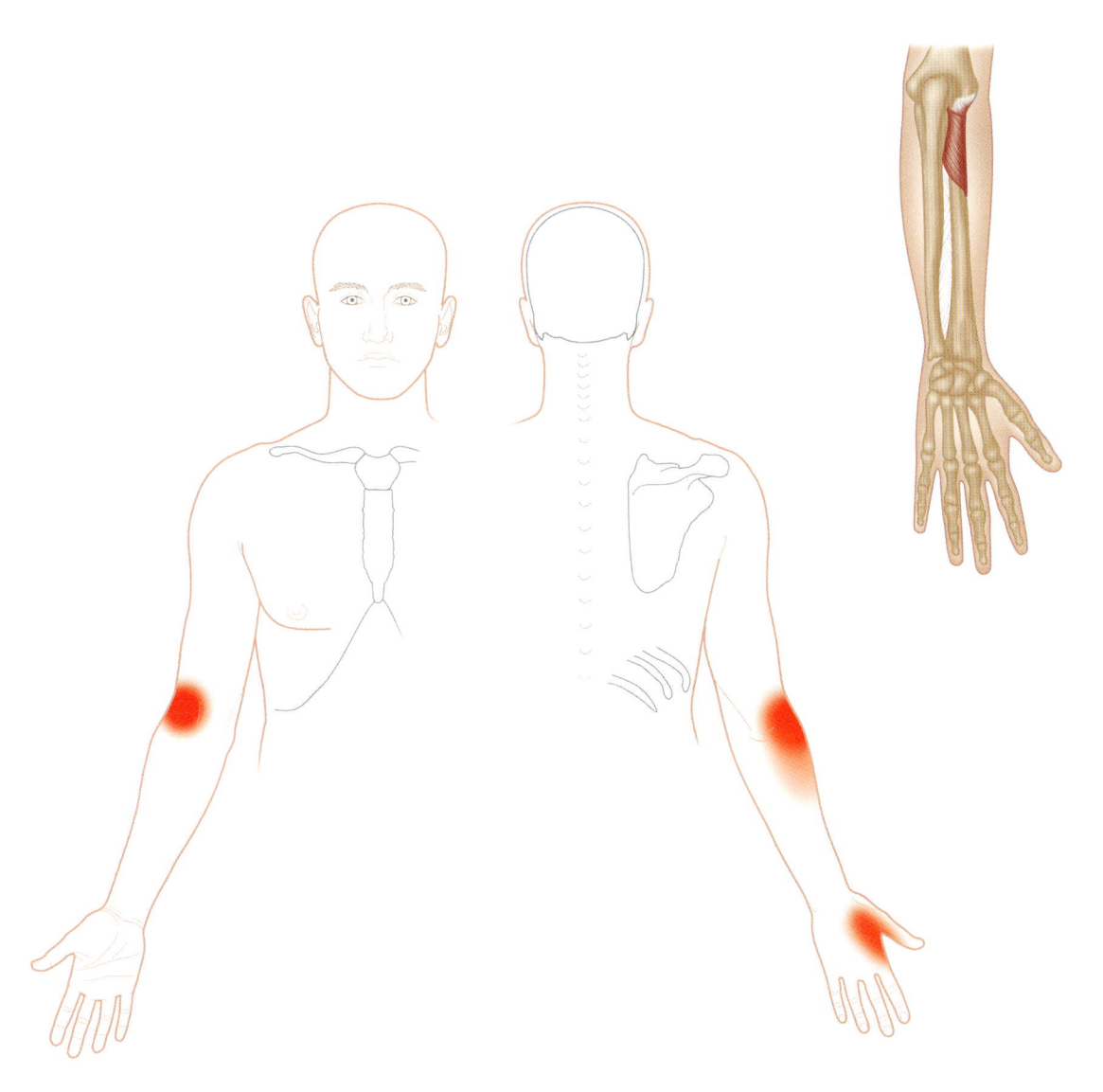

筋 名
Supinator　回外筋
ラテン語、*supinus*、仰向けに横たわる。

起 始
上腕骨外側上顆、肘関節の外側側副靱帯、尺骨の上稜を含む橈骨輪状靱帯。

停 止
橈骨の近位外側3分の1。

作 用
前腕の回外。

運動連鎖
回外筋は、肘伸展の減速と関連している。前腕が回外と回内の間に保たれている場合、回外筋は肘伸展を減速する。

トリガーポイント
肘側面に疼痛を生じさせる。母指の水かきの背面に疼痛をもたらす。手（橈骨神経深枝［後骨間神経］の圧縮が原因だと思われる）や指のしびれや脱力などの感覚変化が生じる。

神経支配
橈骨神経（C5-C7）の深枝。

肩、腕、手の筋

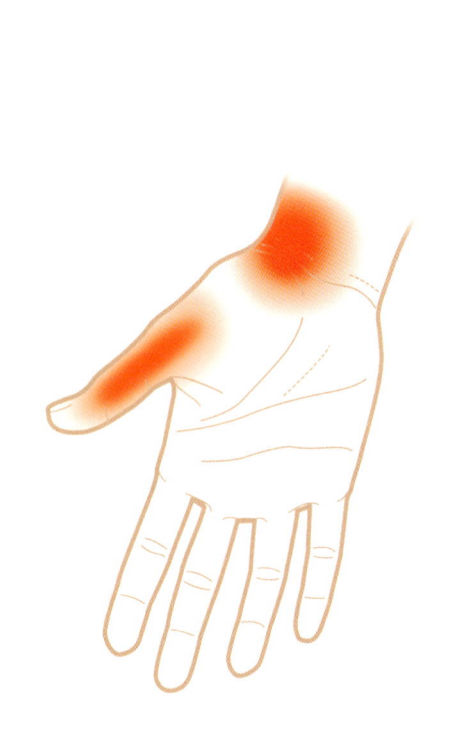

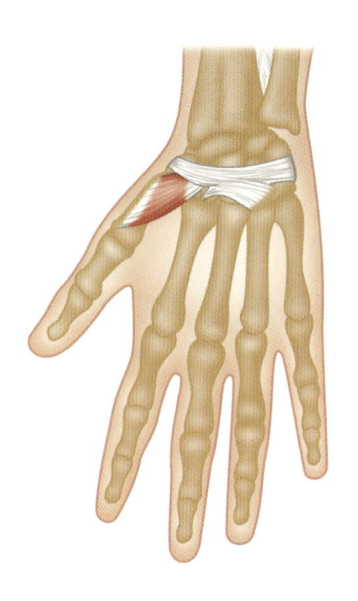

筋　名
Opponens pollicis　母指対立筋
ラテン語、*opponens*、反対の；*pollicis*、母指の。

起　始
屈筋支帯及び舟状骨と大菱形骨の結節。

停　止
第1中手骨側面。

作　用
第1中手骨を横に移動させ、母指を掌の中心に向かって対立させ内側に回旋させる。

運動連鎖
反対から戻るときに内転と伸展を減速する。患者が「ぎこちない母指」と呼ぶ症状をTravellとSimonsが報告している。

トリガーポイント
両手の母指と手首の表面に疼痛が投射される。多くの患者は、疼痛源として、掌側の手関節の橈骨側の特定のポイントを指すことができると報告されている。C6またはC7神経根障害、手根管症候群、デケルヴァン狭窄性腱鞘炎、手根中手骨機能障害、変形性関節症、関節機能障害、爪囲炎（母指陥入爪）、骨癌、骨折、挫傷/捻挫、関節リウマチ、デュプイトラン拘縮、ガングリオン嚢胞、混合結合組織病、レイノー現象、凍傷、糖尿病性神経障害、全身性の感染症や炎症、栄養失調、代謝機能の不均衡、薬物の毒性や副作用と間違われることがある。

神経支配
正中神経（C6-C8、T1）。

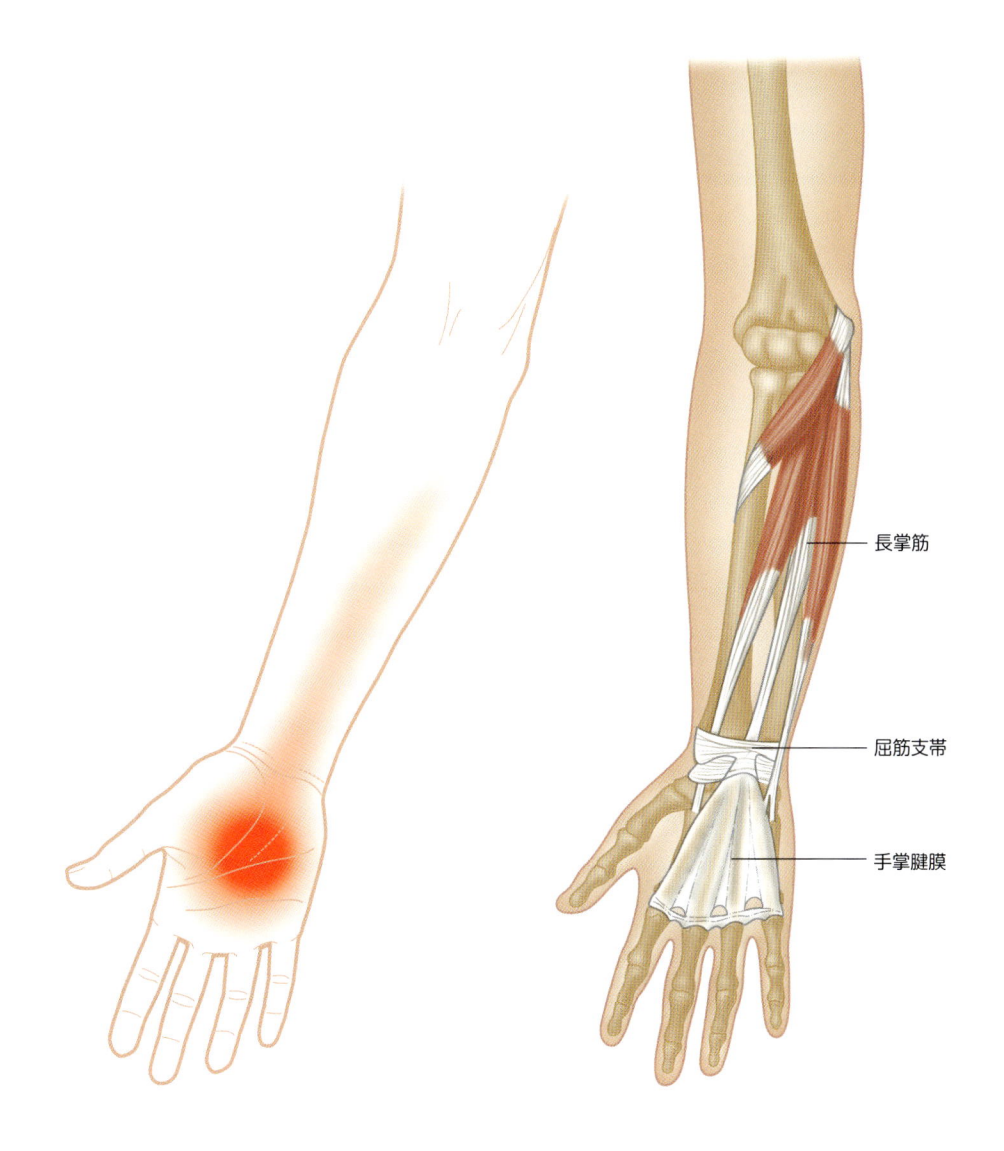

筋 名
Palmaris longus　長掌筋
ラテン語、palmaris、掌の；longus、長い。

起 始
上腕骨内側上顆。

停 止
屈筋支帯の遠位半分と手掌腱膜及び手根横靭帯。

作 用
手関節を掌屈させ、手掌腱膜を緊張させ、前腕の回内と屈曲を補助する。

運動連鎖
手関節の背屈を減速し、重力に逆らって手の回外を減速し、肘で前腕の伸展を減速する。

トリガーポイント
この筋に由来する局所的な疼痛は、他の多くの MtP で生じる深部のうずくような痛みではなく、針でさしたような感覚である。母指の付け根や掌の遠位のしわに疼痛が広がることがある。遠位前腕掌側に広がることもある。

神経支配
正中神経（Q7、8、T1）。

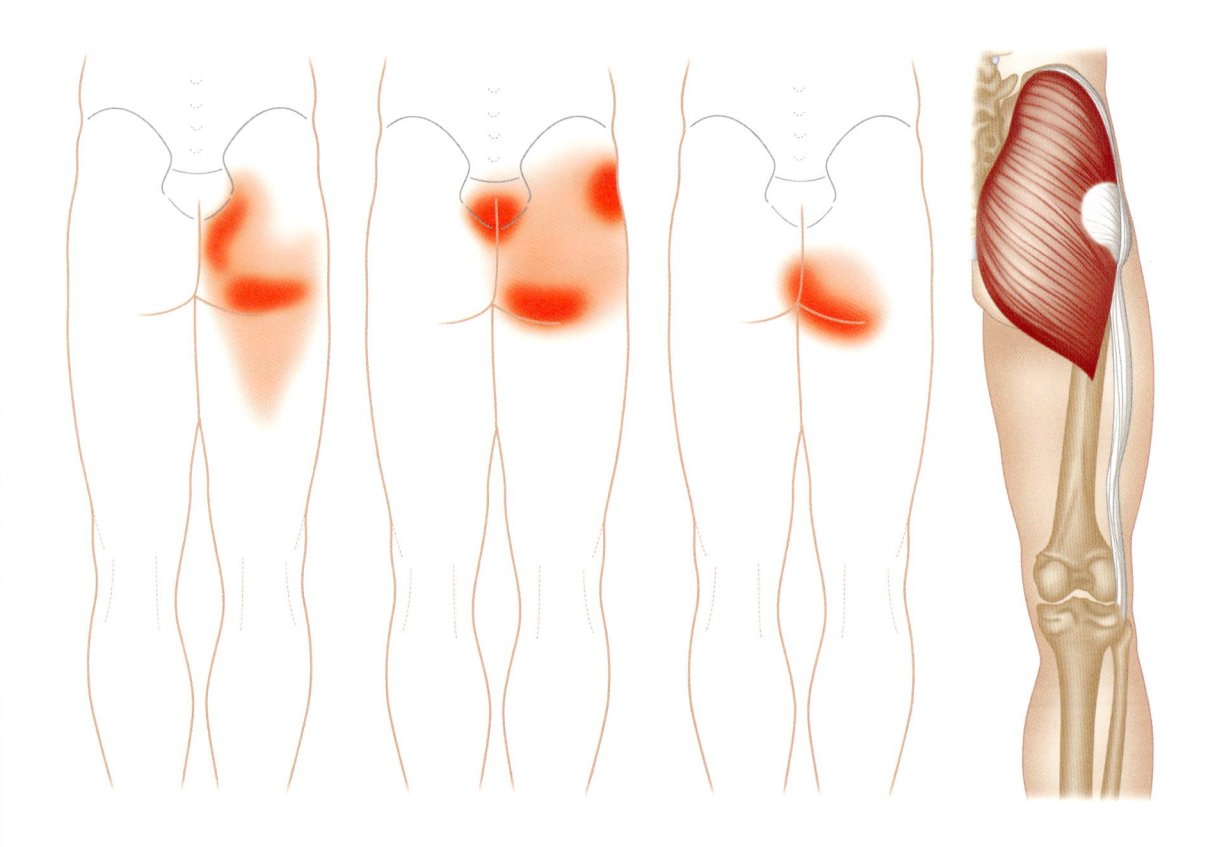

筋　名
Gluteus maximus　大殿筋
ギリシャ語、*gloutos*、殿部；*maximus*、最大の。

起　始
後殿筋線の後の腸骨の殿筋面、腸骨の後縁、脊柱起立筋の腱膜、仙結節靭帯、殿部腱膜。

停　止
大腿筋膜の腸脛靭帯、及び広い腱膜によって大腿の殿筋粗面。

作　用
股関節を外旋・伸展させ、股関節の内転を助ける。大殿筋は遠心性に収縮し、股関節の屈曲・内転・内旋を減速する。

運動連鎖
大殿筋は、仙腸関節と膝関節の両方を安定させるという重要な役割を果たしている。これらの関節を安定させているのは上部の線維で、仙結節靭帯の腱膜に付着しており、下部の線維は腸脛靭帯に付着し、膝に張力を与えている。殿筋が弱いと、上方と下方の運動連鎖に広く影響する。

トリガーポイント
殿部のトリガーポイントは、腰筋、中殿筋、小殿筋のスパズムに起因する殿部の抑制の結果であると仮定されている。下背部にしばしば疼痛が生じ、股関節の滑液嚢炎に似ており、尾骨や殿部のしわに疼痛が生じる。大殿筋の脱力は、どのトリガーポイントが抑制を投射しているかを見つけることで解消されることがある。大殿筋は適切な治療後に特定の再トレーニングを必要とする。通常、歩行異常の原因となり、膝の傷害などあらゆる種類の問題を悪化させる。

神経支配
下殿神経（L5、S1、2）。

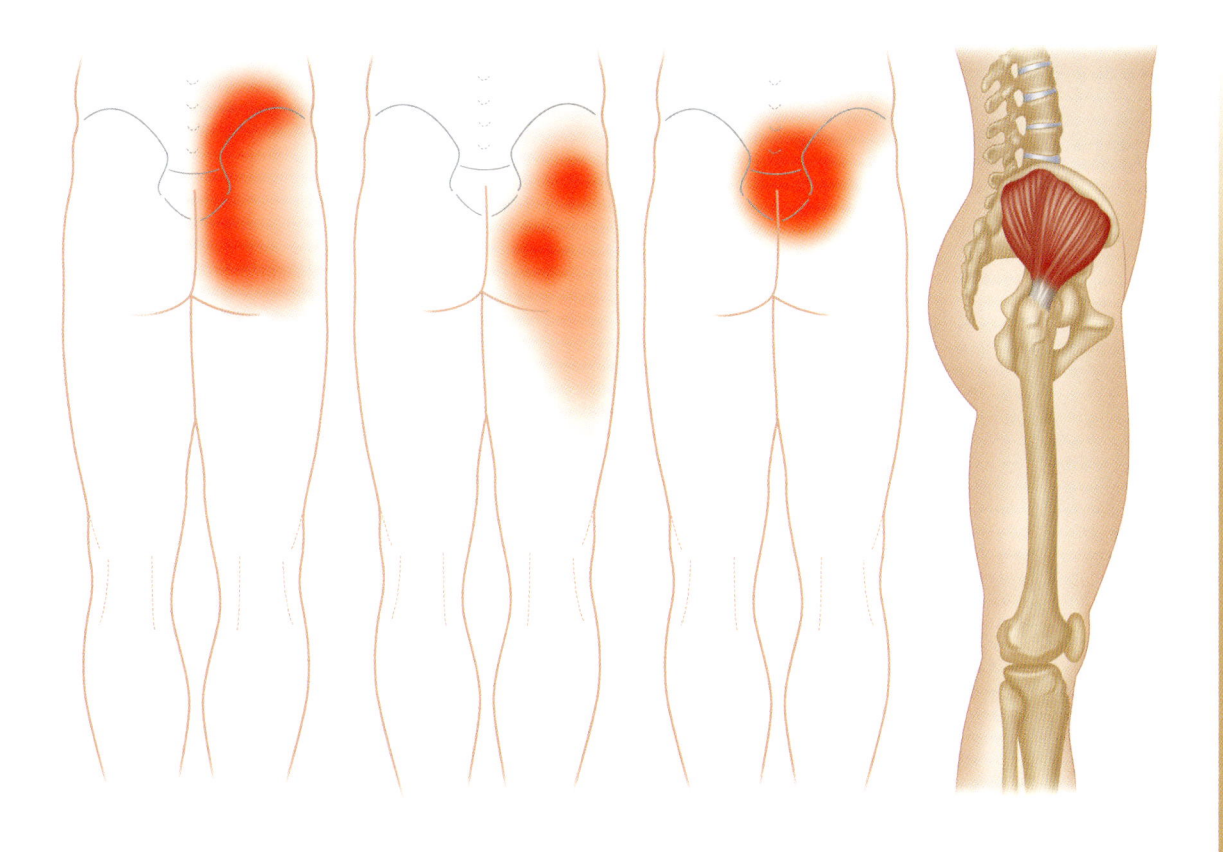

筋 名
Gluteus medius　中殿筋
ギリシャ語、*gloutos*、殿部；*medius*、中間の。

起 始
前殿筋線と中殿筋線の間の腸骨の外表面。

停 止
大腿骨大転子の後外側面。

作 用
股関節を外転、及び外旋/内旋させる。歩行時に骨盤を傾斜させる。

運動連鎖
この筋は、側方に安定性を与える上で重要な筋である。中殿筋が弱いと、ランナーの腰痛の原因となり、膝に過度のストレスを生じる。この疼痛は、椎間板起因の問題や仙腸骨機能不全としばしば間違えられる。片脚立ち試験（ストークテスト）をすると、殿筋の遠心性の収縮や運動の減速が必要となるため、患者はしばしば前額面で腸骨大腿骨を安定させることができない。足の過度の回内、足弓の下降、足第2指の回旋（モートンフット）、脛骨/大腿の内旋のために、歩行時に股関節の側方の揺れが誇張されることで明らかになる。副（サテライト）筋筋膜トリガーポイントには、腰方形筋、梨状筋、小殿筋、大殿筋と大腿筋膜張筋などがある。

トリガーポイント
ベルトラインの上下に腰痛が生じる。股関節部の疼痛のために安眠できず、睡眠パターンが乱される。この筋は腰と股関節の疼痛の主要な原因であり、PSISや仙腸関節に沿って灼熱感が生じることがある。殿部や大腿上部に生じる腰痛型の疼痛や不快感（圧痛など）としばしば間違われる。

神経支配
上殿神経（L4、5、S1）。

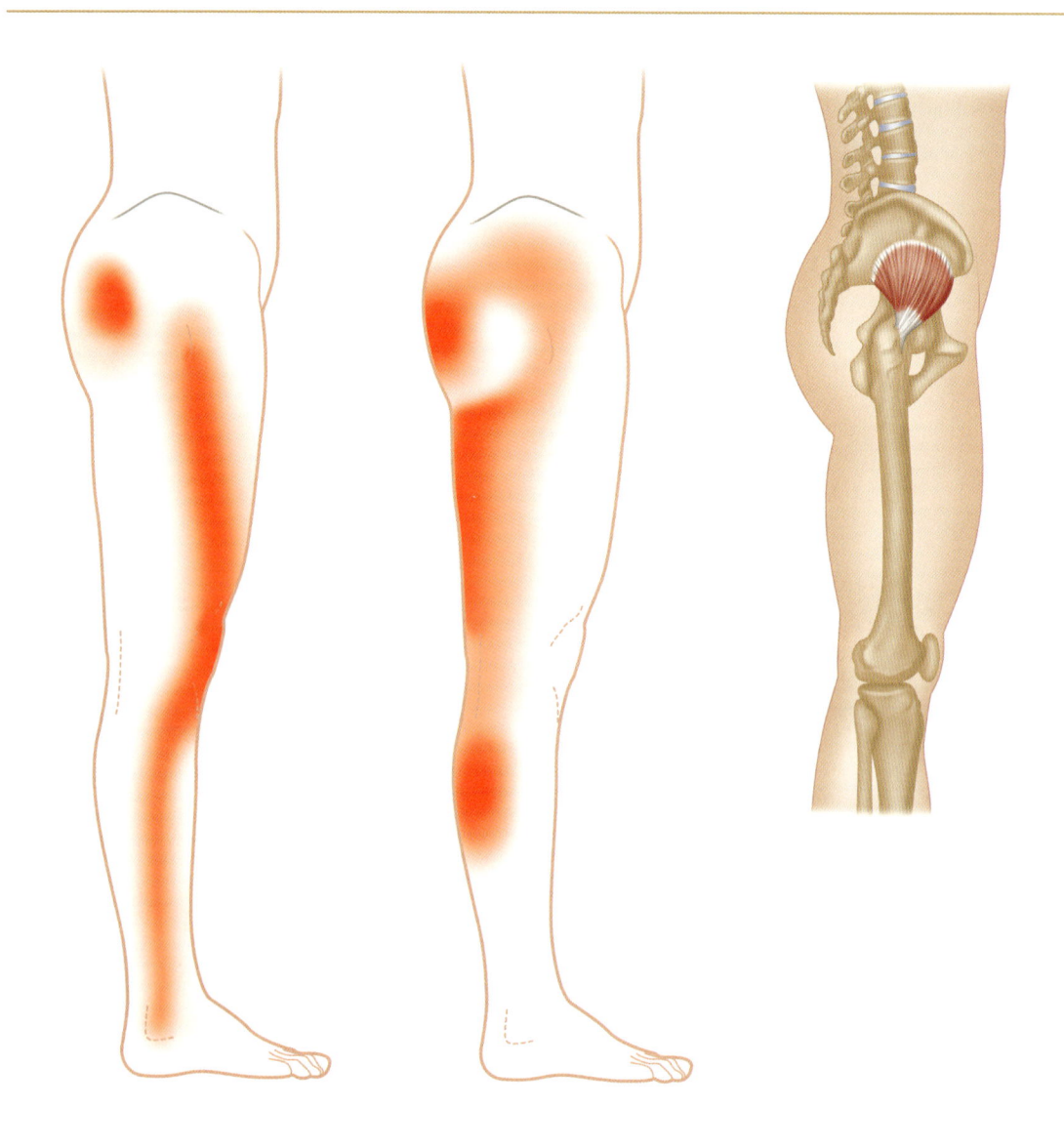

筋　名
Gluteus minimus　小殿筋
ギリシャ語 *gloutos*、殿部；*minimus*、最小の。

起　始
中殿筋線と下殿筋線の間の腸骨の外表面。

停　止
大腿骨大転子の前面。

作　用
股関節の外転と内旋。歩行時に骨盤を傾斜させる。

トリガーポイント
疼痛が、殿部深部だけでなく大腿後部及び(または)側部にも生じる。もう一つの症状としてしびれが生じ、足首側部にまで疼痛が投射されることがある。こういった疼痛や不快感は、坐骨神経痛の痛みと間違えられることがある。

運動連鎖
小殿筋は、股関節での大腿の外旋と内転を減速する作用がある。

神経支配
上殿神経(L4、5、S1)。

殿部と大腿の筋

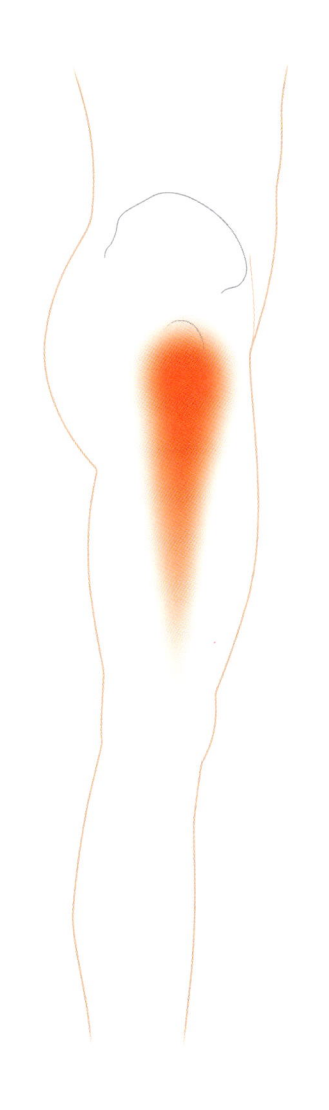

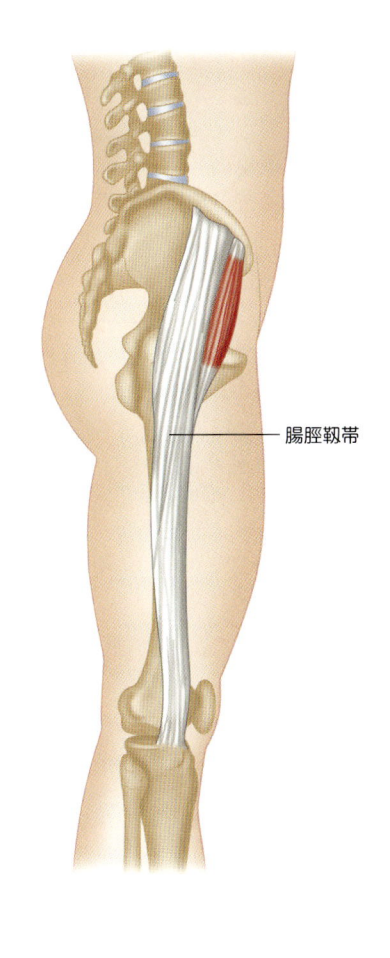

腸脛靭帯

筋　名
Tensor fasciae latae　大腿筋膜張筋
ラテン語、*tensor*、張筋；*fascia*、帯膜；*latae*、広い。

起　始
上前腸骨棘、前腸骨稜外唇、大腿筋膜。

停　止
腸脛靭帯。

作　用
腸脛靭帯に緊張を与えることによって、股関節と膝関節の安定化を助ける。

運動連鎖
大腿筋膜張筋は、膝と骨盤を通して安定性を与えるきわめて重要な構造である。この筋は、らせん状連鎖や側方連鎖などのいくつかの運動連鎖の接合部である。前内側線維は大腿の屈曲に関わり、一方後外側線維は膝の安定性をもたらす。大腿筋膜張筋は、中殿筋、小殿筋、大腿直筋、腸腰筋、恥骨筋、縫工筋などの筋を補助する。

トリガーポイント
股関節の大転子の高さで疼痛が生じる。歩行や走行によって、さらに痛みが強くなる。大腿側部の中間に疼痛が投射され、さらに膝痛が生じることがある。

神経支配
上殿神経（L4、5、S1）。

殿部と大腿の筋

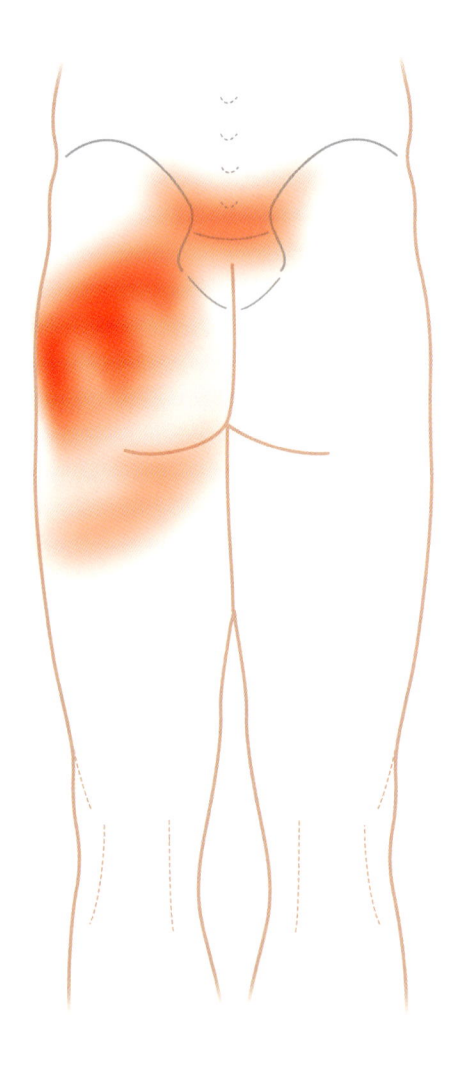

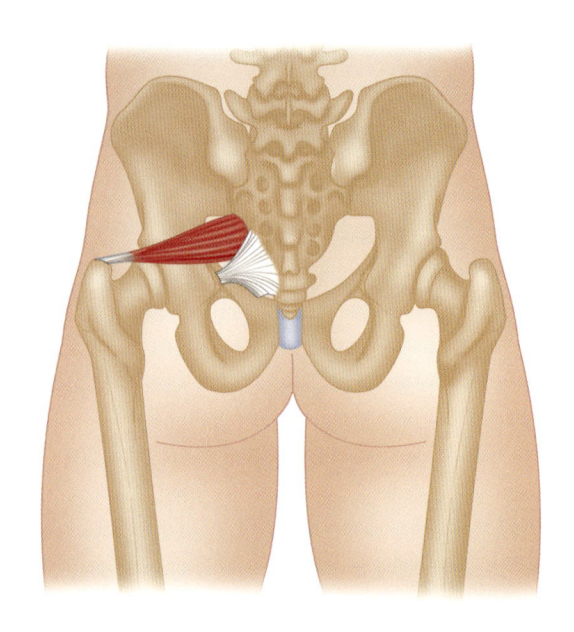

筋 名
Piriformis　梨状筋
ラテン語、*pirum*、梨：*piriform*、梨の形をした。

起　始
仙骨前部の第2、第3、第4肋横突、大坐骨切痕上縁からの少数の線維。

停　止
大腿骨大転子の上縁。

作　用
股関節を外旋させ、股関節屈曲時に大腿を外転させる。

運動連鎖
梨状筋は股関節屈曲時に遠心性に収縮し、内旋と股関節内転を減速する。梨状筋が短縮すると、仙骨が傾いて脚の長さが違うように見え、仙腸関節で仙骨が回旋あるいはねじれ、仙腸骨のストレスが増す。適時に矯正しなければ、肩損傷に至る。

トリガーポイント
この疼痛は、殿部、股関節、仙椎底部などの脊椎底部、時に上部ハムストリングスで生じる。

神経支配
腰神経(L5)前枝と仙骨神経(S1、2)。

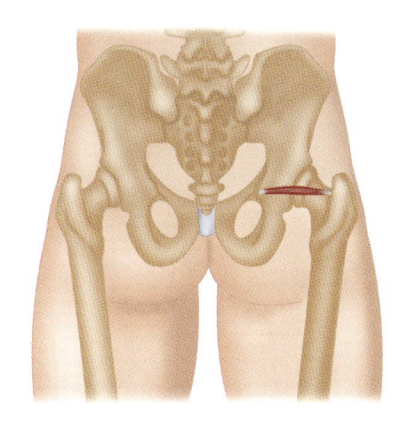

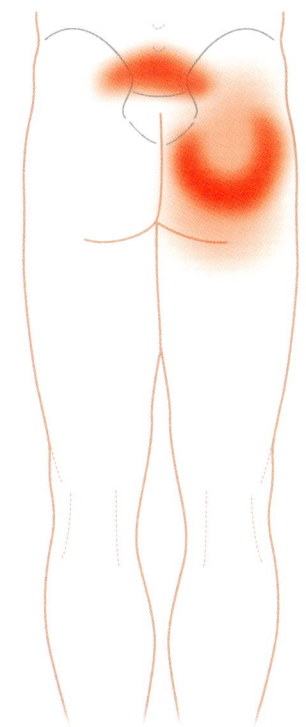

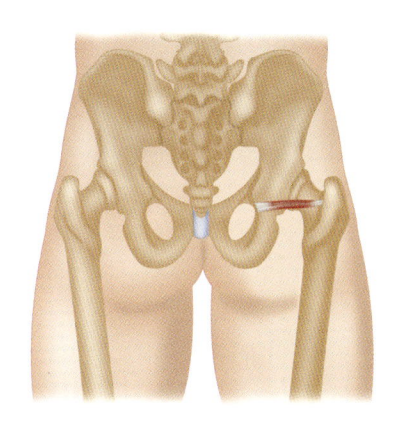

上双子筋　　　　　　　　　　　　　　　下双子筋

筋　名
Gemelli　双子筋
ラテン語、*gemellus*、ふたご。

起　始
坐骨結節上縁（下双子筋）、坐骨棘（上双子筋）。

停　止
大腿骨大転子の内側面の中間部（下双子筋）、大腿骨大転子の内側面の中間部（上双子筋）。

作　用
股関節の外旋と安定化。

運動連鎖
骨盤領域のあらゆる疼痛は、運動に対する不安やためらいを引き起こす。姿勢調整の結果、機能の実行のために必要な共同筋が変化する。

トリガーポイント
骨盤内の疼痛によって、短時間でさえ座っているのが困難になる。強く間断ない疼痛が、脊椎底部や殿部に投射されることがある。双子筋と閉鎖筋は、指を使った手技による治療が困難である。鍼によってうまくトリガーポイントと治療できることがある。

神経支配
大腿方形筋への神経（L4、5、S1）（下双子筋）。内閉鎖筋への神経（L5、S1、2）（上双子筋）。

殿部と大腿の筋

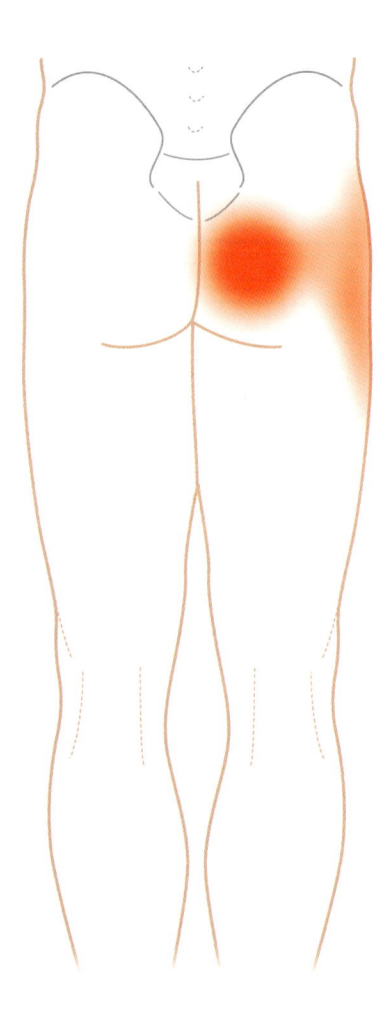

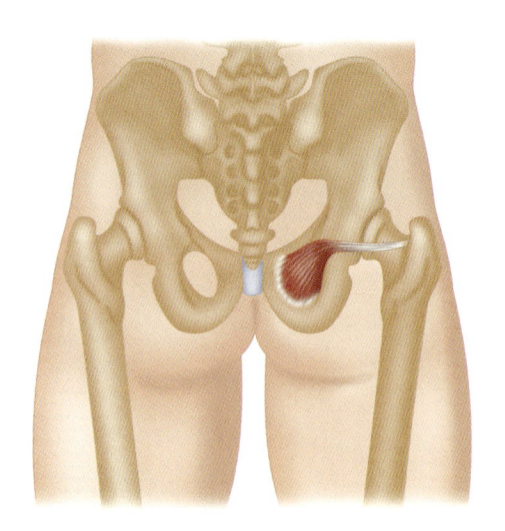

筋　名
Obturator internus　内閉鎖筋
ラテン語、*obturator*、閉塞物；*internus*、内部の。

起　始
閉鎖膜の骨盤面と閉鎖孔の骨縁。

停　止
大腿骨大転子の内側面前部。

作　用
伸展した大腿を股関節で外旋させ、股関節を安定させ、水平伸展を生じさせる。屈曲した大腿を外転させる。

運動連鎖
遠心性収縮が大腿の内旋を減速し、大腿骨頭を寛骨臼に引き入れ、外転中の大腿骨頭を固定する。内転から戻る際に大腿骨頭を遠心性にコントロールする。

トリガーポイント
骨盤内の深部で局所痛が生じ、大転子の前内側部まで広がる。

神経支配
腰神経（L5）と仙骨神経（S1, 2）の前枝。

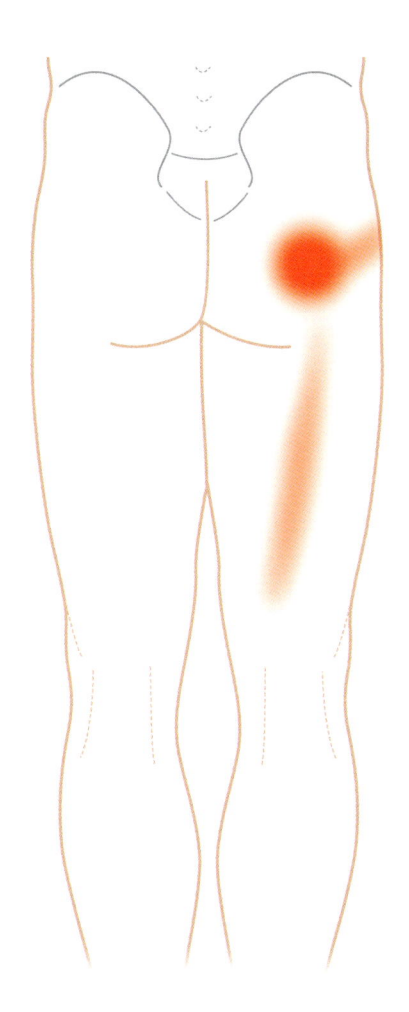

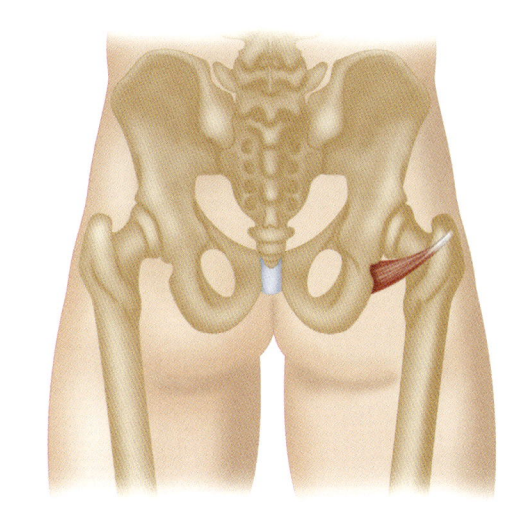

筋 名
Obturator externus　外閉鎖筋
ラテン語、*obturator*、閉塞物；*externus*、外部の。

起 始
恥骨と座骨の枝。

停 止
大腿骨の転子窩。

作 用
股関節を外旋させ安定させる。

運動連鎖
遠心性収縮が、大腿の内旋/外旋、及び外転を減速する。

トリガーポイント
局所痛が骨盤内深部、さらに大転子後部まで広がる。抵抗されると、内旋によって疼痛が増す（大腿の内側まで疼痛が及ぶことが時にある）。著者は、外閉鎖筋のトリガーポイントが犯人だと考えている。これは検査してみるだけの価値があると思われる。

殿部と大腿の筋

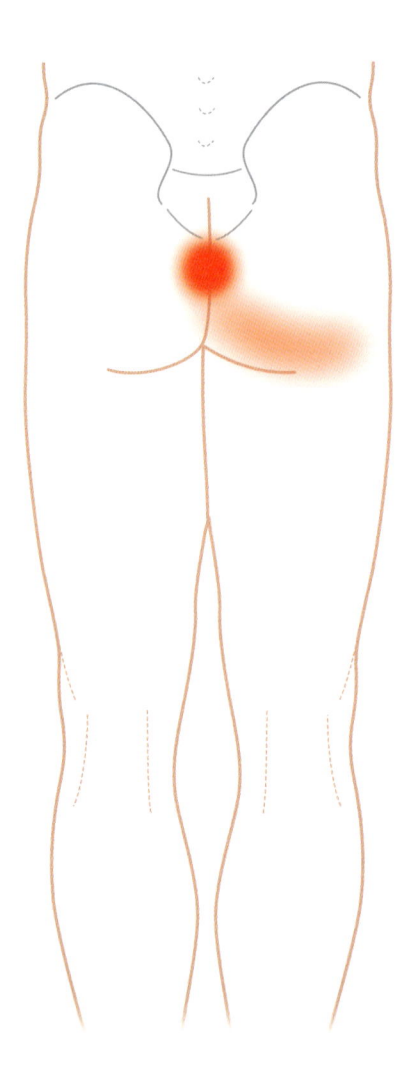

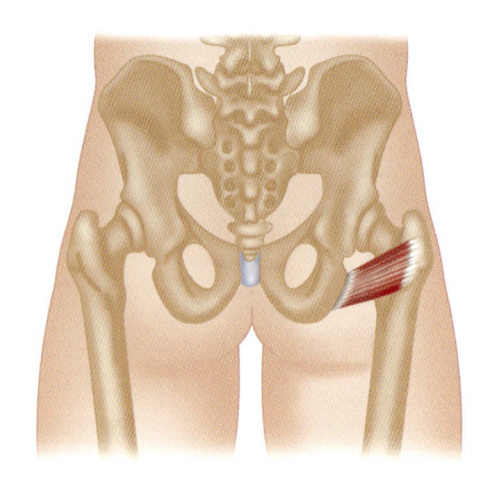

殿部と大腿の筋

神経支配
閉鎖神経（L3, 4）の後枝。

筋　名
Quadratus femoris　大腿方形筋
ラテン語、*quadratus*、四角の；*femoris*、大腿の。

起　始
坐骨結節の外側縁（上面）。

停　止
大腿の方形結節と結節下の垂直線を小転子の高さまで。

作　用
股関節を外旋させ、安定させる。

運動連鎖
股関節での大腿の内旋を遠心性に減速する。

トリガーポイント
恥骨後部と殿部下部に局所的に疼痛が生じる。睡眠と階段下りの支障が報告されている。

神経支配
大腿方形筋への神経（L4、5、S1）。

殿部と大腿の筋　207

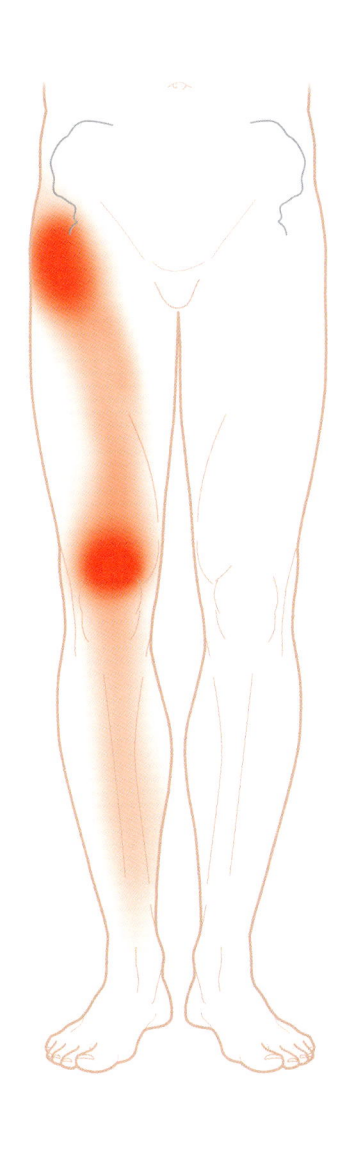

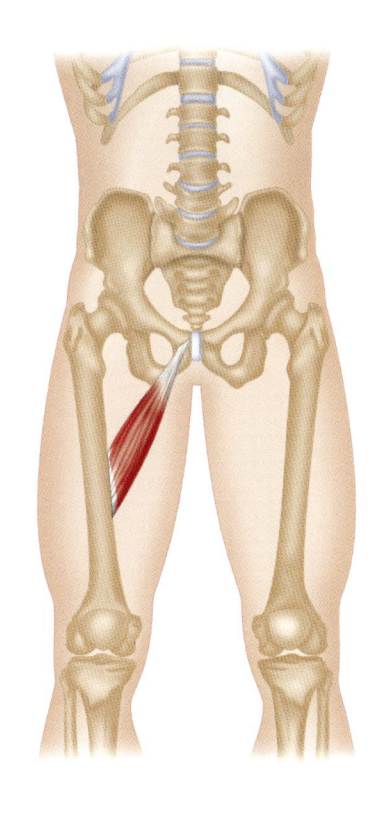

筋　名
Adductor longus　長内転筋
ラテン語、*adductor*、向かう；*longus*、長い。

起　始
稜と結合の間の恥骨角前部。

停　止
大腿骨粗線の内側唇の中部3分の1。

運動連鎖
の大腿の外旋と外転を減速する。

トリガーポイント
鼠径部痛を呈する患者は、長内転筋のトリガーポイントを検討するべきである。股関節、大腿内側、膝の内側の深部に疼痛が生じることがある。股関節の硬直などの感覚が報告されており、全ての方向のROMが制限される。

神経支配
閉鎖神経（L2-L4）の前枝。

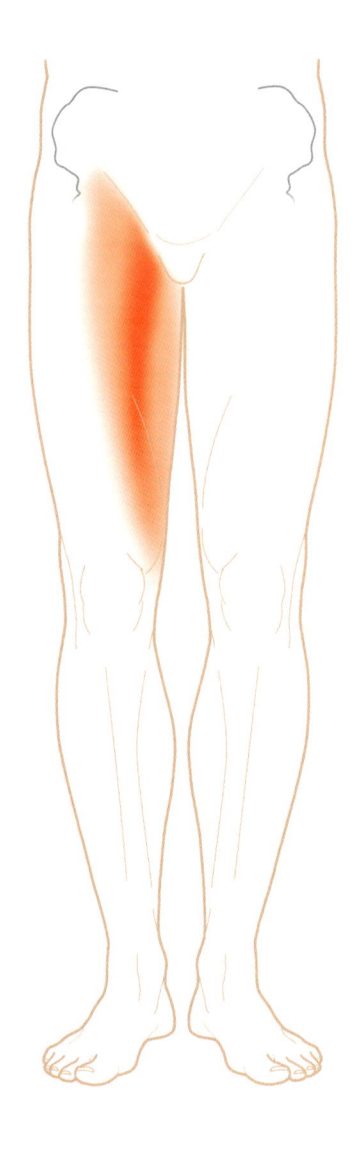

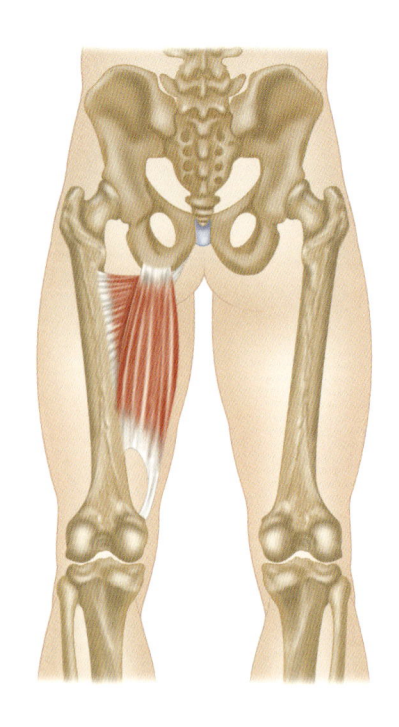

殿部と大腿の筋

筋　名
Adductor magnus　大内転筋
ラテン語、*adductor*、向かう；*magnus*、大きい。

起　始
稜と結合の間の恥骨角の下枝または前枝（前部線維）。
坐骨結節（後部線維）。

停　止
殿筋粗面から、粗線、内側上顆線、大腿骨内側顆の内転筋結節に沿った大腿全長。

運動連鎖
大腿の外旋と外転を減速する。

トリガーポイント
大内転筋から投射される疼痛は、深部骨盤痛や恥骨、膀胱、直腸、膣の疼痛など多くの形で現れる。この痛みは、しばしば重篤な内臓や婦人科の疾患と間違われることがある。病因が明らかでない場合、この激痛の根本的原因としてトリガーポイントを調べる必要がある。

神経支配
座骨神経（L4、5、S1）脛側部分。閉鎖神経（L2-L4）後枝。

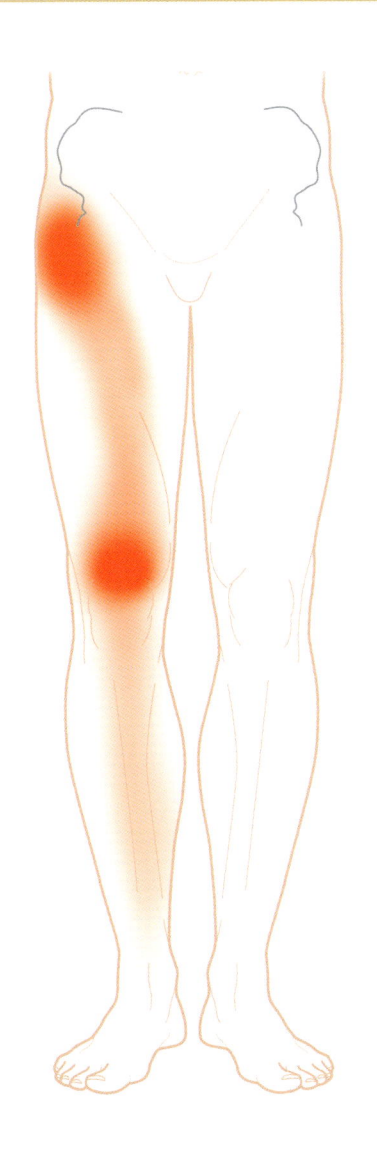

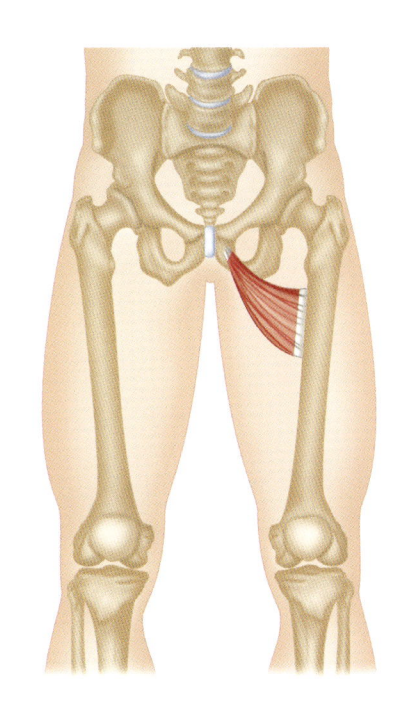

筋　名
Adductor brevis　短内転筋
ラテン語、*adductor*、向かう； *brevis*、短い。

起　始
恥骨下枝の外面。

停　止
小転子から粗線上部へ延びる線上。

運動連鎖
大腿の外旋と外転を減速する。

トリガーポイント
股関節、主として大腿の内側に疼痛が生じ、膝関節の内側に投射され、関節痛と間違われることがある。

神経支配
閉鎖神経(L2-L4)前枝。

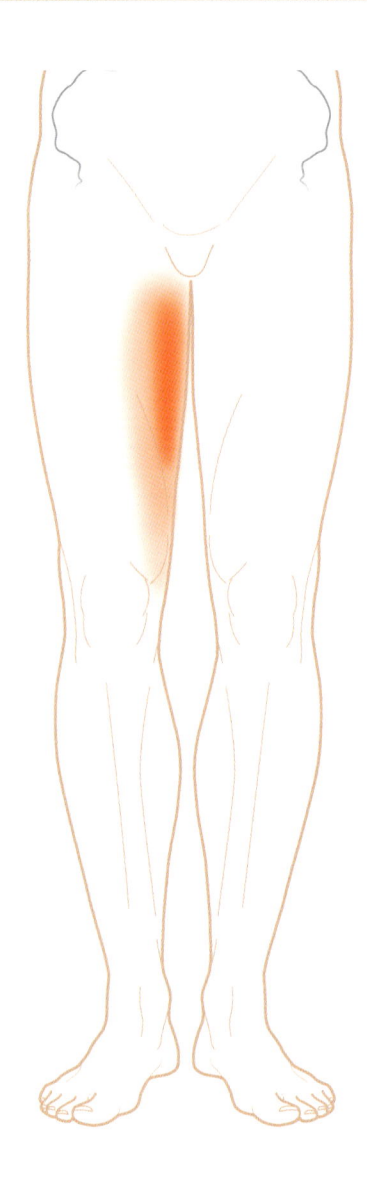

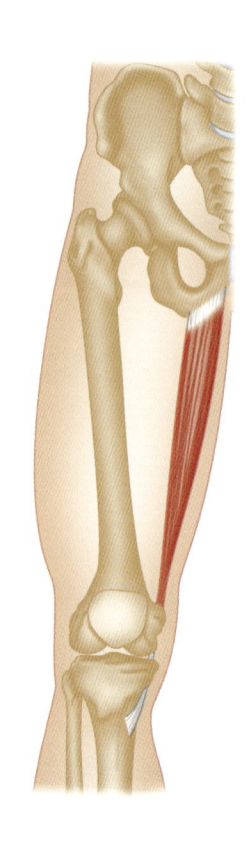

殿部と大腿の筋

筋　名
Gracilis　薄筋
ラテン語、*slender*、繊細な。

起　始
恥骨結合の前下半分と恥骨下枝の内側縁。

停　止
大腿骨顆部のすぐ下の脛骨幹の前面と内側面。

運動連鎖
大腿の外旋と外転を減速する。

トリガーポイント
トリガーポイントは疼痛を投射するだけでなく、感覚の変化も引き起こす。薄筋がその良い例である。患者は、大腿内側の皮膚表層のほてりや刺すような痛みを訴える。

神経支配
閉鎖神経（L2-L4）の前枝。

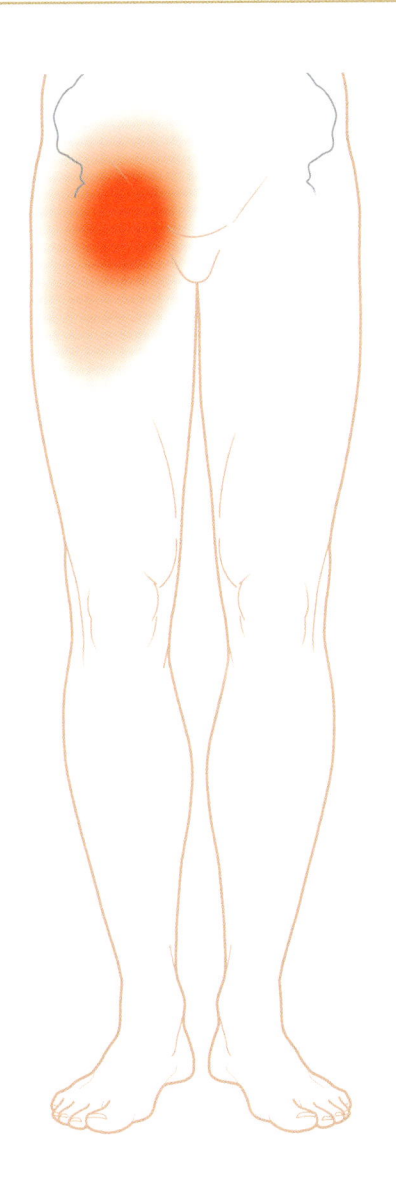

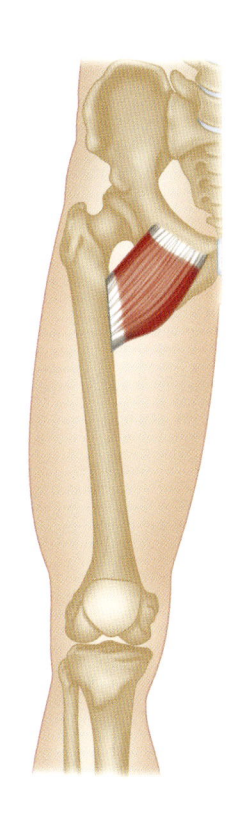

殿部と大腿の筋　211

筋　名
Pectineus　恥骨筋
ラテン語、*pecten*、櫛； *pectenate*、櫛の形をした。

起　始
腸恥隆起と恥骨結節の間の恥骨櫛。

停　止
恥骨筋線（小転子から粗線まで）。

運動連鎖
大腿の外旋と外転を減速する。

トリガーポイント
この疼痛は、大腿三角内の鋭い痛みとして鼠径深部で生じる。内転筋群と同様、疼痛が関節自体で感じられることが時にある。

神経支配
大腿神経と閉鎖神経（L2-L4）。

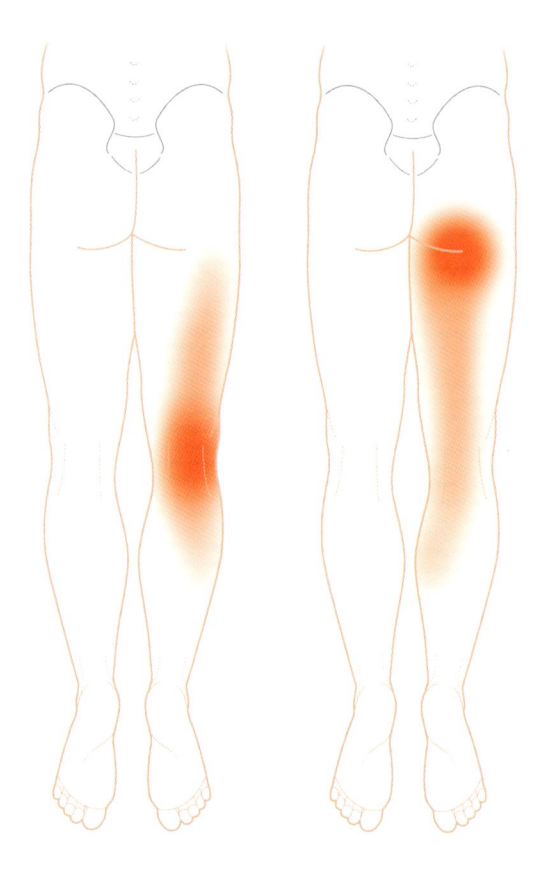

筋 群
Muscle group Hamstrings（semimembranosus (SM), semitendinosus (ST), biceps femoris (BF)）ハムストリングス（半膜様筋(SM)、半腱様筋(ST)、大腿二頭筋(BF)）。
ドイツ語、hamm、脚の裏面。

起 始
これらの筋は全て、坐骨結節に付着している。大腿二頭筋は、長頭と仙結節靱帯を融合させ、短頭は粗線と筋間中隔に付着している。

停 止
STとSMは、脛骨顆(SM)や、深在筋膜などの(ST)脛骨内側面(ST)によって後内側脛骨に付着する。

作 用
SM、ST、BFは、膝関節を屈曲させる。SMとSTは膝関節を内旋させ、股関節屈曲時に股関節の内旋を補助する。BFは膝関節を外旋させ、股関節屈曲時に股関節の外旋を補助する。

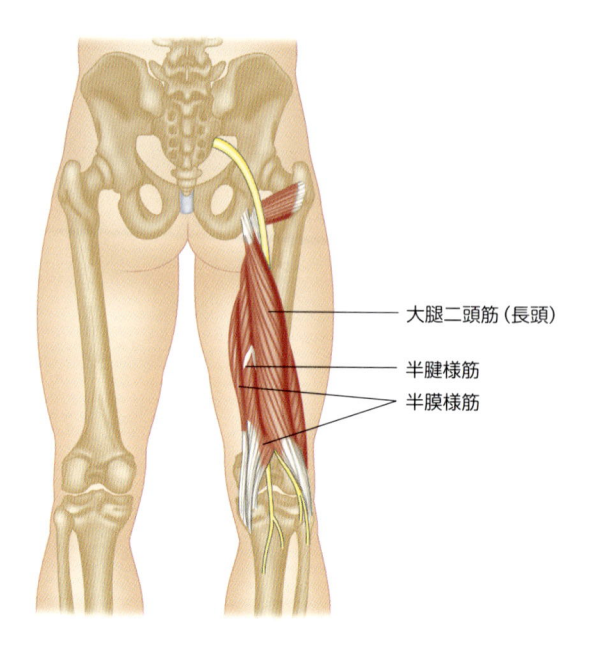

運動連鎖
全てのハムストリングスは歩行時に遠心性に収縮し、膝関節の伸展と股関節の屈曲を減速し、骨盤の安定にとって重要な役割を果たしている。踵接地時に内旋を減速する。ハムストリングスは大殿筋の下に隠れ、反対側の広背筋によってもたらされる力の共役作用とともに、仙腸関節の力の閉じ込めをもたらす。この力は仙結節靱帯と通して伝えられ、さらに胸腰筋膜に達する。短く弱いハムストリングスは、脊柱起立筋、多裂筋、中殿筋、踵の位置や足底筋膜に影響する。

トリガーポイント
典型的には、疼痛は殿部に向かって上方に投射されるが、残存性疼痛が膝の下や裏に広がり、腓腹筋中部にまで至ることもある。この疼痛は、しばしば坐骨神経痛と間違えられる。中殿筋などの殿筋が抑制され、弱くなると、ハムストリングスや腰方形筋にトリガーポイントが形成される。最終的にハムストリングスは殿筋になろうとし、腰筋はハムストリングスになろうとする。ハムストリングスがスポーツで損傷を負いやすい筋であるのも不思議はない。

神経支配
坐骨神経（L4、5、S1-3）。

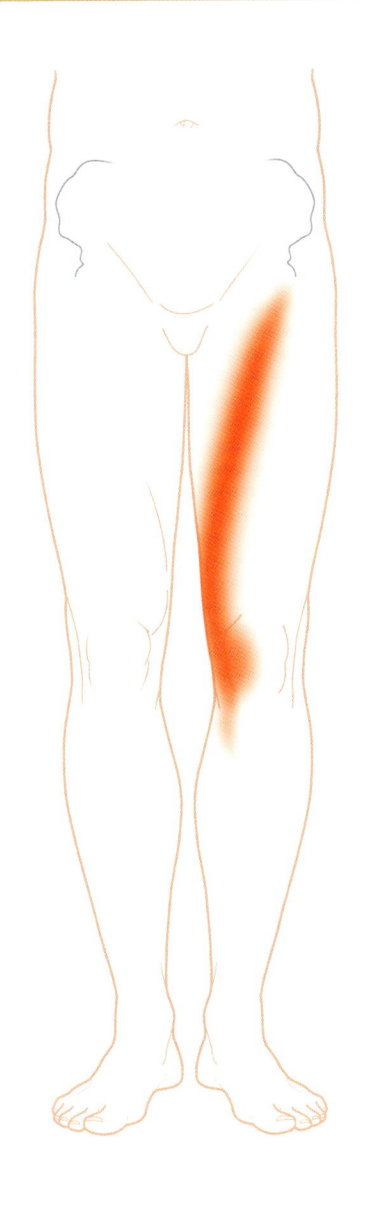

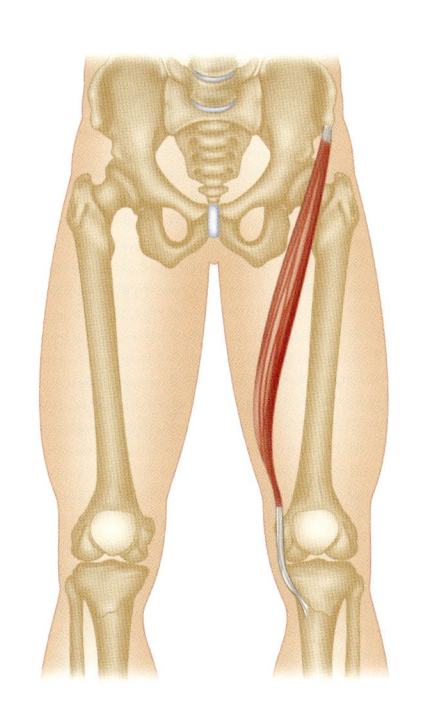

筋 名
Sartorius　縫工筋
ラテン語、*tailor*。

起 始
ASIS（上前腸骨棘）。

停 止
脛骨粗面近くの脛骨幹の内側面の上面。

作 用
股関節を屈曲、外旋させ、肘関節を屈曲させる（裁縫師の筋）。

運動連鎖
縫工筋は、股関節の伸展と内旋を減速し、膝関節の伸展を減速する。検討すべき副 MtP：大腿直筋、内側広筋、恥骨筋、長内転筋、短内転筋、大内転筋。

トリガーポイント
重度の灼熱感や鋭いうずくような痛みや感覚が、大腿の前部やほとんどの場合は内側、及び膝蓋骨に生じる。通常、深部の膝痛としては感知されない。必ず膝蓋軟骨軟化症の検査を行う（ランナーズ膝）。

内側広筋斜頭について

内側広筋斜走線維は、別の機能的に異なる構造だと考える解剖学者もいる。これらの斜走線維は、大腿直筋の腱、膝蓋骨の内側縁、脛骨の前内側顆に付着する。膝関節を超えて脛骨に至る伸展が、この領域の関節包に代わり、脛骨粗面を取り巻く深在筋膜と融合する点に注意することは興味深い。

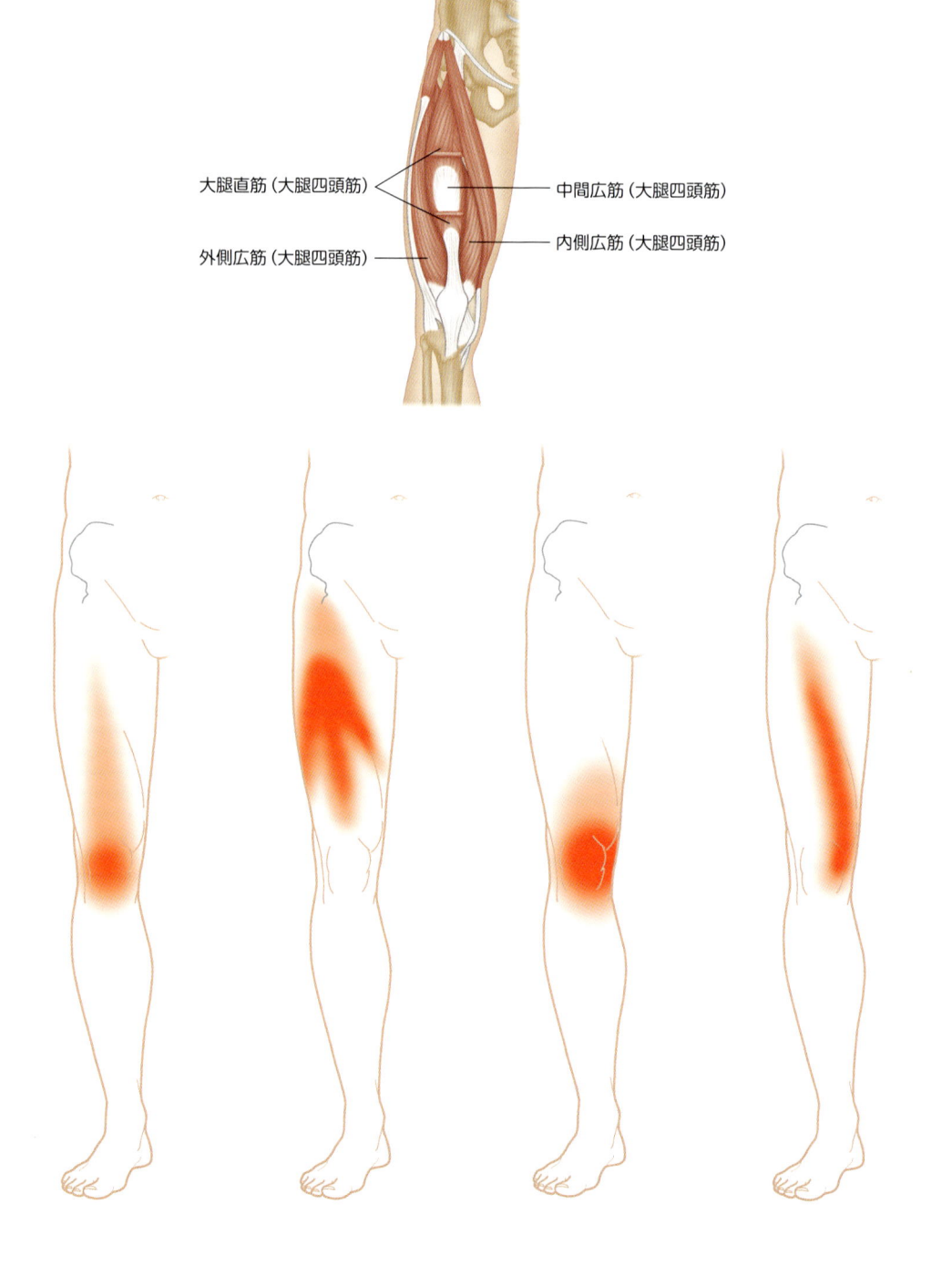

大腿直筋（大腿四頭筋）　　　中間広筋（大腿四頭筋）
外側広筋（大腿四頭筋）　　　内側広筋（大腿四頭筋）

殿部と大腿の筋

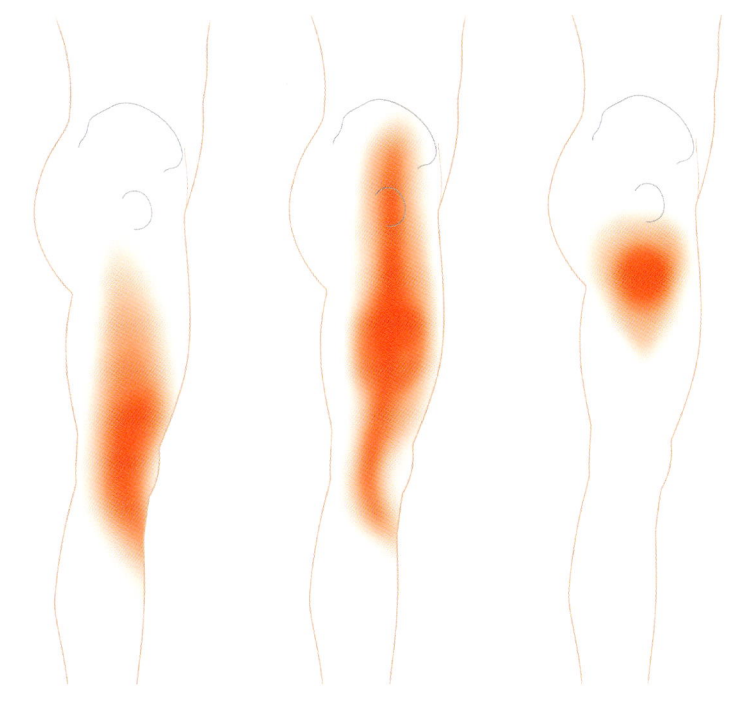

筋　群
Muscle group Quadriceps（rectus femoris, vastus medialis, vastus lateralis, vastus intermedius）　大腿四頭筋（大腿直筋、内側広筋、外側広筋、中間広筋）
ラテン語、四頭の：ギリシャ語、四足の。

起　始
大腿直筋は、下前腸骨棘（AIIS）及び寛骨臼縁より上の溝から発する。
内側広筋は、前転子間線、粗線内側唇、内側顆上線の近位面から発する。長内転筋と大内転筋の腱、及び内側筋間中隔に付着することは興味深い。
外側広筋は、転子間線と大転子、殿筋粗面と粗線外側唇、外側筋間中隔に発する。
中間広筋は、大腿の近位3分の2の前外側面、粗線の遠位半分、外側筋間中隔に発する。
膝関節筋：中間広筋の下の大腿前部から下降する（関節包を上方に引く）。

停　止
大腿四頭筋は全て、膝蓋骨（種子骨）を包み、独自で特異的なラインの引力や方向力で膝蓋骨に作用する。これらの筋は腱（膝蓋腱または靭帯）を共有し、脛骨粗面に付着する。

作　用
膝関節を伸展する。加えて、大腿直筋は股関節を屈曲させる。

運動連鎖
これらの筋は、骨盤の回旋（前方）や、膝蓋骨トラッキング、膝関節のポジショニングに重大な影響を及ぼす。大腿四頭筋の短縮は、究極的に頭部と頸部のポジショニングに影響し、膝痛の原因となり、足や足首の動きに影響する。遠心性収縮は、歩行サイクルの踵接地時の膝関節の屈曲、内転、内旋を減速する。大腿直筋は、歩行時の股関節伸展と膝関節屈曲を遠心性に減速する。すべての大腿四頭筋の相互関係は、動的な安定性を膝に与える。

トリガーポイント
大腿四頭筋群内で、多くのトリガーポイントが特定されている。奇妙に思われるかもしれないが、典型的な疼痛は、膝関節の歯痛様の疼痛（内側広筋）や、膝を含め大腿の外側や内側の痛みである。膝痛に関して臨床経験に基づく私のアドバイスは、治療や運動で成功が得られない場合には、口の中の筋のトリガーポイントをチェックすることである。

脚と足の筋

神経支配
大腿神経（L2-4）。

筋　名
Gastrocnemius　腓腹筋
ギリシャ語、*gaster*、胃；*kneme*、脚。

起　始
大腿の内側顆と外側顆（後方）、及び膝関節包と斜膝窩靭帯。

停　止
踵骨（かかとの骨）の後面。

作　用
走行や歩行時に、腓腹筋は身体が跳躍するのに必要なかなりの力を与える。強力な足底屈筋で、遠心性に収縮して大腿の内旋の減速、及びプッシュオフ期の膝の外旋、遊脚期の膝屈曲を補助する。

運動連鎖
機械を使った運動に参加する際は、腓腹筋の頭部とハムストリングスの腱との関係を検討しなければならない。足底筋と共有する筋膜は、上方と下方の両方の運動連鎖でのバランスの必要性を強調している。歩行時の足関節の伸展を遠心性に減速する。

トリガーポイント
腓腹筋内にいくつかのトリガーポイントが形成され、疼痛、こわばり感や緊張を内側足底に引き起こす。内側ハムストリングスに疼痛が投射されることもある。通常、症状を消散するために静的ストレッチをしようとする。これは筋紡錘反応を刺激し、症状を悪化させるだけである。後部運動連鎖を評価し、短縮した緊張過度の筋と筋筋膜移行を特定する必要がある。

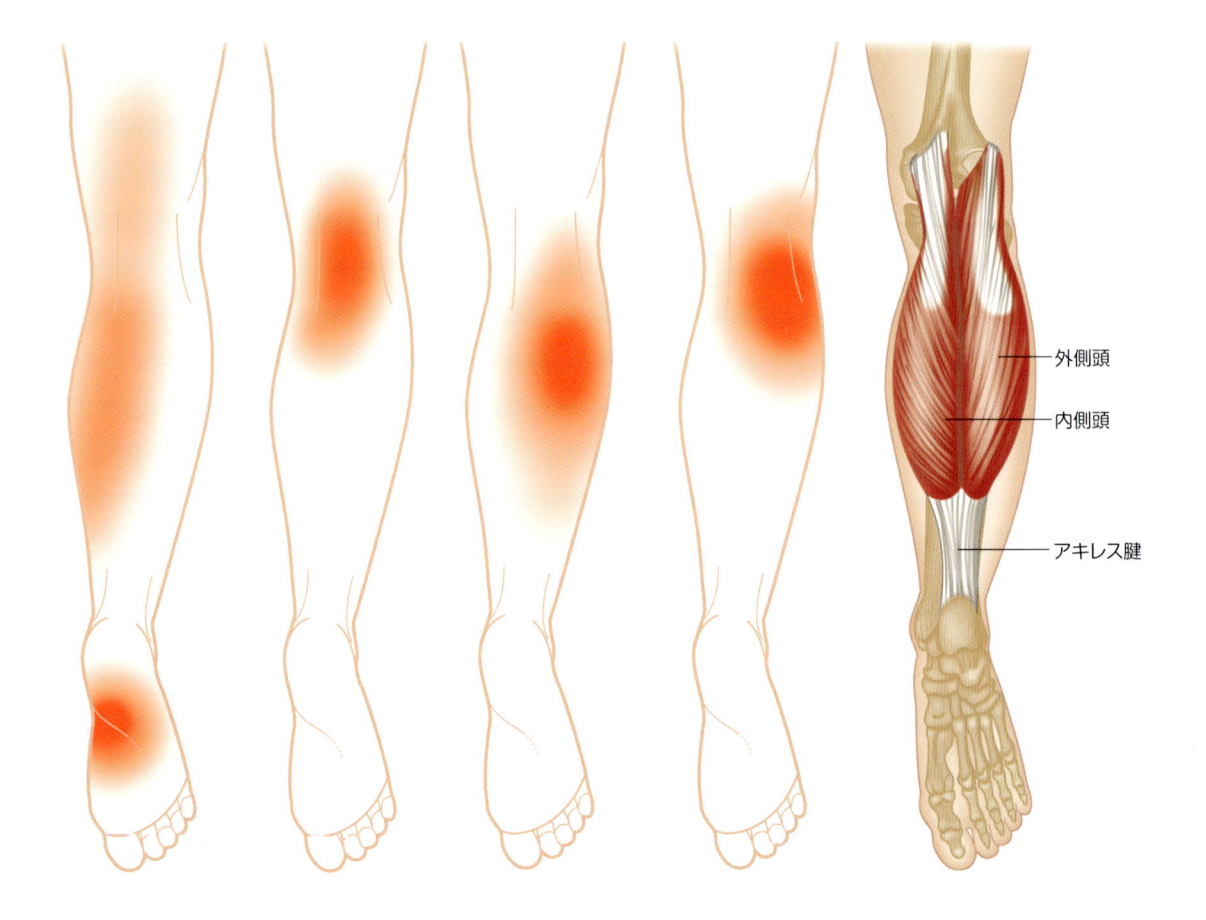

神経支配
脛骨神経（S1、2）。

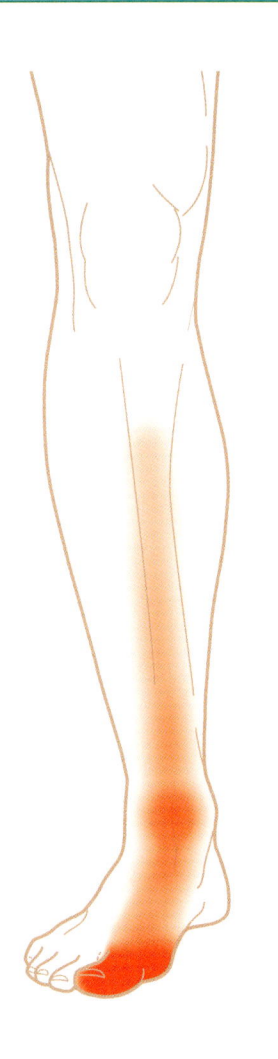

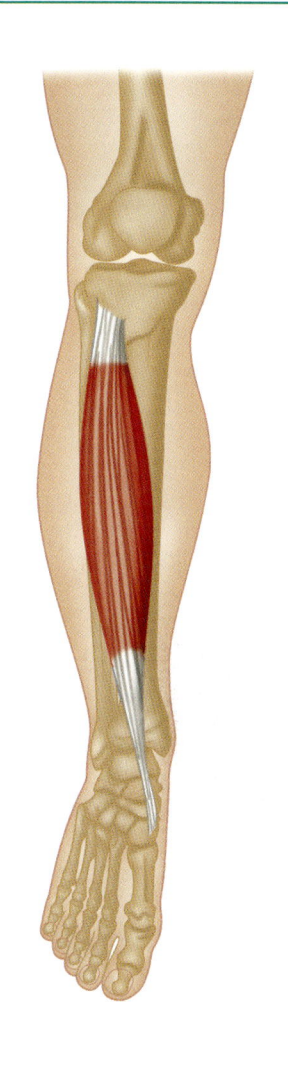

筋　名
Tibialis anterior　前脛骨筋
ラテン語、*tibia*、フルート、脛骨： *anterior*、前方の。

起　始
外側顆と脛骨、脛骨の外側面の近位3分の2、下腿骨間膜、深在筋膜、外側筋間中隔。

停　止
内側楔状骨の内側および足底面、中足骨底。

作　用
足関節の背屈と足内がえしの補助。遠心性に収縮し、踵接地時の足底屈、立脚中期の足中央部外がえしを減速する。中足根関節に動的安定性をもたらし、踵接地前に足の回外を加速する。

運動連鎖
相反性抑制のために、前脛骨筋が弱く、長く、きつくなることがあり、足に回内と外転（偏平足）の傾向が生じる。短縮、スパズム、拘縮が生じた腓骨筋は、相反性抑制を促進し、3つの足弓に対する軟部組織の支持が減少する。

トリガーポイント
前脛骨筋のトリガーポイントは足の母趾まで疼痛を投射する。支帯を通過する際に、足首にも（前内側方向に）疼痛が生じる。扁平足は前脛骨筋に遠心性の負荷を与え、過収縮した腓骨筋は前脛骨筋に対する抑制を増大する。どれもが、トリガーポイント形成につながる。

神経支配
深腓骨神経（L4、5、S1）。

足底屈と関係している他の筋の特定について

足の長母趾屈筋と長指屈筋は、下肢の後部コンパートメントの深筋で、足指に付着する。足底屈には後脛骨筋も関わっている。これらの筋を合わせて、トム、ディック、ハリーと呼ばれている。足底筋は筋腹の短い筋だが、ヒトの体の中で最も長い腱を持っている。大腿の外側顆から下行して踵骨に付着し、腓腹筋やヒラメ筋とアキレス腱を共有している。

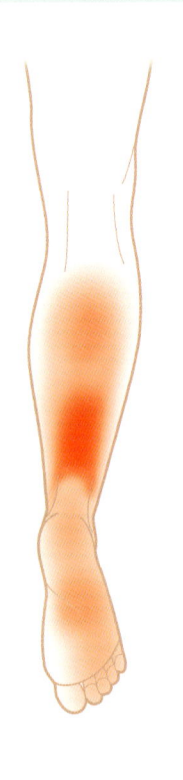

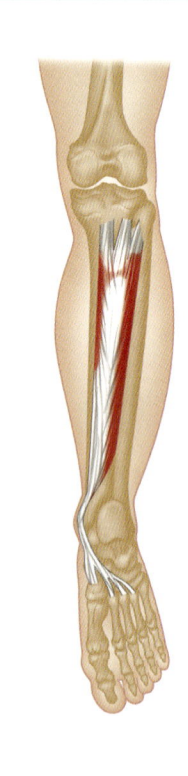

筋名
Tibialis posterior　後脛骨筋
ラテン語、*tibia*、フルート/脛骨；*posterior*、後方の。

起始
脛骨後面の外側面の上半分、下腿骨間膜の大部分、腓骨後部とその後方を覆う筋膜。

停止
全ての足根骨（距骨を除く）の足底面に付着する腱の拡大部、及び載距突起先端と真ん中3本の中足骨の底部。

作用
足底屈と内がえし（回外）。遠心性に距骨下関節の回内を減速するとともに、距骨下関節の外がえしや脛骨の内旋をコントロールし、距舟関節を動的に安定させる。歩行のプッシュオフ期に、足底屈と内がえしを補助する。

運動連鎖
この筋は、立位の基盤となる足底に深く入り込む。相反性抑制のために、後脛骨筋が神経学的に弱くなり、足弓の支持に問題が生じることがある。さらに、膝窩筋、筋間中隔後部、大内転筋、コア構造などの上方運動連鎖に影響が生じることがある。

トリガーポイント
たいていの人は、後脛骨筋のトリガーポイントをアキレス腱炎、足底筋膜炎、過労性脛部痛と間違える。歩行時に、脛骨内側や足底の足弓の高さに疼痛が生じる。患者は、しばしば回内した足を呈する。コアの安定性と運動連鎖の完全性を改善するには、適切な活動で機能的運動連鎖を評価する必要がある。

神経支配
脛骨神経（L4、5、S1）枝。

筋　名
Popliteus　膝窩筋
ラテン語、*poples*、ひざの裏側。

起　始
大腿外側顆の前面と膝関節の斜膝窩靭帯。強い腱によって大腿の外側顆や膝関節包に固定され、外側半月を含む。

停　止
ヒラメ筋線より上の近位脛骨の後側の後面。

作　用
脛骨を内旋させ、膝を屈曲させる（非体重負荷）。足が固定されている場合（閉鎖運動連鎖）、脛骨上で大腿を外旋させ、膝関節を屈曲させる。脛骨の内旋と大腿の外旋を遠心性に減速する（スクリュー・ホーム効果）。後外側の安定における機能は重要である。解剖学の論文の中で、外側半月の後引筋として膝窩筋が記述されている。

運動連鎖
プローンレッグカールなどのマシンを使う運動は、膝窩筋に過度のストレスを与え、スパズムや膝の回旋能力低下の原因となる。その結果、梨状筋の抑制や股関節回旋筋の過伸展が生じる。解剖学的脚の軽度の屈曲と内旋が観察されることで、短縮が確認される。

トリガーポイント
この筋は乱用によるストレスを受けやすく、最終的にトリガーポイントが形成され、膝の裏に疼痛が生じる。夜、疼痛は軽減するか完全に消失する。朝になると膝関節の硬直がしばしばあらわれ、脚を完全に伸展できなくなる。評価時に、脚が内側に曲がっているように見えることがある（膝関節の内旋）。これは多くの場合、関節及びコア内の神経筋が十分に安定していない状態で、過度のスクワット運動を行った結果である。

神経支配
脛骨神経（L4、5、S1）。

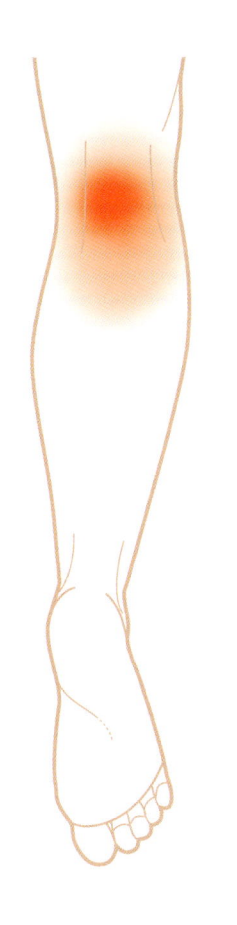

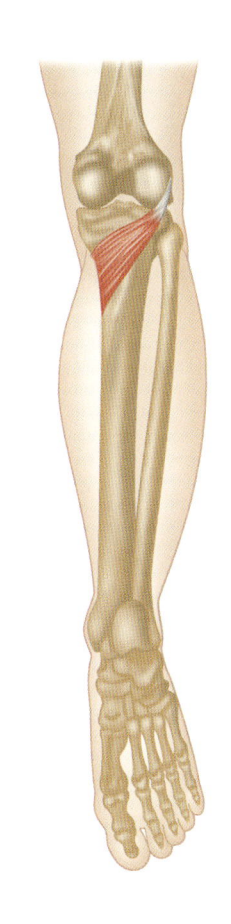

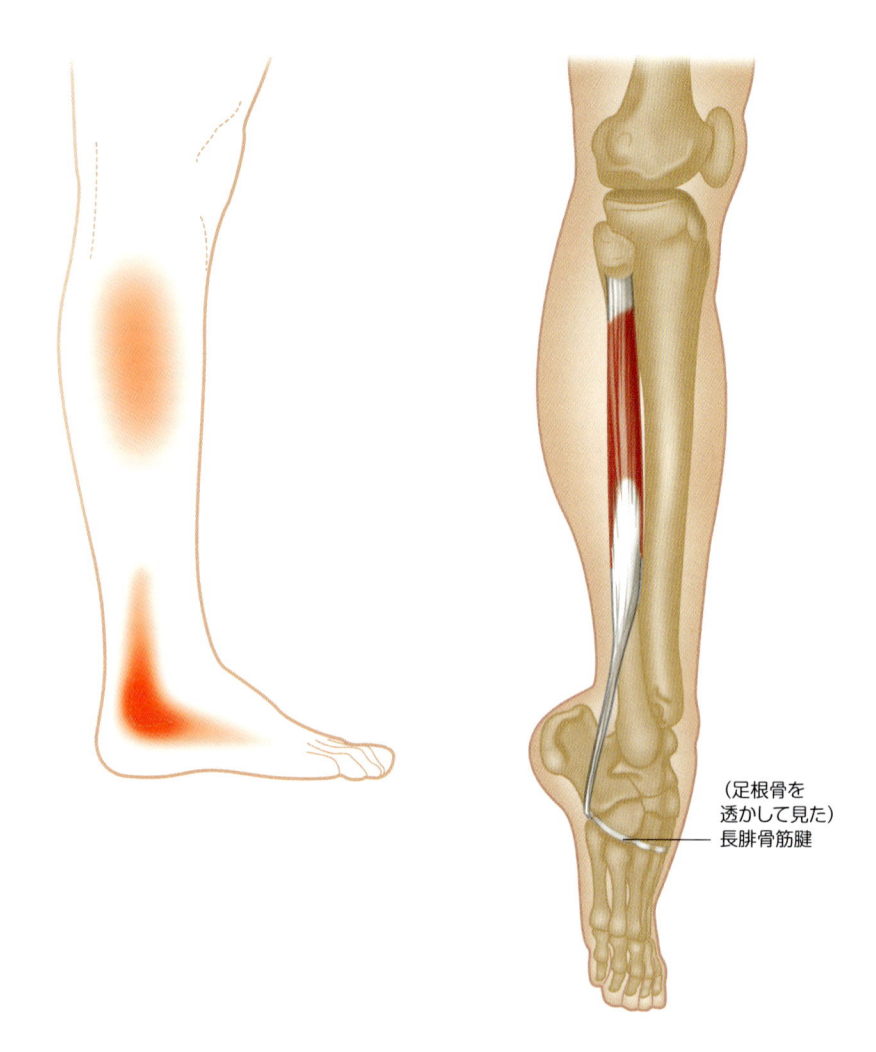

脚と足の筋

(足根骨を透かして見た)長腓骨筋腱

筋 名
Fibularis(peroneus)longus　長腓骨筋
ラテン語、*fibula*、ピン/バックル：*longus*、長い。

起 始
脛骨外側顆(長指伸筋と連結して)、腓骨の外側面の上3分の2、筋間中隔、深在筋膜。

停 止
内側楔状骨の底面と外側面、第1中足骨底。

作 用
足外転筋で、足関節の足底屈を補助する。第1中足骨頭部を押さえる。歩行の蹴り出し期に、足関節の背屈と距骨下関節の内がえりを遠心性に減速する。

運動連鎖
この筋は、足弓にとって吊りひもまたはあぶみの役割を果たし、前脛骨筋に拮抗する力をもたらす。運動連鎖の上方では、大腿二頭筋、仙結節靱帯、脊柱起立筋、多裂筋などの機能に影響する。

トリガーポイント
短腓骨筋と同様、トリガーポイントは外踝の上、上方、後方に疼痛を投射する。足首の前外側面や踵骨の外側に疼痛が生じることがある。これらのトリガーポイントのある患者の多くは、足指、特に第3、4指及び母趾のしびれやちくちくする感覚を訴える。

神経支配
浅腓骨神経(L4、5、S1)。

足底筋について
細長い筋で、体内で最も長い腱（アキレス腱）を持ち、外側上顆稜、膝窩面、関節包に起始がある。

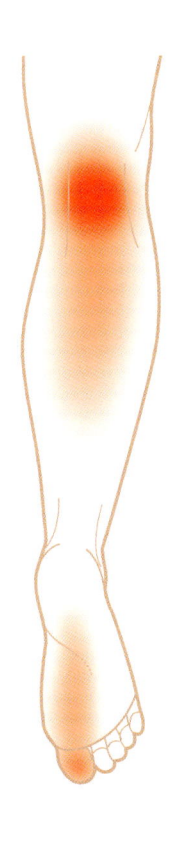

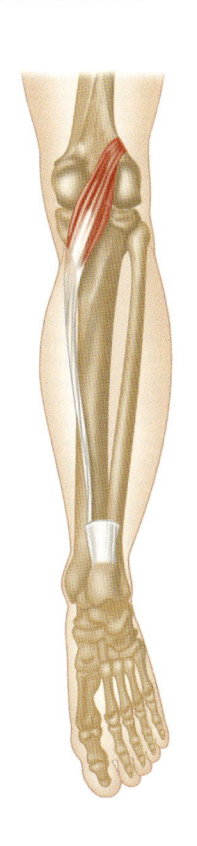

筋　名
Plantaris　足底筋
ラテン語、*planta*、足底。

起　始
遠位大腿の外側顆上線の下面と膝の斜靭帯。

停　止
踵骨後面の中部3分の1。アキレス腱内側。

作　用
足関節での足の屈曲、内がえし、膝関節での屈曲の補助。

運動連鎖
膝関節伸展の減速、及び足関節の外がえしと背屈の減速に弱く関わっている。

トリガーポイント
療法士は、S1またはS2神経根障害、足底断裂、膝窩筋腱炎、腱滑膜炎、膝窩動脈瘤、ベーカー嚢胞、深在静脈血栓症（DVT）、間欠跛行、末梢血管疾患（PVD）、膝窩腱の裂離、肉離れ、後部筋区画症候群、膝窩のリンパ水腫、全身感染または炎症、栄養失調、代謝性アンバランス、毒性、薬物の副作用の可能性を除外しなければならない。

神経支配
脛骨神経（L4、5、S1）。

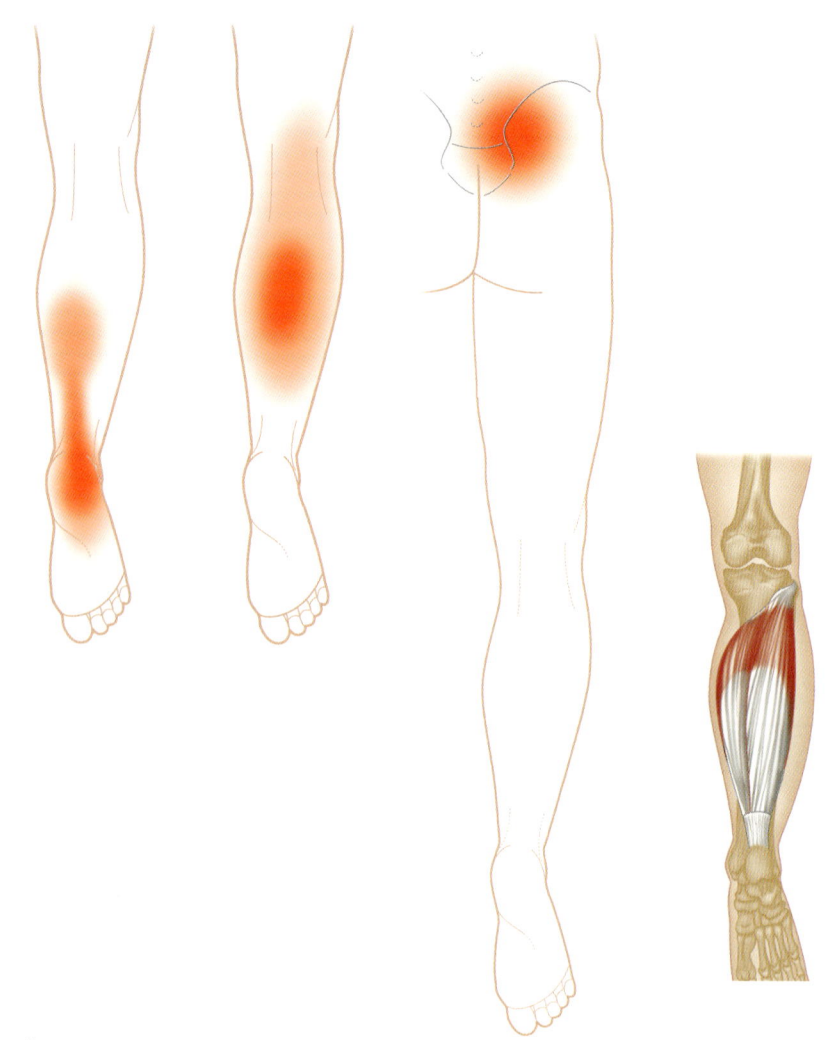

筋　名
Soleus　ヒラメ筋
ラテン語、*sole-shaped*、シタビラメ（魚）の形をした。

起　始
脛骨の内側縁のヒラメ筋線、腓骨の上3分の1の後面と、その間の線維弓。

停　止
踵骨腱によって、踵骨（かかとの骨）後面の中間部に付着。

作　用
腓腹筋や足底筋と同様、足関節を屈曲させる。

運動連鎖
動的な姿勢の面から、起立中に足関節で身体が前のめりになるのを防ぐ。歩行時の距骨下関節の回内、及び踵接地時の下肢の内旋を遠心性に減速する。足の背屈を減速する。ヒラメ筋のスパズムやトリガーポイントは、ハムストリングスの張りや腰痛、さらに頭痛までも引き起こすことがある。

トリガーポイント
ヒラメ筋は、典型的には、踵の足底面後部とアキレス腱の遠位端に疼痛を投射する。トリガーポイントはまれに同側の仙腸関節に疼痛を拡散し、極端な例では顎に関連痛が生じることがある。

神経支配
脛骨神経（L5、S1、2）。

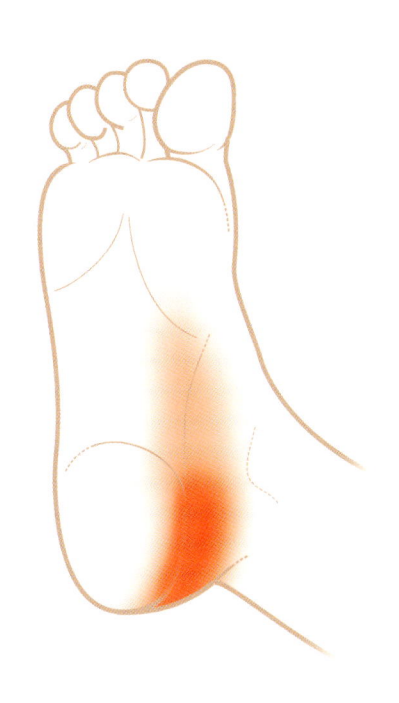

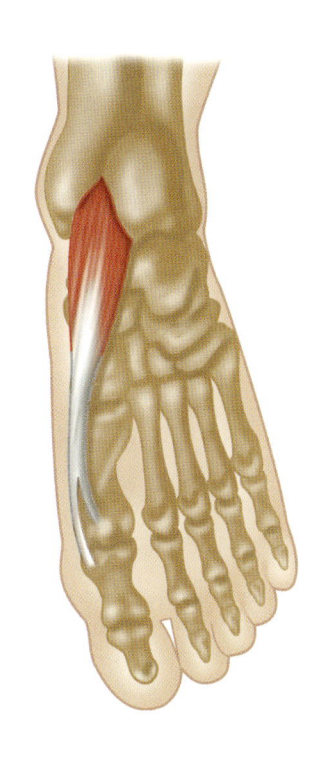

筋 名
Abductor hallucis　母趾外転筋
ラテン語、*abduct*、離れて；*hallux*、母趾。

起 始
踵骨の内側結節、屈筋支帯、足底腱膜に沿って。

停 止
種子骨内側の外縁によって、母趾の基節骨底の内側。

作 用
中足指節関節の外転と屈曲。足前部の内転の補助。

運動連鎖
母趾外転筋は、短母趾屈筋、長母趾屈筋、長母趾内転筋と連携し（母趾のコントロール）、足の第1層の筋に属している。中足指節関節で母趾の内転を減速する（足の解剖学的軸に向かって遠心性のコントロール）。これがうまくいかないと、母趾の回内が増加し、変形が進行する。

トリガーポイント
足の甲だけでなく、踵の中部や後部でも疼痛が生じる。踵接地時や足指離地時に灼熱感が生じる。患者は、足を引きずりながら診察を受ける。経験から、私は患者の履物を調べることにしているが、多くの場合小さすぎるか、足にあっていない。L4神経根障害、S2坐骨神経病変、アキレス腱炎、足底筋膜炎、骨棘、凹足、扁平足、バニオン、先天性肥大、モートン足症候群、糖尿病性ニューロパシー、多発性神経炎、反射性交感神経性ジストロフィ、骨折、捻挫/挫傷、足根管症候群、仮骨、水疱の併発、滑液嚢炎、骨関節炎、関節リウマチの関与を除外しなければならない。疑いがあれば、医師に紹介する。

神経支配
内側足底神経（L4、5、S1）。

脚と足の筋

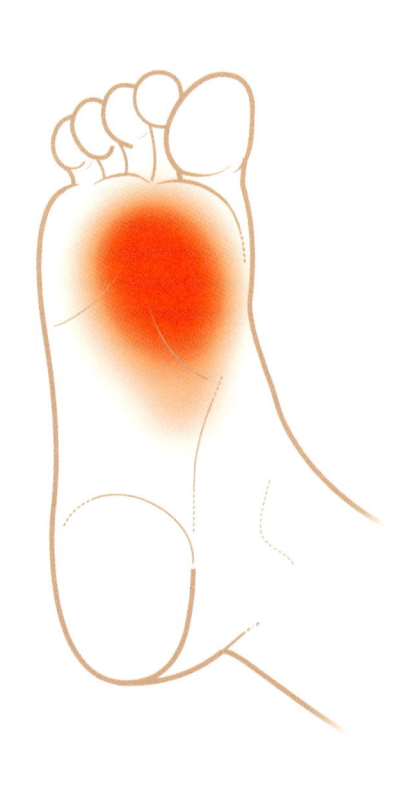

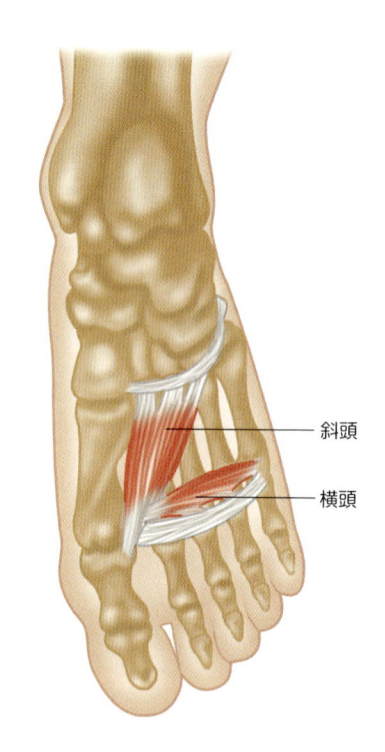

斜頭
横頭

筋 名
Adductor hallucis　母趾内転筋
ラテン語、*adduct*、向かって；*hallux*、母趾。

起 始
二頭（斜頭と横頭）で、第2-4中足骨底、第3-5指の中足指節の底側靱帯、深横中足靱帯。

停 止
基節骨底の外側。

作 用
母趾の中足指節関節の内転と屈曲補助。

運動連鎖
母趾内転筋は外反母趾の主な変形原因に関係があるとされており、基節骨を第二趾から遠ざける運動を減速し、外側種子骨を減速しさらなる回内を減少させる。これがうまくいかないと、より重症の外反母趾変形の潜在的原因となる。

トリガーポイント
投射パターンは局所的で、中足骨骨頭部下の足底遠位に疼痛が生じる。患者はしばしばしびれを訴える。患者がよく言う描写は、この部位の「膨満感」である。

神経支配
外側足底神経(S1、2)。

参考文献

Chaitow, L., and DeLany, J.: 2002. *Clinical Applications of Neuromuscular Techniques*. Churchill Livingstone, Edinburgh

Chaitow, L.: 2006. *Muscle Energy Techniques, Positional Release and Modern Neuromuscular Techniques*. Churchill Livingstone, Edinburgh

Chaitow, L. 1976. *The Acupressure Treatment of Pain*. Thorsons, London

Clemente, C. M. (editor): 1985. *Gray's Anatomy of the Human Body, 38th edition*. Lea & Febiger, Philadelphia

Course notes and syllabus content, National Qualification in Neuromuscular Therapy (Certificate and Higher Diploma level), National Qualification in Exercise and Health Studies (NCEHS) and National Qualification in Medical Pilates, Higher Diploma Medical Exercise Specialist, National Training Centre, Dublin, Ireland

Hsieh, Y-L, et al.: 2007. Dry Needling to a Key Myofascial Trigger Point May Reduce the Irritability of Satellite Myofascial Trigger Points. *Am. J. Phys. Med. Rehabil.*, **86**, 397–403

Ingber, D. E.: 2006. Mechanical Control of Tissue Morphogenesis During Embryological Development. *Int. J. Dev. Biol.*, **50**, 255–266, American Academy of Osteopathy

Jarmey, C.: 2003. *The Concise Book of Muscles*. Lotus Publishing/ North Atlantic Books, Chichester/ Berkeley

Jones, L. H.: 1981. *Strain and Counterstrain*. Newark, Ohio

Niel-Asher, N.: 2005. *The Concise Book of Trigger Points*. Lotus Publishing/ North Atlantic Books, Chichester/ Berkeley

Sharkey, J.: 2003. The Stretching Debate. *J. of Bodywork and Movement Therapies, 7*, **2** (commentary 9), 90–93

Shier, I.: 2004. Does Stretching Improve Performance? A Systematic and Critical Review of the Literature. *Clinical Journal of Sport Med.*, **14**(5): 267–273

Travel, J. and Simons, D. 1999. *Myofascial Pain & Dysfunction: the Trigger Point Manual (vol. 1, 2nd edn.)*. Lippincott, Williams & Wilkins, Baltimore

Travel, J. and Simons, D. 1993. *Myofascial Pain & Dysfunction: the Trigger Point Manual (vol. 2)*. Lippincott, Williams & Wilkins, Baltimore

Various. *Journal of Bodywork and Movement Therapy (JBMT)*. Churchill Livingstone, Edinburgh

索引

T管　横行小管を参照

あ
アイソリティック収縮　等張性遠心性を参照
アクチン
アセチルコリン（ACh）　77
アタッチメント・トリガーポイント　79
圧迫　56
圧電活性　34
アデノシン一リン酸　72
アデノシン三リン酸（ATP）　21, 22, 70, 72, 77
アデノシン二リン酸（ADP）　72
アルント・シュルツの法則　111
安定化　97
安定筋　49, 96
安楽　120
異形　16
萎縮　103
一次性トリガーポイント　79
一方向　102
一回拍出量　42
ウォルフの法則　112
烏口突起　31
内がえし　48
運動　21
運動感覚認識　89
運動細胞　37
運動障害　85
運動性　17
運動単位　72
運動の基本面　47
運動量　56
運動療法　91
運動連鎖　49, 96, 97
エネルギー　56, 72
遠位　17
炎症　103
遠心性　17
遠心性細胞　運動細胞を参照
遠心性収縮　49, 70
オイル　127
横行小管　68
横断面　18, 47, 49, 108
応力　56
尾側　16

か
窩　17, 31
回外　48
介在ニューロン　50
回旋　18, 48
開存性　17
解糖　23
回内　48
下位の　17
解剖学、理解　15
解剖学的位置　16
解剖学的肢位　16
可逆性　106
核　21
隔壁　18
加水分解　124
下制　48
加速度　56
形の閉じ込め　102
肩の解剖学　81
滑走フィラメント説　66, 69
滑平筋　58
活動性トリガーポイント　76, 79
滑膜性関節　29
可動関節　28
感覚細胞　37
感覚性　18
換気　42
寛骨臼　16
患者評価　104
冠状面　前頭面を参照
関節　17
関節運動学　55, 58, 81, 84
関節丘　31
外旋　83
外側　17, 47
外転　16, 48, 83
外反　17
外反位　18
学習段階　92
キートリガーポイント　79
機械受容器　88, 89
起始　60
拮抗筋　49, 62, 96
機能障害　45
機能性トリガーポイント　82
求心　16
求心性筋紡錘反応　117
求心性細胞　感覚細胞を参照

急性　16
協同筋　49
協同筋支配　58
共同収縮　96
強度の法則　111
胸腰筋膜　49
局所適応症候群　103
棘突起　31
虚血性圧力　124
虚血性壊死　33
挙上　48
近位　18
筋運動連鎖　98
筋エネルギーテクニック　114
筋外膜　67
禁忌　80, 115
筋緊張　72
筋原線維　68
筋細胞　68
筋細胞膜　67, 68
筋周膜　67
筋小胞体　68
筋制御　93
筋節　52, 68, 76
筋線維束　67
筋線維配置　58
筋単位　92
筋内膜　67
筋の機能　101
筋の形状　61, 62
筋の作用　62
筋フィラメント　68
筋紡錘　37, 50, 87
筋膜　17, 44, 101
仰臥位　背臥位を参照
クエン酸回路　クレブス回路を参照
屈曲　17, 48, 83
クライアントの記録　107
クリーム　127
クレブス回路　23
クロストーク　118
クロスブリッジサイクリング　70
偶力関係　55
グリコーゲン分解　23
軽擦法　110
茎状突起　31
血管拡張　42
血管収縮　42
血清中ホルモン結合グロブリン　33
結節　18, 31, 77

血圧　42
血液　40
結合組織　34, 35
結合組織リリース　126
結合組織ロック　126
腱　18, 60, 67
肩甲後縮検査　85
肩甲骨プラットフォーム　84
肩甲上腕関節の内旋不足（GIRD）　85
肩甲外側スライド検査　85
肩甲補助検査　85
腱上膜　60
腱膜　16, 60, 67
コア安定性　92
孔　17, 31
硬化テクニック　124
後矢状連鎖　99
拘縮　76
後側　17
拘束　120
後退　48
叩打法　110
興奮性　21
呼吸　21
個人差　107
骨格　19, 24
骨格筋　58
骨格系　24
骨端　31
骨壊死　無血管性壊死を参照
骨小腔　24
骨髄腔　31
骨内膜　31
骨膜　31, 67, 101
骨膜血管　32
細かい運動技能　73
固有受容性感覚　88, 89
固有受容性神経筋促通（PNF）ストレッチング　54
ゴルジ腱紡錘　37, 87

さ

細胞　21
細胞外マトリックス　34, 44
細胞小器官　21
細胞代謝　22
細胞膜　21
作業環境　78
作動筋　49, 62, 96
サルカス　87
酸化　23

索引

酸化的脱炭酸　23
三平面の　102
枝　31
シェリントンの法則　57, 112
四肢骨　19, 24
矢状面　18, 47, 49
姿勢についての考察　108
姿勢評価-運動連鎖評価　108
膝蓋腱伸展　51
質量　56
支点　63
シナプス　77
脂肪　46
シャーキー・スプレー＆ストレッチ　125
斜面　47
シャント　62
収縮漸増分　72
種子骨　26, 60
手掌の　17
主動作筋　96
触診　17
食事　33, 79
真核細胞　21
心筋　41
心筋　58
神経筋効率　58
神経筋テクニック　113
神経系　36
神経節　17
神経線維鞘　38
神経組織　37
心血管系　39
心血管系　40
心周期　40, 41
真性内臓痛　80
伸展　17, 48, 83
伸展反射弓　54
心拍出量　42
深部　16
深部前連鎖　100
軸索　37
持続的な筋緊張　51
重大な線維距離　34, 67
揉捏法　110
重量　56
樹状突起　37
自由神経終末　87
上位　18
上顆　31
上肢帯交差性症候群　115

自律的段階　93
靱帯　17
水平面　横断面を参照
スイング　62
スタッキング　123
ストレイン/カウンターストレイン　116
スピルオーバー　117
スピン　62
スプレー　127
髄鞘　38
正確な運動技能　細かい運動技能を参照
生殖　21
静水圧　56
生体力学　関節運動学を参照
正中　17
正中矢状面　47, 108
正中面　正中矢状面を参照
成長　21
静的ストレッチング　52
静的ダイナミック　51
静的バランス　88
脊椎前　17
切痕　31
節後　17
節前　17
潜在性トリガーポイント　76, 79
剪断　56
セントラルトリガーポイント　78, 79
前額面　17, 47, 49
前傾　16
前矢状連鎖　100
全身化の法則　111
前側　16
前突　48
叢　17
総合的な運動技能　73
相動的な筋緊張　51
相反性抑制　57, 114, 120
速筋線維　125
促通　118
促通の法則　102, 111
足底　17, 48
速度　56
側方連鎖　98
組織球　34
外がえし　48
粗面　18, 31

た

ターゲットゾーン　78
対称の法則　111
帯状筋　62
対側の　16
タイチン　66, 69
多羽状　62
単シナプス反射弓　37, 51
大転子　17
段階的負荷　106
知覚　92
力　56
力の閉じ込め　102
遅筋線維　125
中間の　17
肘頭　45
中和筋　49
調節　40
張力　56
張力　56
停止　60
てこ　63, 64
転子　31
デイビスの法則　112
電子伝達系　23
統合神経筋抑制テクニック（INIT）　118, 124
等尺性収縮　49, 114, 124
等尺性収縮後弛緩　114
頭側　16
等張性遠心性収縮　114
等張性求心性収縮　114
特異性　106
突起　17, 31
トリガーポイント形成理論　77
トレンデレンブルグの徴候　84
トロポニン　69, 70
トロポミオシン　69
道　17
同側の　17
動的中立　124
動的バランス　88

な

内旋　83
内側　17, 47
内転　16, 48, 83
内反位　18
軟骨　24
軟部組織リリース　結合組織リリース

ニューロン　37
乳酸　23
乳様突起　31
認知段階　92

は

背臥位　18
背屈　48
胚形成　44
排泄　21
背側　17
反応性姿勢反応　88
半関節　28
反射弓　51
反対点の手順　122
汎適応症候群　103
バイオメカニクス　関節運動学を参照
バランス　87
パルスMET　115
ひずみ　56
肥大　103
引っ張りの線　方向力を参照
皮膚　46
皮膚分節　16
表在性　18
ヒルトンの法則　112
病態生理学　91
ピルビン酸　23
フォルクマン管　32
腹臥位　17
伏臥位　腹臥位を参照
腹側　18
副トリガーポイント　76, 78, 79
縁　31
付着点　17
フックの法則　112
不動関節　28
分回し運動　48
壁側胸膜　45
ヘッドの法則　112
変位　56
片側性の法則　111
変動　106
包　60
方向性のある力　96
放射の法則　111
縫線　60
保護　40
ホメオスタシス　23, 42
帽状腱膜　45

ポジショナルリリース　116, 119

ま
マクロファージ　34
摩擦　17
マッサージ　110
慢性　16
ミオシン　66, 69, 77
ミオシン架橋　69
ミトコンドリア　21
メカノセラピー　127

や
輸送　40
癒着　16
腰椎-骨盤-股関節複合筋系　97, 107
抑制　51

ら
螺旋筋　62
螺旋連鎖　98
ランビエ絞輪　38
リボース　72
流体　56
稜　31
類似性　16
ルフィニ小体　87
連合段階　93
ローション　127

筋名 索引

あ
烏口腕筋　178
円回内筋　182
横隔膜　154

か
回外筋　195
回旋筋　152
下頭斜筋　145
下双子筋　203
外側広筋　215
外側頭直筋　141
外側翼突筋　134
外腹斜筋　156
外閉鎖筋　205
外肋間筋　153
顎舌骨筋　136
胸骨甲状筋　136
胸骨舌骨筋　136
胸鎖乳突筋　143
棘下筋　167
棘上筋　166
頸長筋　139
茎突舌骨筋　136
頸板状筋　149
肩甲下筋　169
肩甲挙筋　172
肩甲舌骨筋　137
咬筋　131
広頸筋　135
後脛骨筋　218
後斜角筋　142
甲状舌骨筋　136
後頭筋　130
広背筋　175

さ
鎖骨下筋　174
三角筋　176
指伸筋　193
膝窩筋　219
尺側手根屈筋　194
尺側手根伸筋　192
小円筋　168
小胸筋　165
小後頭直筋　144

小指外転筋　188
小殿筋　200
小腰筋　161
小菱形筋　164
深指屈筋　183
上頭斜筋　146
上双子筋　203
上腕筋　179
上腕三頭筋　180
上腕二頭筋　177
錐体筋　腹直筋を参照
頭蓋表筋（後頭前頭筋）　後頭/前頭を参照
脊柱起立筋　147
浅指屈筋　183
舌骨筋　136
前鋸筋　171
前脛骨筋　217
前斜角筋　142
前頭筋　130
前頭直筋　141
僧帽筋　163
足底筋　221
側頭筋　132

た
多裂筋　151
短橈側手根伸筋　190
短内転筋　209
短母指外転筋　187
大円筋　170
大胸筋　173
大後頭直筋　144
大腿筋膜張筋　201
大腿直筋　215
大腿二頭筋　212
大腿方形筋　206
大殿筋　198
大内転筋　208
大腰筋　159
大菱形筋　164
恥骨筋　211
中間広筋　215
肘筋　181
中斜角筋　142
中殿筋　199
腸骨筋　160
長掌筋　197
長橈側手根伸筋　191
長内転筋　207
長腓骨筋　220

長母指外転筋　185
長母指屈筋　183
頭最長筋　150
頭長筋　140
頭板状筋　148

な
内側広筋　215
内側翼突筋　133
内腹斜筋　155
内閉鎖筋　204
内肋間筋　153
二腹筋　138

は
薄筋　210
半腱様筋　212
半膜様筋　212
腓腹筋　216
ヒラメ筋　222
腹横筋　157
腹直筋　158
方形回内筋　186
縫工筋　213
母指外転筋　223
母指対立筋　196
母指内転筋　184
母趾内転筋　224

や
腰方形筋　162

ら
梨状筋　202

わ
腕橈骨筋　189

著　者：ジョン・シャーキー (John Sharkey)
理学士、神経筋療法士、理学修士。運動生理学者、解剖学者、神経筋療法士である。健康、運動、理学療法の権威として知られており、アイルランドのナショナルトレーニングセンターの代表責任者を務める。20年以上にわたってインターナショナルサーキットの人気のあるプレゼンターでもある。

監修者：丸山 仁司 (まるやま ひとし)
理学療法士資格取得後、東京理科大学大学院工学研究科修了工学修士。国際医療福祉大学理学療法学科科長・運動学・運動生理学担当教授。老人の医療、福祉、研究教育の分野で活躍。リハビリテーションに基礎をおいた運動生理学、運動学を専門とする。一般社団法人理学療法科学学会長。著書に『理学療法士になるには』(ぺりかん社)、『理学療法士リスク管理・ビューポイント』(文光堂)、監修書に『筋骨格系の触診マニュアル』(産調出版)など多数。

翻訳者：薮 盛子 (やぶ せいこ)
お茶ノ水女子大学英文科卒業。共訳書に『ハーブ&サプリメント』『最新運動療法大全』(いずれも産調出版)、『高齢者虐待の研究』(明石書店)など。主としてメディカル分野の翻訳に従事。

The Concise Book of Neuromuscular Therapy
a trigger point manual

神経筋療法
トリガーポイントマニュアル

発　　行　2011年6月1日
発 行 者　平野　陽三
発 行 元　ガイアブックス
　　　　　〒169-0074 東京都新宿区北新宿3-14-8
　　　　　TEL.03(3366)1411　FAX.03(3366)3503
　　　　　http://www.gaiajapan.co.jp
発 売 元　産調出版株式会社

Copyright SUNCHOH SHUPPAN INC. JAPAN2011
ISBN978-4-88282-796-2 C3047

落丁本・乱丁本はお取り替えいたします。
本書を許可なく複製することは、かたくお断わりします。
Printed in China